JN410327

개정판

건강력을 기르자

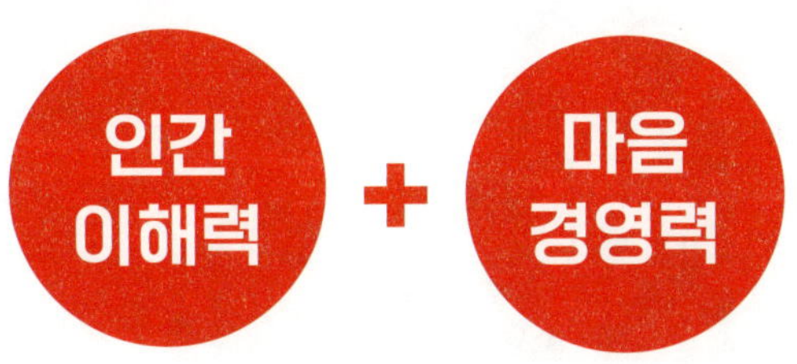

박상흠 지음

북앤에듀

“인체는 물질로 이루어졌으며

외부 및 내부 화학물질의 반복자극으로

손상(염증)되며,

장기간 지속되면

종국에는 질병으로 진행된다.”

– 본문 중 –

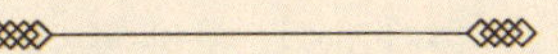

추천사

십여 년 전 바티칸의 시스티나 성당을 방문했을 때의 기억을 떠올려 본다. 『천지창조』 중 『아담의 창조』 부분을 바라보며, 신과 아담의 닿을 듯 말 듯한 손끝 사이에서 수천 년간 신학, 문학, 역사라는 인문학이 찾아 헤맸던 '인간은 누구인가'에 대한 생각으로 한동안 그 공간에 머물렀던 기억이 있다. 이에 대한 해답의 실마리를 찾으려는 우리의 노력은 게놈프로젝트로 인한 21세기 DNA 혁명으로 생명과학과 인문학의 융합을 통해 이루어지고 있다. 그 과정에서 인간을 한층 더 깊게 이해함으로써 질병을 예방하고 건강을 유지하기 위한 더욱 효과적인 방법들을 기대하고 있다.

저자는 2019년 《의사가 들려주는 그림 속 인간이야기(공저)》라는 서적을 출간하여, 명화 속에 나타난 사람들의 모습과 배경을 통해 인간의 질병과 삶을 이해시키고 의학과 인문학이 소통하는 계기를 마련하였다는 호평과 찬사를 받았었다. 그 후에도 줄곧 의학과 질병에서 인문학의 중요성을 알리고 선도하기 위해 힘을 기울여왔다.

고통 없는 삶을 향한 인간의 오랜 꿈을 지켜온 의학! 그

눈부신 성과에도 불구하고 늘어만 가는 신종 질병과 만성-퇴행성 질환자들 속에서 정말 무엇이 문제일까? 우리는 이러한 현상들이 당연하다고 생각하며 살아가야 하는가?에 대한 의문을 갖게 한다. 아마도 가능하다면 우리는 이러한 삶을 살고 싶지 않을 것이다.

이번에 발간하는 책《건강력力을 기르자》를 통하여 저자는 다양성 속의 통일성을 기본으로 하는 존재로서 인간에 내재되어 있는 동물적 본성을 바탕으로 인간을 이해하고, 이를 탁월한 식견과 통찰력 깊은 시각으로 분석하여 질병이 인문학, 심지어 예술적 정서가 함께 어우러진 복합 영역이라는 점을 표현하고 있다.

석기시대 원시인이 동굴 속 곰의 공격으로부터 자신을 보호하는 구명구의 역할을 한 스트레스 호르몬이 현대인의 많은 질병의 원인으로써 골칫덩어리가 되고 있다. 그와 같은 현실 상황에서 질병을 예방하고 건강을 유지하기 위해 우리가 길러야 할 힘力에 대하여 독자에게 전달하고 있다.

그림 속에 담겨 있는 의미와 과학분야의 전문적 용어를 일반인이 알기 쉬운 언어로 설명하고 있는 문장들을 읽다 보면, 어느새 한걸음 더 나아가 인간의 본질과 질병의 근원에 대한 흥미를 갖게 한다. 세계 유수의 미술관에서 보는 명화들을 감상하며, 이 작품이 내포한 미학적 서정과 서사를 현대 의학의 다양한 주제들과 연결시켜 인간을 조명함으로써 우리의 질병에 대한 안목과 지평을 넓혀주고 지적 능력이 확대되는 풍성함을 느낀다. 특히 인간 이해력 측면에서 과학탐구의 업적과 인체의 신비로움을 전달함으로써 우리 삶에 비추어 나아가야 할 건강을 위한 해답을 제시해 주고 있다.

힘든 의료 환경에서 소중한 시간과 열정을 쏟아 저자의 지성과 감성이 어우러져 이루어 낸 선물과도 같은 이 책을 이 시대를 살아가며 건강을 지키고자 하는 모든 이에게 권하고 싶다.

2023년 1월

순천향의과대학 학장 이상한

추천사

《건강력力을 기르자》 출간을 진심으로 축하드립니다.

본인이 세계한인무역협회 국제통상전력연구원장으로 재직시 회원들에게 건강에 관한 소식을 전하고자 박상흠 교수가 들려주는 특강 〈그림 속 인간 이야기(https://youtu.be/yQipZ9um_Qc)〉와 옥타 뉴스에 〈건강력力을 기르자〉를 연재하여 회원들에게 많은 사랑을 받은 바가 있습니다.

박상흠 교수는 언제나 독자들이 이해하기 쉽게 그림과 사진을 곁들여 유익한 건강상식을 알리기 위해 노력해 오셨습니다.

이번에 새로이 출간되는 《건강력力을 기르자》가 건강에 관한 이해와 건강실천을 위한 필수 지침서가 되기를 기원드립니다.

2023년 1월

(전)국회의원 신현태

들어가는 글

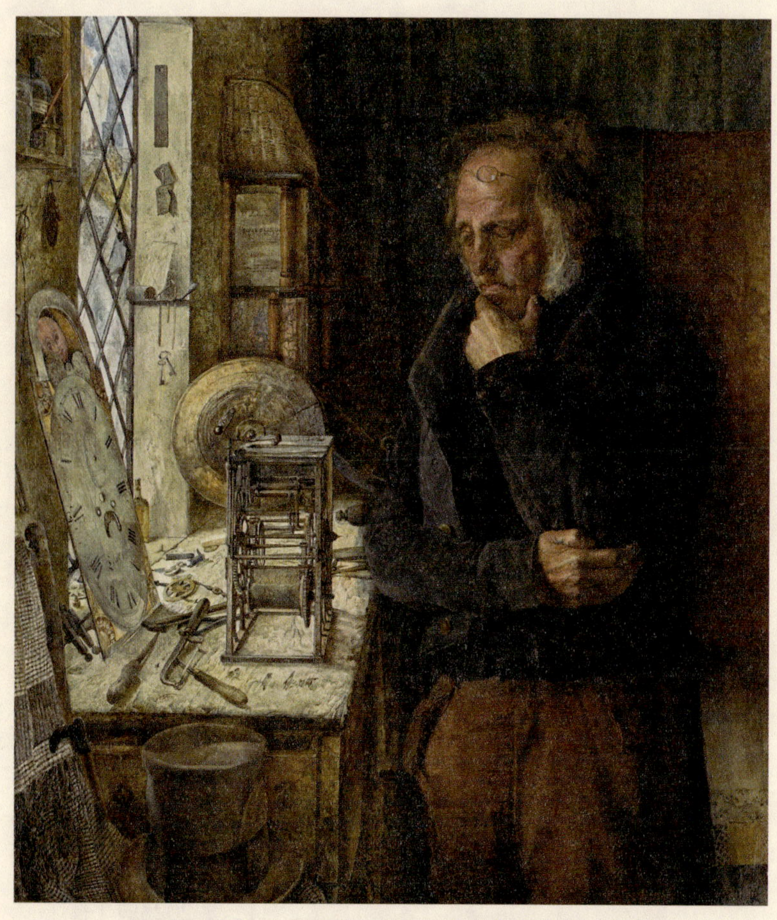

『문제를 생각 중인 우리 동네 시계방 영감』 제임스 캠벨 (1859년)

그림 『문제를 생각 중인 우리 동네 시계방 영감』을 볼 때마다 의과대학 시절 벽돌처럼 두꺼운 병리학 책에 기술된 수많은 질병을 처음 접했을 당시의 감정이 떠오른다. 그 당시 두 가지 감정이 엄습했다. 하나는 '그와 같이 수많은 질병을 과연 어떻게 진단하고 또한 어떻게 치료할 수 있을까?'라는 두려움이었고, 다른 하나는 '과연, 그와 같이 수많은 질병의 원인은 과연 무엇일까?'라는 궁금증이었다.

그 궁금증은 그때부터 화두話頭가 되어, 환자 진료나 일상생활 중에도 필자의 머릿속에서 떠나지 않았다. 최근 천운의 도움으로 지난 40년간 놓지 않았던 궁금증을 풀어주는 실마리를 얻어 나름의 질병관疾病觀을 갖추게 되었다. 발병기전을 해석하는 방편은 의사마다 다를 수 있지만, 내과의사인 필자가 내린 결론은 '질병 발생을 근본적으로 파악하려면 인간에 대한 이해가 필요하다'였다.

인간은 내부의 태생적-구조적 요인과 외부의 환경적 요인에 의하여 질병이 발생한다. 인간의 몸은 물질이며, 물질은 물리적 및 화학적 반복자극에 반드시 손상된다. 부모님께 몸을 받아 수십 년간 살다 보면 부지불식중 가해지는 외부 및 내부 자극에 반복적으로 노출될 수밖에 없다. 인간의 몸은 오랫동안 지속되는 반복자극에 견뎌 낼 만큼 충분히 단단하지 못하다. 매우 아쉽게도!

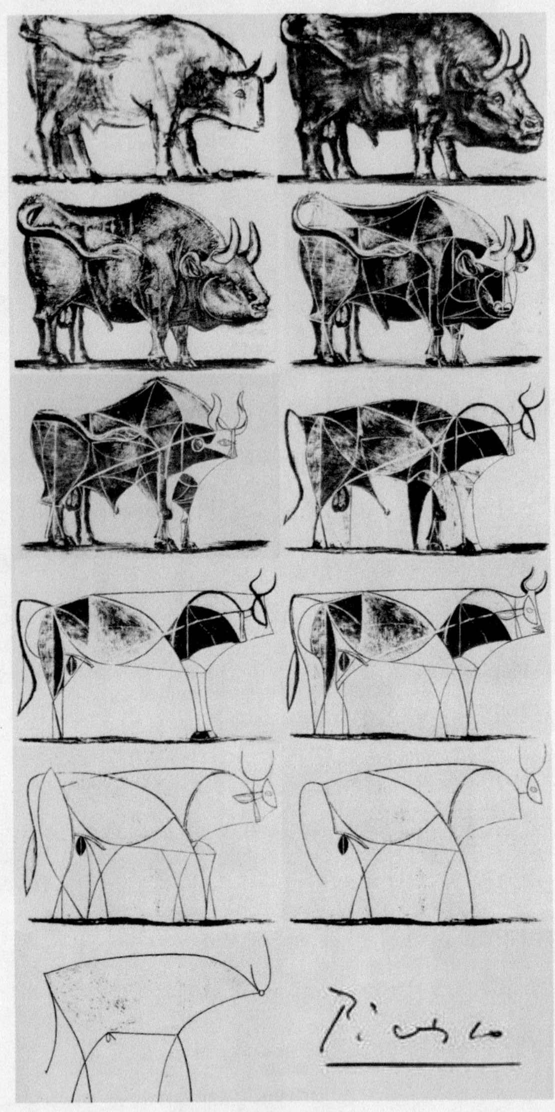

『황소연작』 파블로 피카소 (1946년)

인간이해의 관점에서 유추되는 질병 발생을 정리하는 과정에서, 극적인 영감을 주었던 그림은 파블로 피카소의 『황소연작』이었다. 『황소연작』의 초기에는 황소의 모든 부분이 사실적이고 세밀하게 묘사된다. 큼직한 머리, 꽉 다문 두툼한 입, 뭉툭한 양 뿔, 폭발적 볼륨의 근육, 너울너울 춤추는 꼬리, 대지를 밀치듯 단단히 세운 네 다리 등 황소의 모든 모습이 다채롭고 풍성하게 표현되었다.

하지만 연작으로 이어지는 후속 그림에서는 황소의 두드러지는 특징만을 남기고 이전의 사실적이고 세밀하며 다채롭고 풍성하였던 부분들은 점차로 잘려 나간다. 최종 그림은 머리를 담은 뿔과 포괄적 형태의 몸을 직선으로 단순화한 이미지만 남는다. 회화적으로는 최대한 간결화하였지만, 황소의 모든 모습과 품성을 고스란히 담고 있다.

지난 수십 년간의 의사경험으로 얻어낸 발병기전을 그림 『황소연작』의 최종 그림처럼 단순화하여 '질병발생과정(일명, 질병발생쳇바퀴)'을 구성하였다. 질병의 원인과 관련된 지식은 엄청나게 많으며, 하나하나가 각각의 분야에서 보석같이 매우 귀한 내용들이다. 마치 사방에 널려 있는 진주들을 모아 한 줄로 연결하여 목걸이를 완성하듯, 각각의 의학 지식을 최대한 간결화하고 연계하여 '질병발생과정(일명, 질병발생쳇바퀴)'을 만들었다.

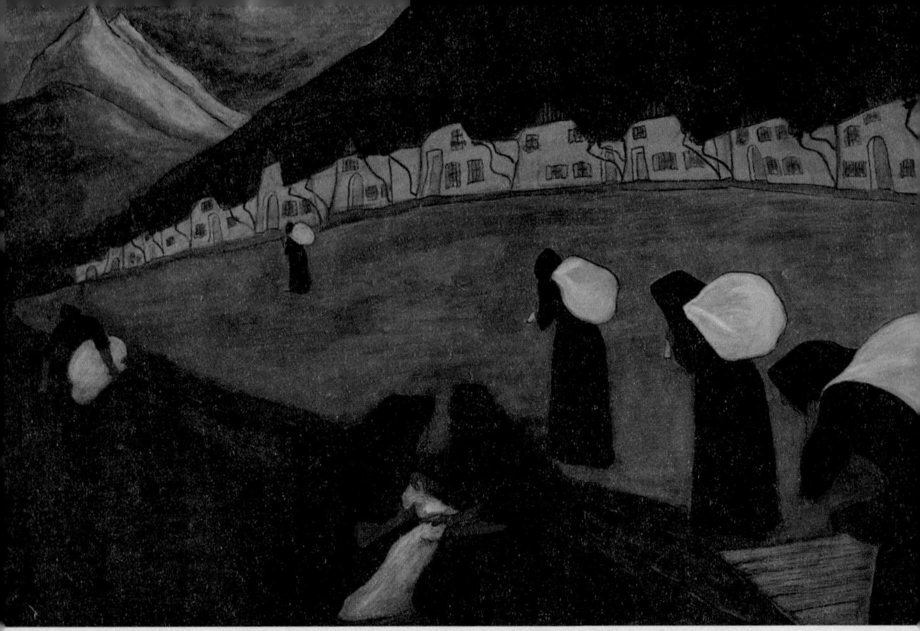

『검은 여인들』 마리안느 폰 베레프킨 (1910년)

수년 전 회갑回甲을 맞아 인생 60년을 한번 살아보니 다음의 몇 가지가 새벽녘 샛별처럼 명확해졌다. 그 하나는 인생은 그림 『검은 여인들』처럼 무거운 짐을 지고 먼 길을 가는 고해苦海라는 옛글이 절실히 느껴졌다. 직접 혹은 간접적으로 경험해보니, 삶은 출생, 유치원-초-중-고 및 대학교, 군 복무, 직장생활 또는 자영업, 결혼, 자식 낳기, 퇴직, 노년, 질병 그리고 죽음으로 마치 대나무의 마디 같이 일상적 사건들이 이미 정해져 있다. 모든 사건들은 생애 처음 경험하는 상황이라 초기에는 어색하고 불안하고 또한 두렵다. 하지만 다행히도 대부분의 사건들은 모든 사람에게 공통적으로 진행되고 그리고 여러 가지 경로를 통하여 미리 둘러둘러 경험할 수 있고 어느 정도 예측도 가능하다.

그런데 살다 보면 그와 같은 인생의 마디의 중간중간 사이에는 전혀 예상하지 못한 성장통 같은 사연들을 마주하게 된다. 셰익스피어의 희곡에 등장하는 삶의 가치관이 다른 사람들과 뒤엉켜 살다 보면, 마치 튀는 방향을 가름하기 어려운 럭비볼 같은 사건들을 접할 수밖에 없다. 그때에는 흡사 당연히 그러하리라 기대하였던 항로가 갑자기 사라지고, 심연을 알 수 없는 어둠의 광활한 우주공간을 사전준비 없이 항해하는 생짜 초보 선장의 입장이 된다. 그럴 때마다 선장은 황당하고 화나고 불안하고 무섭고 두렵다.

절실하게 느끼는 다른 하나는 그러한 상황을 견디고 극복하려면 반드시 힘力이 필요하다는 점이다. 모든 인간에게 공평하게 주어진 단 한 번뿐인 삶 중 희로애락의 사건은 절대 피할 수 없다. 그러한 사건과 그 사건으로 유발되는 감정을 가감 없이 경험하고 삶의 에너지 소모 없이 우직하게 버티어 내려면 건강력力이 갖춰져 있어야 한다.

또 하나 느낀 점은 건강력力이 준비되어 있지 않으면, 나이가 늘어날수록 인간의 내부 구조적 및 외부 환경적 특성에 의하여 질병 발생이 가속화될 수밖에 없다는 사실이다.

젊었을 때는 인체가 외적 및 내적의 자극에 어느 정도 견뎌낸다. 하지만 나이가 들면 인체의 회복탄력성이 저하되면서 반복자극에 손상되는 물질 특성을 지닌 인체의 한계를 드러낼 수밖에 없다.

또한 막상 질병이 발생하였을 때 건강력力에 대한 이해가 충분하지 못하면, 질병의 회복 과정이 더디며 막상 회복되더라도 완벽하지 못하여 재발할 가능성이 높다. 현대의학의 약물, 수술 및 방사선치료는 과학적 증빙을 바탕으로 시행되는 매우 효과적 의술이다. 다만 '질병발생과정(일명, 질병발생쳇바퀴)'의 관점에서 살펴보면, 약물-수술-방사선 치료는 어찌 보면 결과에 대한 치료이다. 보다 근원적이고 통합적 치료를 위하여 그리고 더 나아가 선제적 치료인 예방을 위해서는, 질병발생의 출발단계인 사연과 감정에 대하여 지혜롭게 대처하고 꿋꿋이 견뎌 내는 내면의 힘力이 요구된다. 이 책이 딱 한 번뿐인 삶에서 절대 피해갈 수 없는 희로애락을 간택揀擇 없이 온전히 경험하고 건강을 지켜내는 힘力을 기르는 데 도움이 되기를 진심으로 바란다.

2023년 1월

박상흠 올림

개정판에는 다음의 내용을 담았다:

첫째, 대한내과학회지에 질병발생모델의 발표

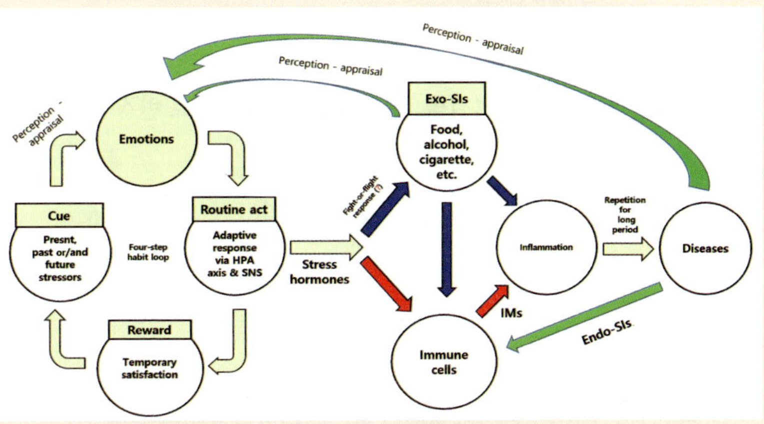

A Model of Disease Development that Involves Human Understanding.
Stress hormones mean glucocorticoids-epinephrine-norepinephrine. Exo-SIs, exogenous substances of inducer; HPA, hypothalamic-pituitary-adrenal; SNS, sympathetic nerve system; IMs, inflammatory mediators; Endo-SIs, endogenous substances of inducer.

책 《건강력力을 기르자》는 인간이해력力과 마음경영력力의 두 부분으로 구성되었다. 인간이해력力에서는 '질병발생모델'의 구성 과정을 설명하였고, 마음경영력力에서는 질병발생모델의 각 단계별로 질병예방의 내용을 소개하였다. 그 질병발생모델의 의학적 근간인 '인간이해를 통합한 질병발생모델(A model of disease development that integrates human understanding)이 책 발간 1년 후 마침내 대한내과학회의 공식 잡지에 발표(대한내과학회지 2024;99:84-95)되었다.

둘째, '질병발생과정(일명, 질병발생쳇바퀴)'으로 변경

이전 판에서는 대한내과학회지에 발표한 내용 그대로 풀어서, 의학 관련 전문가의 공식 용어 형식대로 '질병발생모델'이라 소개하였다. 개정판에서는 '질병발생모델'의 용어를 일반 대중이 오감五感적으로 보다 이해하기 쉽게 '질병발생과정(일명, 질병발생쳇바퀴)'으로 변경하였다.

셋째, 염증inflammation 과정의 삽입

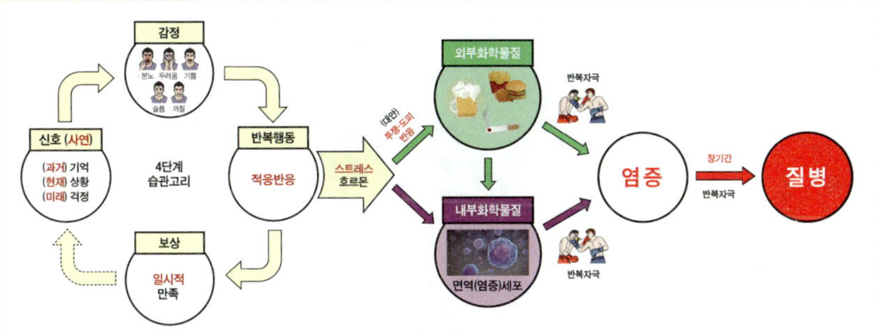

질병발생과정(일명, 질병발생쳇바퀴)

염증은 인체 모든 질병의 병리학적 기본소견이다. 대한 내과학회지에 발표한 '인간이해를 통합한 질병발생모델'에는 반복자극이 질병으로 진행하는 과정의 중간(연결) 단계에 염증이 위치한다. 이전 판 발간 때에는 염증이 일반 대중에게는 아직 일상화되지 않았다고 판단되어, '질병발생과정(일명, 질병발생쳇바퀴)'에서 중간(연결) 단계인 염증을 의도적으로 삭제하였다.

최근 수년 사이 다양한 언론 매체의 건강 프로그램에서 염증이라는 단어와 개념이 빈번하게 소개되면서 일반화되었다. 또한 건강 및 질병에 관련된 일반 대중의 일상 대화에서 염증이라는 단어가 통상적으로 등장한다. 이에 개정판에서는 '질병발생과정(일병, 질병발생쳇바퀴)'의 중간(연결) 단계에 염증을 추가하였다.

넷째, 국부병강國富兵强 영세자유永世自由

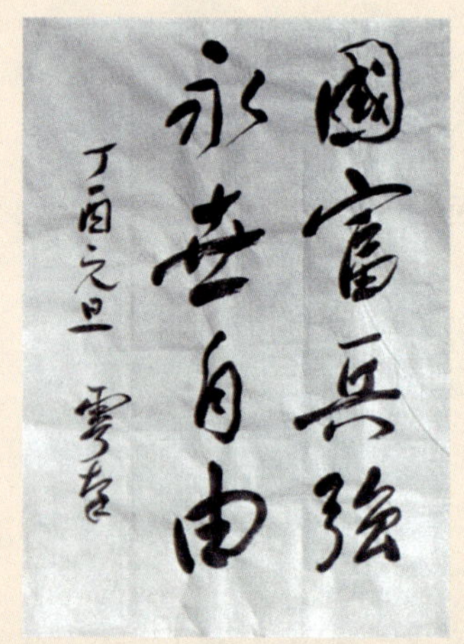

이승만 초대 대통령, 1957년, 대통령기록관

개정판을 준비하는 동안 이 책의 주제에 딱 들어맞아 유난히 눈에 띄는 문구를 발견하였다. '국부병강國富兵强 영세자유永世自由(나라가 부유하고 병력이 강하면 오랜 세월에 자유를 누리리라)'는 이승만 초대 대통령의 1957년 새해맞이 휘호이다.

현재 대한민국은 건국 이래 (좀 더 확대하여 표현하면 단군이래) 경제적으로 가장 풍요롭다. 먹는 쌀이 부족하여 '분식하는 날', '쌀막걸리 금지' 등을 경험한 필자에게는, 다른 무엇보다도 먹거리가 지천에 널려 있는 현재 대한민국의 경제적 풍성함이 너무나 감사하고 또한 소중하다. 더 나아가 자손 대대로 꼭 전해주고 싶은 귀중한 부富의 경험이다.

한 국가의 흥망성쇠와 한 사람의 생로병사는 보는 관점에 따라서 서로 비슷한 과정을 겪는다. 태생적으로 인체라는 물질적 한계를 지닌 사람이 단 한 번뿐인 삶에서, 마치 노예처럼 끌려다니는 자유롭지 못한 상황에 처하게 되는 결정적 변수는 가난과 질병이다. 과거 세계 역사 그리고 현재 세계 각국 상황에서 알 수 있듯이, 경제적으로 빈곤하고 군대가 강성하지 못한 국가는 주변국에 휘둘려 자유롭지 못한 노예 국가로 전락되는 상황과 똑같다.

다만 의학의 관점에서는 부富, 건강, 자유의 세 단어 중 핵심적 출발점은 건강이다. 건강하면 질병으로 인한 부富의 손실이 없게 되고 건강해야 부富를 모을 수 있는 체력을 갖추게 되면서, 단 한 번뿐인 삶에 노예가 아닌 자유인自由人으로서 삶을 만끽할 수 있게 된다. 개정판 《건강력力을 기르자》가 독자들에게 오직 한번 뿐인 삶에서의 자유와 부富의 결정 요소인 건강 그리고 질병예방에 조금이나마 도움이 될 수 있기를 바란다.

지혜, 건강 그리고 형통이 늘 함께하시길 기원합니다.

2026년 2월

저자 박상흠 올림

목차

제 2 부
마음경영력力

| 건강력力을 기르자 |

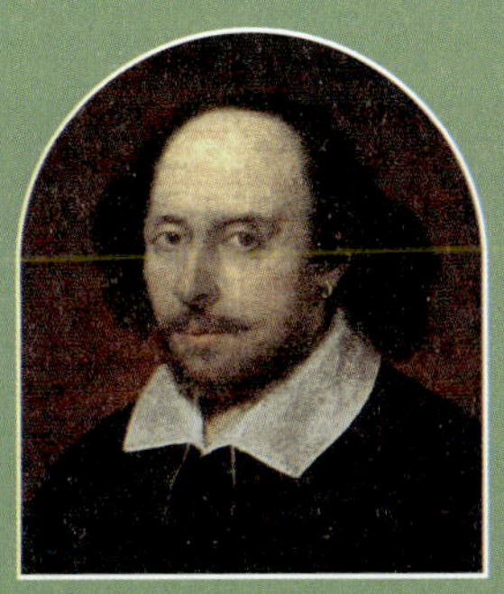

제 1 부

인간이해력力

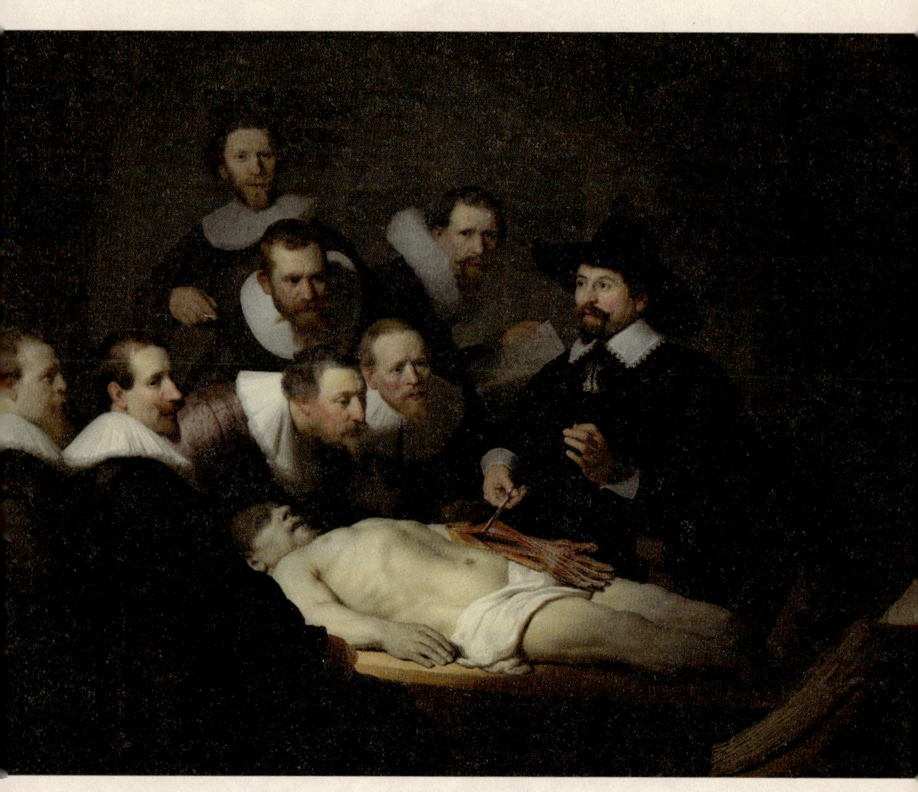

『니콜라스 튈프 박사의 해부학 강의』 렘브란트 (1632년)

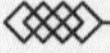

인체는 물질이다

그림『니콜라스 튈프 박사의 해부학 강의』는 정규 의과대학의 해부학 수업이 아니라, 당시 일종의 동호인 모임 형식으로 진행되었던 인체 해부 강의의 모습이다. 해부를 진행하고 있는 튈프 박사가 인체 왼쪽 팔의 근육과 혈관을 노출시킨 후 설명하는 장면이다. 그런데 모임에 참가한 몇 명이 강의에 집중하지 않고, 마치 그림을 그리는 화가를 쳐다보는 듯 전방을 주시하여 다소 어색하다. 그 당시에는 그림에서 자신의 얼굴이 명확히 표현되어야만 화가에게 돈을 지불하는 방식이라, 그에 따른 의도적 설정이다.

당시 이 그림은 대중에게 높은 인기를 얻어 렘브란트의 존재가 세상에 널리 알려지게 되었고, 렘브란트는 무명 화가에서 일약 스타의 반열에 오르면서 부와 명예를 거머쥐었다.

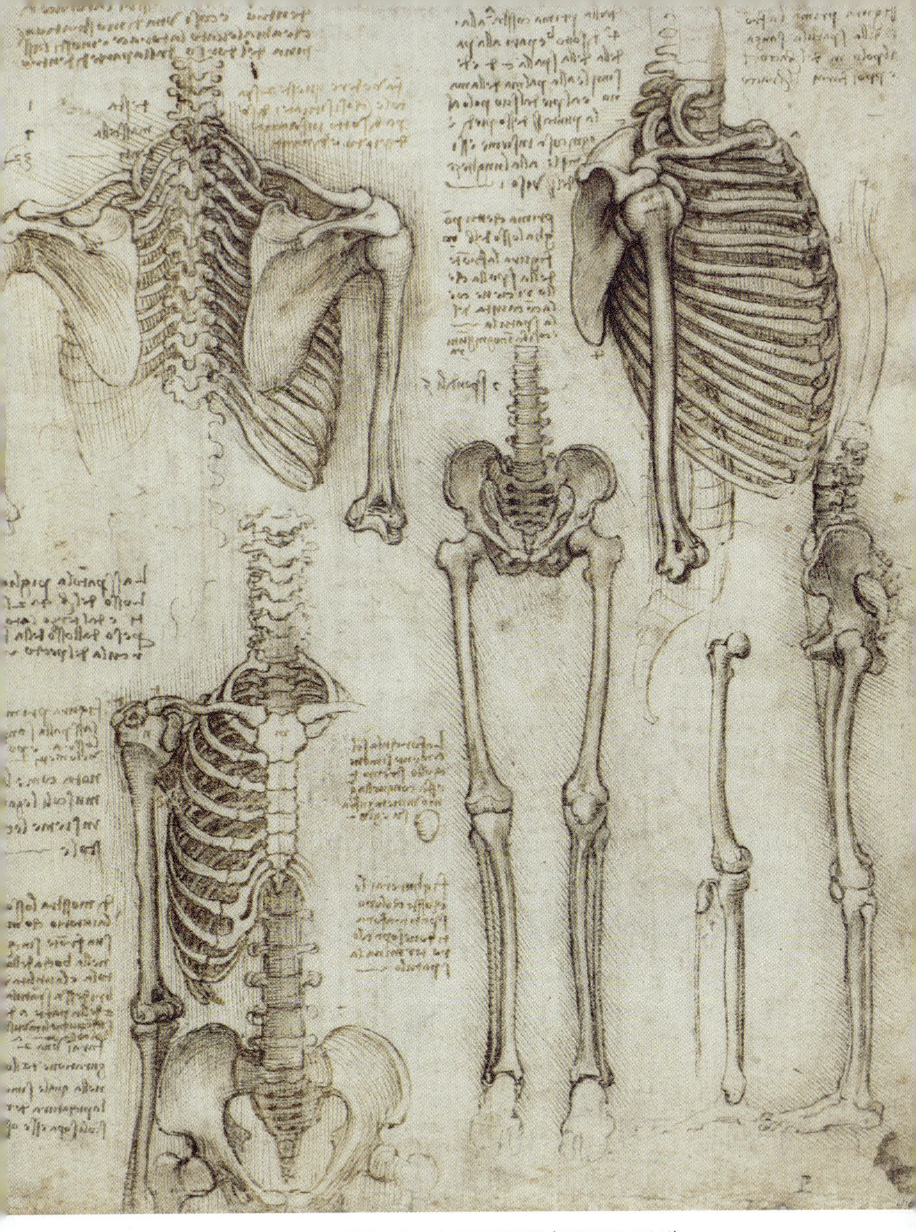

『인체 해부도 - 골격』 레오나르도 다빈치 (제작년도 미상)

의과대학 교육과정 중 해부학은 인체의 물리학적 구조 및 성상을 이해하는 중요 과목이다. 필자의 재학 당시에는 예과 2년을 마친 후 본과 1학년 때 시작하였는데, 최근에는 보다 저학년에서 시작된다. 드디어 진정으로 의사의 길에 들어선다는 설레임, 점점 조여오는 책임감 그리고 팽팽한 긴장이 강의 및 실습이 진행되는 1년 내내 지속된다.

해부학 실습은 의학발전을 위하여 몸을 맡겨 주신 분들에 대한 감사의 기도로 시작한다. 그 후 메스를 들고 몸을 감싸고 있는 피부를 절개하여 해부를 시작하고, 순서는 사지에서 출발하여 몸통 및 내장으로 이어진다. 사지에 붙어 있는 근육과 함께 굵직한 혈관과 신경을 세밀하게 분리 후 하나하나 꼼꼼히 직접 눈으로 확인한다. 해부학 실습의 마지막 과정은 몸에 붙어 있던 모든 구조물을 제거 후 남게 되는 골격의 확인이다.

● 인체의 구조와 세포

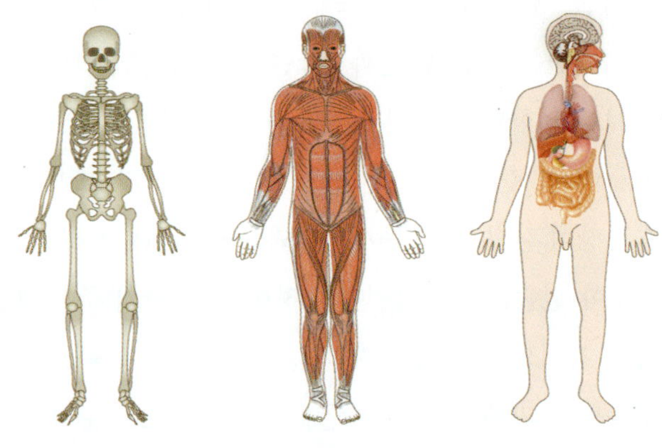

인체의 구조

해부학을 토대로 인체 구조를 나누면, 인간의 전체 모습을 이루는 외곽구조와 생명현상을 유지하는 안쪽 구조로 나뉜다. 외곽구조는 약 206개의 뼈로 기본골격을 갖추고, 약 650개의 근육이 전체 모양을 만든다. 뼈 및 근육으로 이루어진 공간의 안쪽은 인간의 생명유지에 긴요한 여러 내장이 조화롭게 배치돼 있다.

인체구조를 집과 비교하면, 뼈로 집의 중요 기둥을 세우고 근육으로 기둥 사이의 벽을 만들어 기본적인 집의 형태를 이룬다. 그리고는 그 집 안쪽에 소화기, 호흡기, 심장, 혈관, 비뇨기, 생식기, 신경 등을 채워 넣어서 최종적으로 집, 즉 인체가 완성된다.

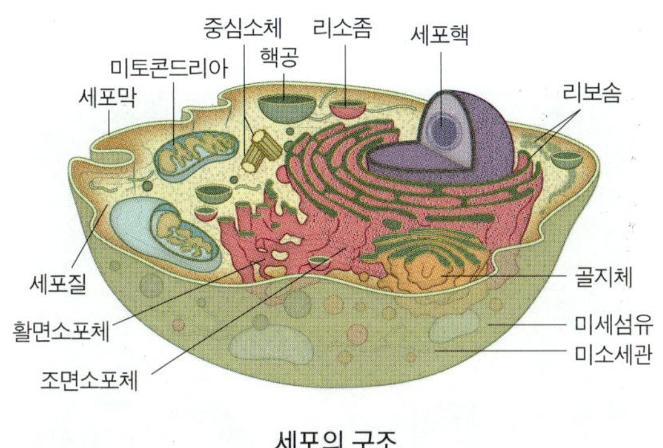

세포의 구조

인체의 외곽 및 안쪽 구조 내 여러 장기를 구성하는 기본단위는 세포cell이다. 세포는 세포막, 세포질, 세포핵 등으로 구성되며, 좀 더 세분하면 그것들은 물, 이온ions, 단백질, 지방, 탄수화물의 다섯가지로 이루어져 있다. 그리고 그 다섯 가지의 근본은 수소, 탄소, 질소, 산소, 황, 인, 철, 마그네슘, 나트륨 등의 물질substances이다. 결국 인체는 물질이다.

● 인체 구성 물질의 기원

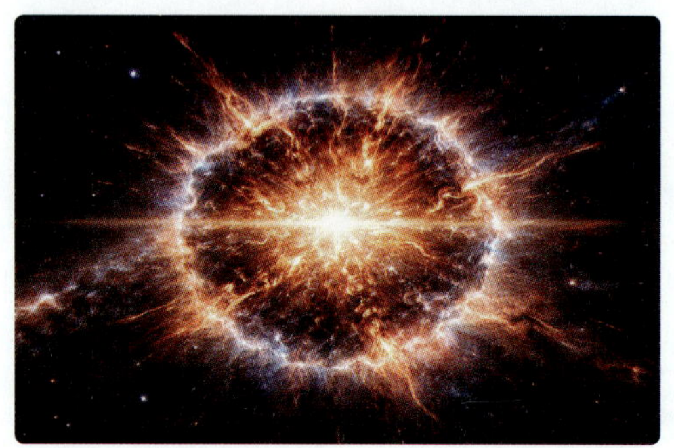

초신성 폭발supernova explosion

인체를 구성하는 모든 물질의 근원은 우주이다. 우주에는 수많은 별들이 있으며, 큰 별들은 초신성 폭발 후 사라진다. 폭발의 잔해물은 우주공간에 뿌려지고, 그 잔해물이 뭉쳐져 현재의 지구가 만들어졌다. 더 나아가 인체를 구성하는 물질의 기본성분이 되었다. 현재 지구에 살고 있는 인간의 몸을 구성하는 물질은 인종, 성별, 지역에 따라 구성비에 약간의 차이는 있지만, 그 기원은 똑같다.

지구의 나이는 약 45억 년이다. 인간이 먹는 다양한 음식 또한 45억 년 이전에 우주에서 만들어진 물질들의 조합물이다. 인체는 매일 섭취하는 음식을 분해, 흡수 그리고 재조합하여 만들어지고 유지된다. 이는 인체를 구성하는 물질의 나이도 45억 년 이상 되었다는 의미이다.

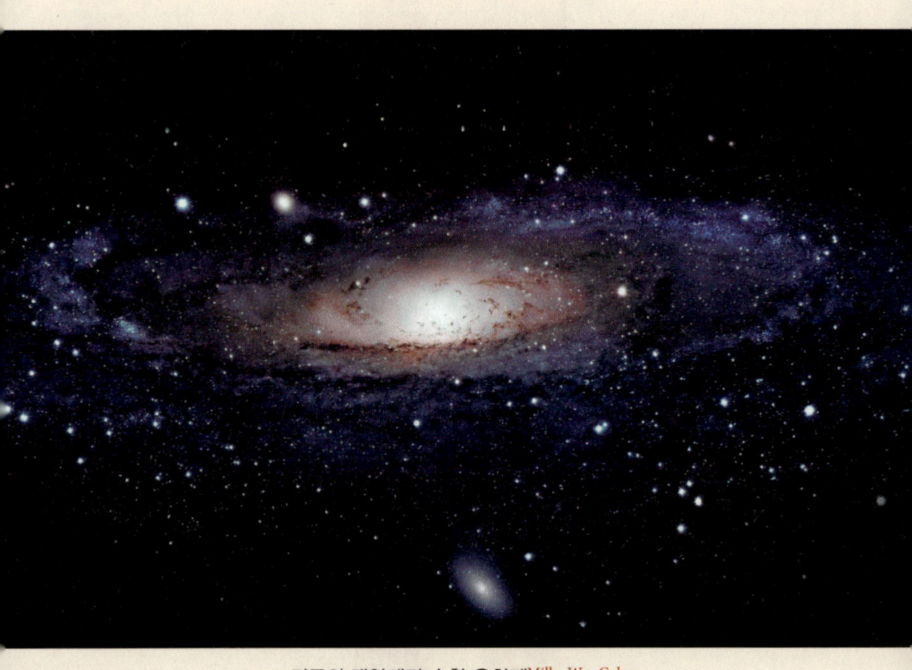

지구의 태양계가 속한 은하계Milky Way Galaxy

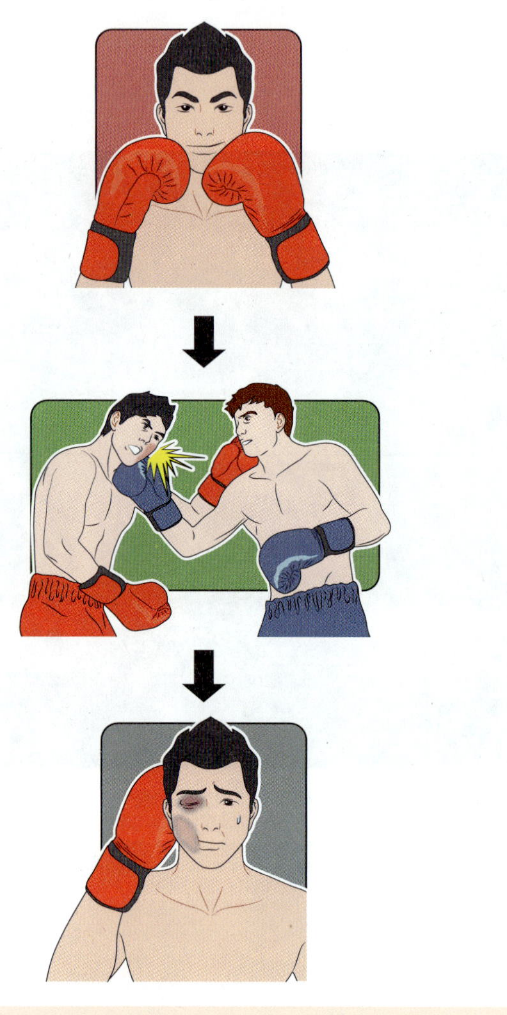

권투 시합 중 반복자극에 의한 인체 손상

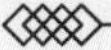

인체는 반복자극에 손상된다. 반드시!

인체는 물질로 이루어져 있기에 물질의 특성을 절대로 벗어날 수 없다. 물질의 여러 특성 중 질병발생과정을 이해하기 위하여 꼭 기억해야 할 내용은 물질은 반복자극에 손상된다는 것이다. 즉, '인체는 물질이며 반복자극에 반드시 손상된다'는 질병을 예방하고 건강하기 위한 가장 핵심 내용이다. 또한 이 책의 전체 내용에서 일관되게 강조하게 될 키key메시지이다.

질병의 원인을 밝히는 과정도 결국 환자에게 반복적으로 가해지는 자극이 무엇인지를 찾아가는 과정이다. 지난 수십 년간 진료 현장에서 깨달은 사실은, 인체를 손상시켜 질병을 유발하는 자극이 환자의 일상생활 중 본인도 의식하지 못하는 사이 마치 자동반응처럼 습관적으로 반복해서 가해진다는 점이다. 그와 같은 반복자극에는 물리적 자극과 화학적 자극이 있다.

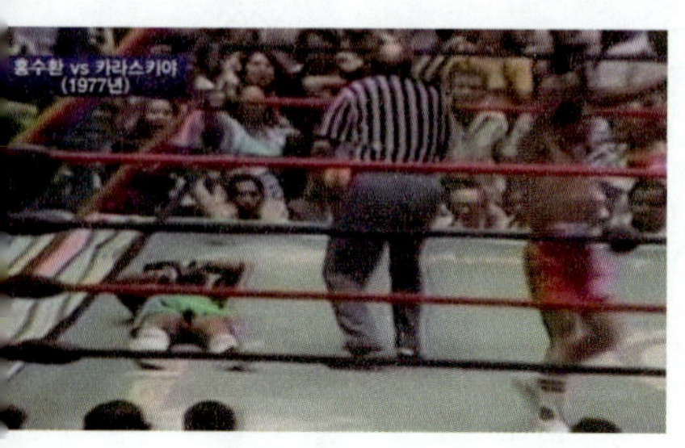

홍수환과 카라스키야의 권투경기 (1977년)[1]

물리적 자극에 의한 인체 손상의 예는 권투이다. 권투는 현재 인기가 다소 시들었지만, 과거에는 꽤 인기 높은 종목이었다. 특히 1977년 홍수환 선수의 4전 5기(4번 다운당하고도 승리) 시합 장면은 감동적이어서 지금도 생생히 기억한다. 권투 시합 전 · 후 선수의 얼굴을 자세히 살펴보면, 반복자극에 의한 질병 발생을 이해하는 데 도움이 된다.

시합 전 양 선수의 얼굴은 얼굴 보호용 기름을 발라 맨들맨들하고 이목구비가 번듯하다. 하지만 경기가 매회 진행될수록 양 선수의 얼굴은 점점 붓고 벌겋게 변한다. 경기가 종료되면 눈이 잘 떠지지 않을 정도로 눈주위가 심하게 붓고 얼굴이 일그러진다. 심한 경우에는 피부 아래 혈관이 터져 시퍼렇게 멍이 들고, 눈 주위 피부가 찢어지거나 간혹 코뼈가 부러져 눌러앉는다. 주먹질(물리적 자극)이 경기시간 내내 반복되어, 피하출혈, 피부열상, 코뼈 골절이라는 질병이 발생한 것이다.

---

1 [KBS:인생의 맛] WBA 주니어페더급 타이틀전

● 반복자극에 의한 피부 질환

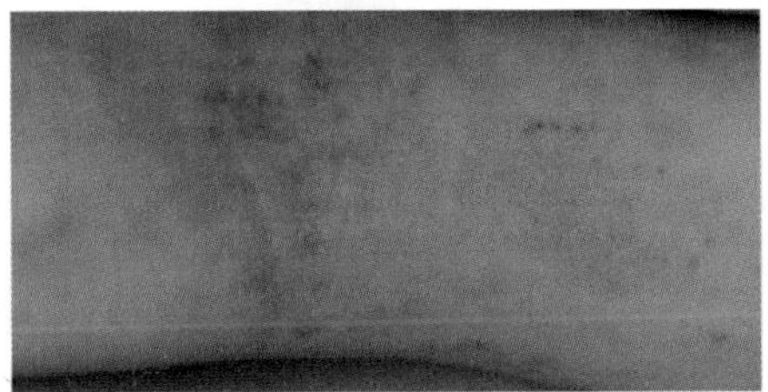

피부 태선화

인체에 가해지는 물리적 반복자극에 의한 손상을 손쉽게 확인할 수 있는 질환이 피부의 태선화이다. 아토피피부염, 알레르기 접촉성 피부염, 곤충 물림 등의 피부 질환과 정신적 스트레스에 의한 발작적 간지러움으로, 의식적 혹은 무의식적으로 피부를 반복하여 긁다 보면 마치 가죽처럼 바뀐다. 그러한 현상은 피부가 외부에서 가해지는 물리적 자극에 적응하기 위하여 나름의 방식으로 탈바꿈한 결과이다. 즉, 피부는 반복되는 물리적 자극에 손상되어 태선화라는 질병이 발생하였다.

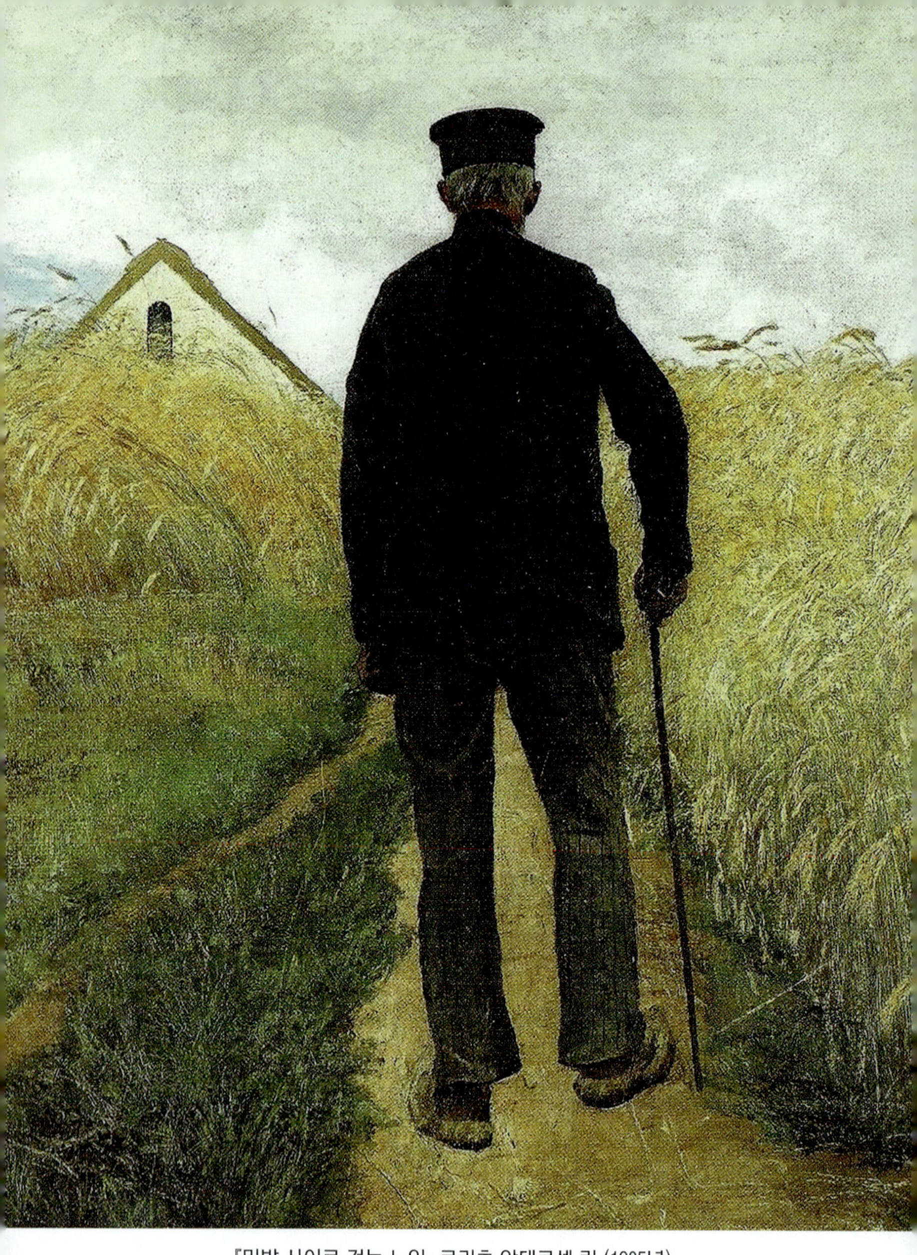

『밀밭 사이로 걷는 노인』 로리츠 안데르센 링 (1905년)

● 반복자극에 의한 노인성 질환

그림『밀밭 사이로 걷는 노인』에서 지난 한 해 비지땀을 흘리며 열심히 경작하여 풍성하게 결실 맺은 밀밭 사이를 백발노인이 걷고 있다. 그런데 주변의 풍요로운 밀밭과는 대조적으로 노인의 발걸음이 결코 여유롭지 못하다. 오른쪽 다리가 왼쪽 다리와 비교하여 두텁게 표현되어, 오른쪽 다리를 옮기는 걸음이 무겁고 힘겹게 느껴진다.

오른쪽 무릎이 충분히 펴지지 않아 약간 엉거주춤하게 구부러지고 지팡이에 의지하는 것으로 보아, 오른쪽 무릎이 통증과 기능장애로 본인의 체중을 충분히 부담하기 어려운 상황이다. 노인의 오른쪽 무릎은 관절염이다.

2026년산 최신식 자동차도 운행시간이 늘어나고 주행거리가 쌓이면, 차체의 마모와 손상을 절대로 비껴갈 수 없다. 마찬가지로 인간 또한 태어날 때 부모님이 물려준 인체로 아무리 생생하고 건강하더라도, 나이가 늘어가면서 점점 마모되고 손상되는 것을 절대로 막을 수 없다.

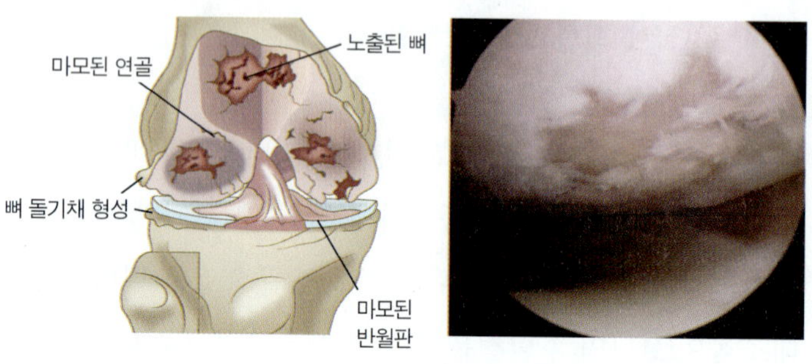

퇴행성 무릎 관절염의 모식도(좌) 및 관절경 소견(우)

태어날 때 검은 머리가 그림『밀밭 사이로 걷는 노인』처럼 파뿌리로 변할 때까지 무릎 관절을 무수히 반복하여 사용하면, 관절 내 완충 작용하는 연골은 닳고 닳아 남아날 재간이 없다. 왜냐하면 인체는 반복자극에 손상될 수밖에 없는 물질이기 때문이다.

인체를 구성하는 물질이 마모되고 손상되면 그 상태로 끝나는 것이 아니라, 그 정도에 따라 그림『밀밭 사이로 걷는 노인』처럼 통증이 따라오고 또한 기능도 저하된다. 노안, 노인성 백내장, 노인성 치매, 퇴행성 관절염, 퇴행성 척추염 등 노인에서 관찰되는 여러 질환은, 물질로 이루어진 인체에 수십 년 동안 반복적으로 가해지는 물리적 혹은 화학적 자극의 결과로 나타나는 피할 수 없는 현상이다.

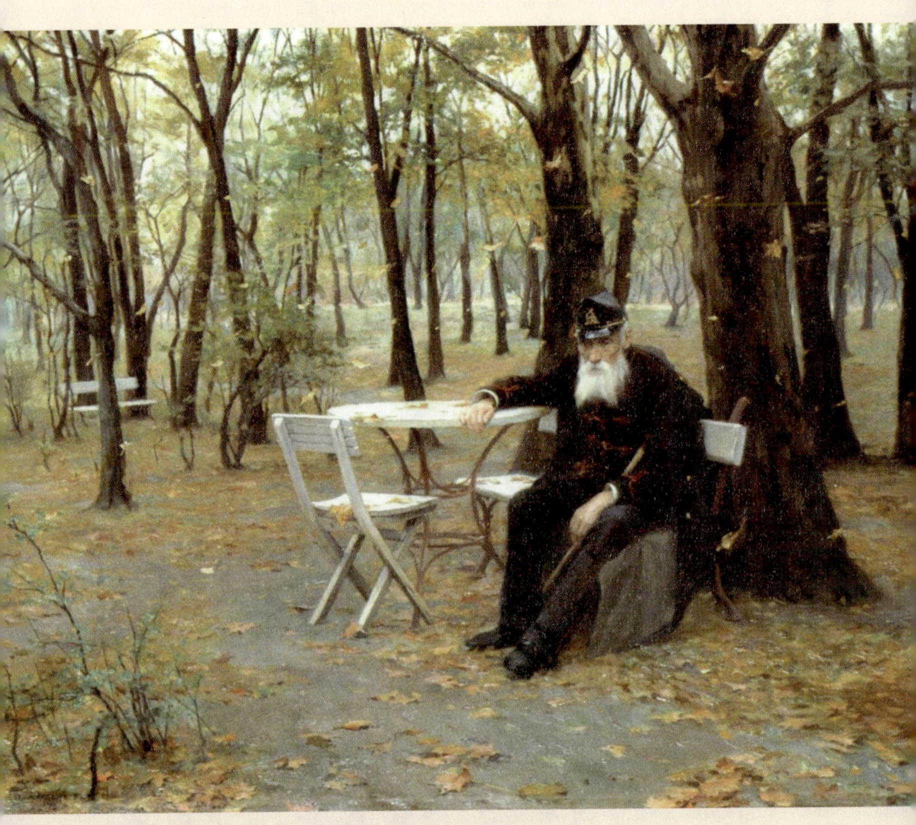

『낙엽』 필립 라즐로 (1895년)

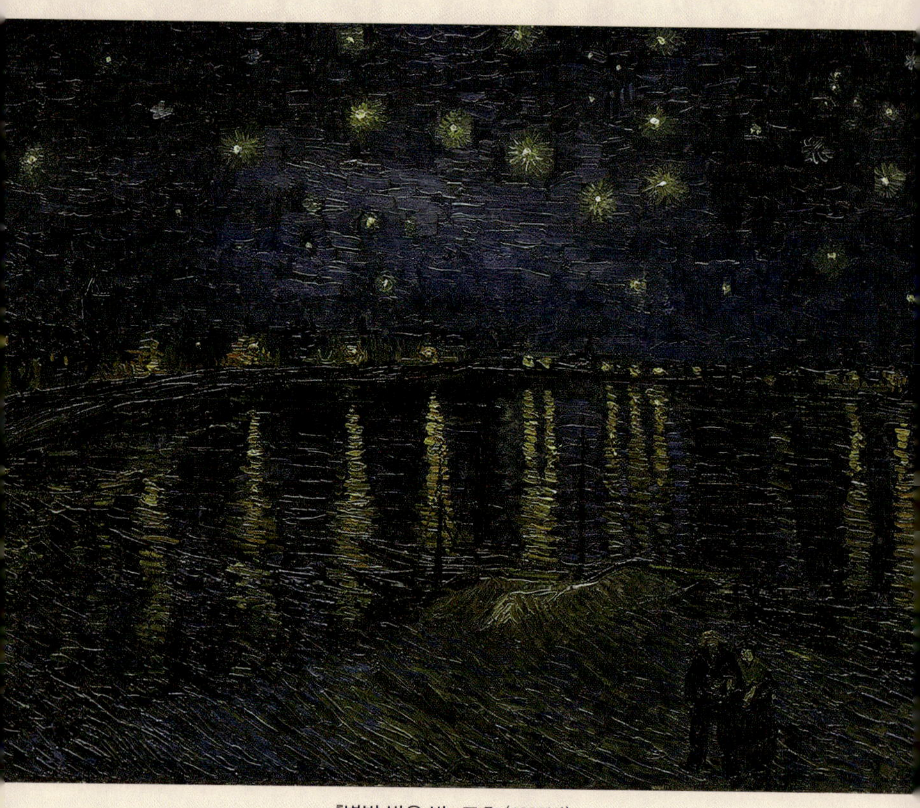

『별빛 밝은 밤』 고흐 (1888년)

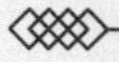

외부화학물질①(술, 콜타르)의 반복자극에 의한 인체 손상

한밤중 풍경인 그림 『별빛 밝은 밤』에서 다소 특이한 색깔은 황색이다. 밤하늘에 떠 있는 수많은 별들도, 강 주변 집들에서 나오는 불빛도, 강물에 비추어진 불빛도 황색이다. 다정히 팔짱 낀 남녀의 모자-얼굴-숄-양손도, 남녀가 서 있는 바닥도 온통 황색이다.

화가 고흐는 『별빛 밝은 밤』뿐만 아니라 『해바라기』를 비롯한 다른 여러 그림에서도 황색이 유난히 강렬하게 표현되었다. 그것은 색깔인지장애인 황시증黃視症이란 질병 때문에 나타나는 증상이다.

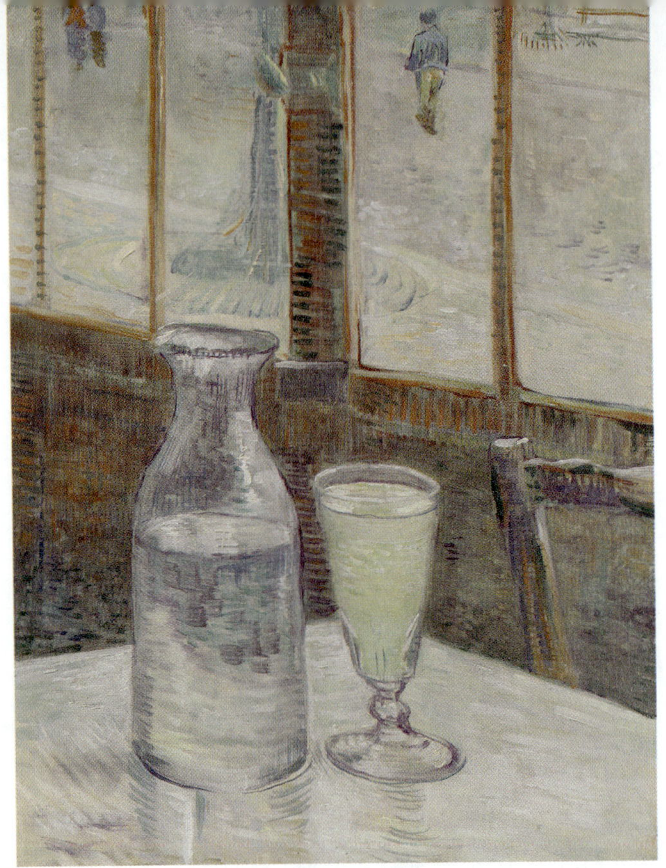

『압생트, 유리병과 함께하는 고요한 삶』 고흐 (1887년)

질병의 원인은 환자에게 반복적으로 가해지는 물리적 혹은 화학적 자극인데, 고흐의 황시증은 압생트absinthe라는 술이 원인이다. 압생트는 알코올 농도가 45~74도로 매우 높은 반면, 가격은 상대적으로 저렴하였다. 이에 주머니 사정이 팍팍한 예술가들이 즐겨 마셨으며, 일명 녹색요정green fairy이라고 불렀다. 현재 고흐의 그림은 수백 내지 천억

원 이상을 호가할 정도로 인기가 높다. 하지만 당시 고흐는 평생 그림 『아를의 붉은 포도밭』 한 점만 팔린 무명화가로 일생 동안 빈곤의 늪에서 벗어나지 못하였다. 이에 가성비가 뛰어난 압생트를 즐겨 마셨으며, 그로 인한 뇌신경 손상으로 황시증 환자가 되었다. 즉, 술(압생트)이라는 화학물질이 인체를 반복자극하여 황시증이라는 질병이 발생하였다.

● 굴뚝 청소부의 음낭암

화학물질의 반복자극에 의한 질병 발생의 또 다른 대표적 예는 굴뚝 청소부의 음낭암이다. 과거 영국의 산업혁명 시절 석탄을 이용한 난방이 보급되면서, 굴뚝 안에 그을음이 쌓여 이를 제거하는 청소부가 필요하였다. 굴뚝 그을음의 청소는 어린아이나 혹은 굴뚝을 들어갈 수 있을 정도로 신체가 작은 사람들이 전담하였다. 그런데 이상하게도 굴뚝 청소에 종사하였던 사람에서 음낭암이 자주 발생하였고, 발생원인으로 의심된 물질은 굴뚝 내 그을음이었다.

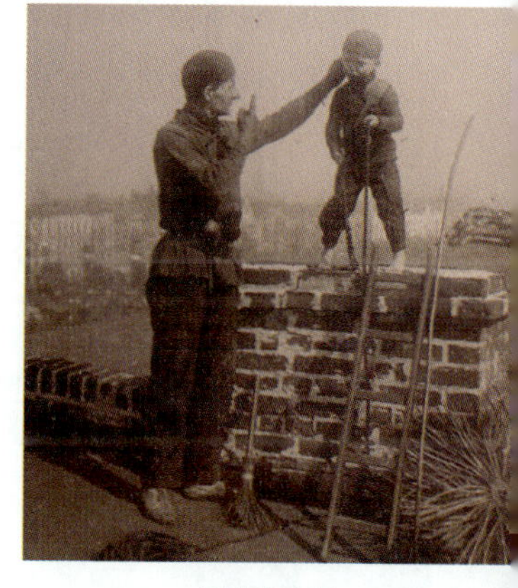

굴뚝 청소부

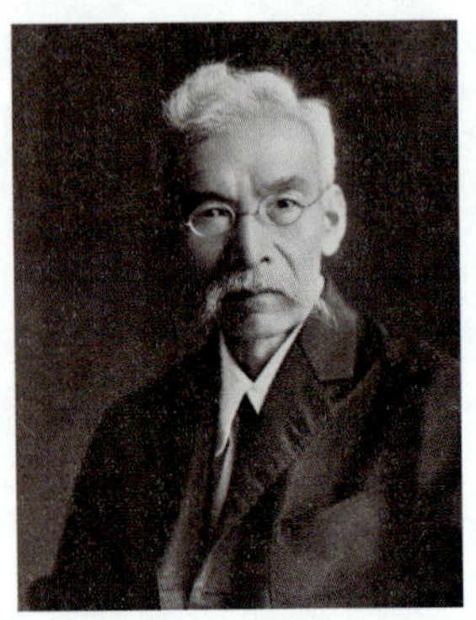

의사 야마기와 가쓰사부로

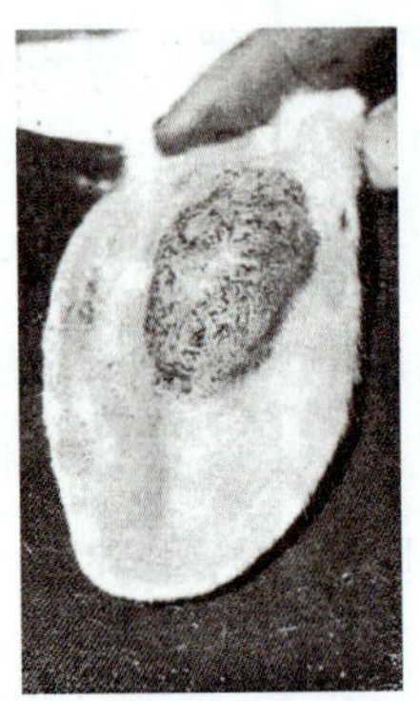

토끼 귀에 발생한 암[1]

굴뚝 그을음이 굴뚝청소부 음낭암의 결정적 원인이라고 밝혀낸 의사는 일본의 병리학자 야마기와 가쓰사부로이다. 그는 굴뚝의 그을음과 비슷한 성분인 콜타르coal tar를 일주일에 2~3번씩 수개월 동안 토끼 귀에 반복적으로 칠하여, 암이 발생하는 것을 확인하였다.

토끼 귀를 콜타르로 장기간 반복자극하여 암이 발생한다는 것을 과학실험을 통하여 증명하였고, 1914년 세계 최초로 공식 발표하였다. 즉, 화학물질(콜타르)이 토끼의 신체(귀)를 오랫동안 반복자극하여 질병(암)이 발생하였다.

1 《癌》 1914년

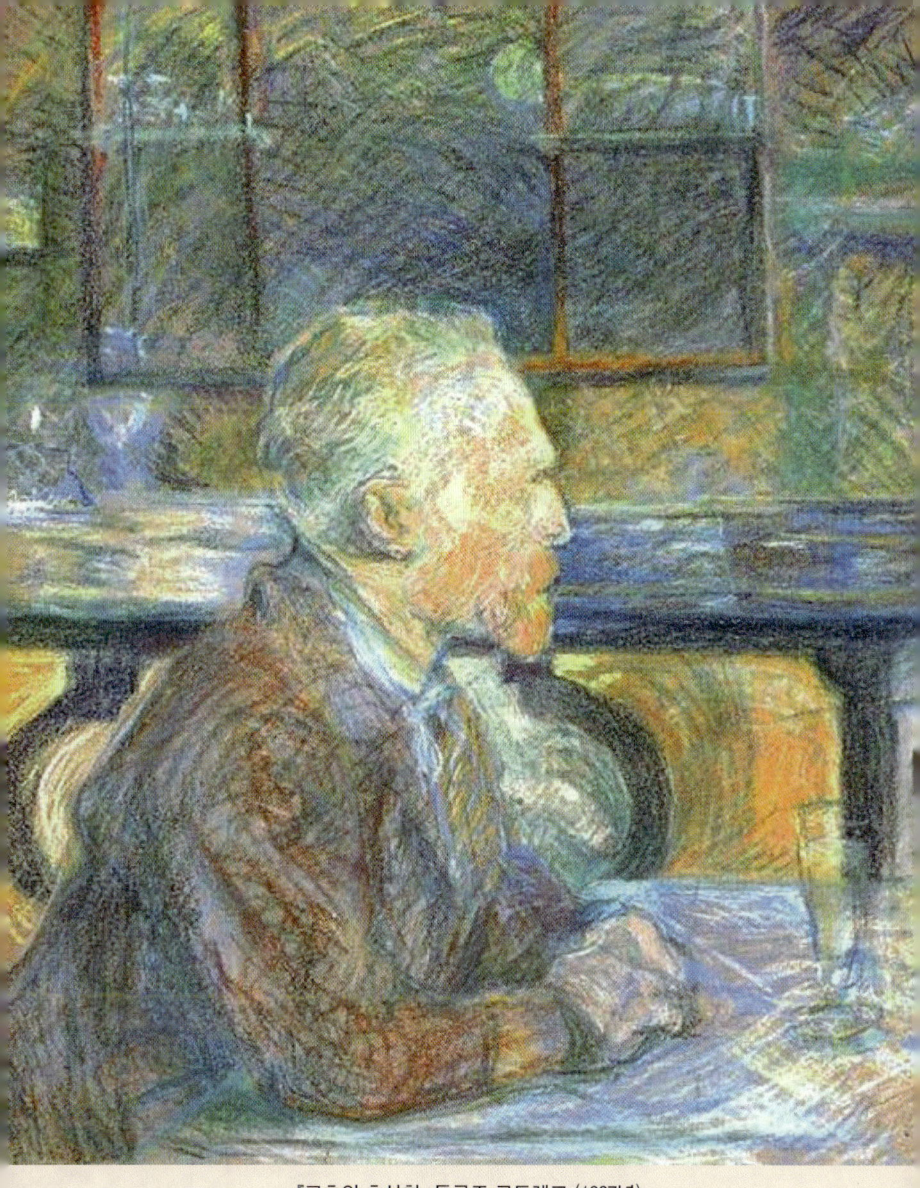

『고흐의 초상화』 툴루즈 로트레크 (1887년)

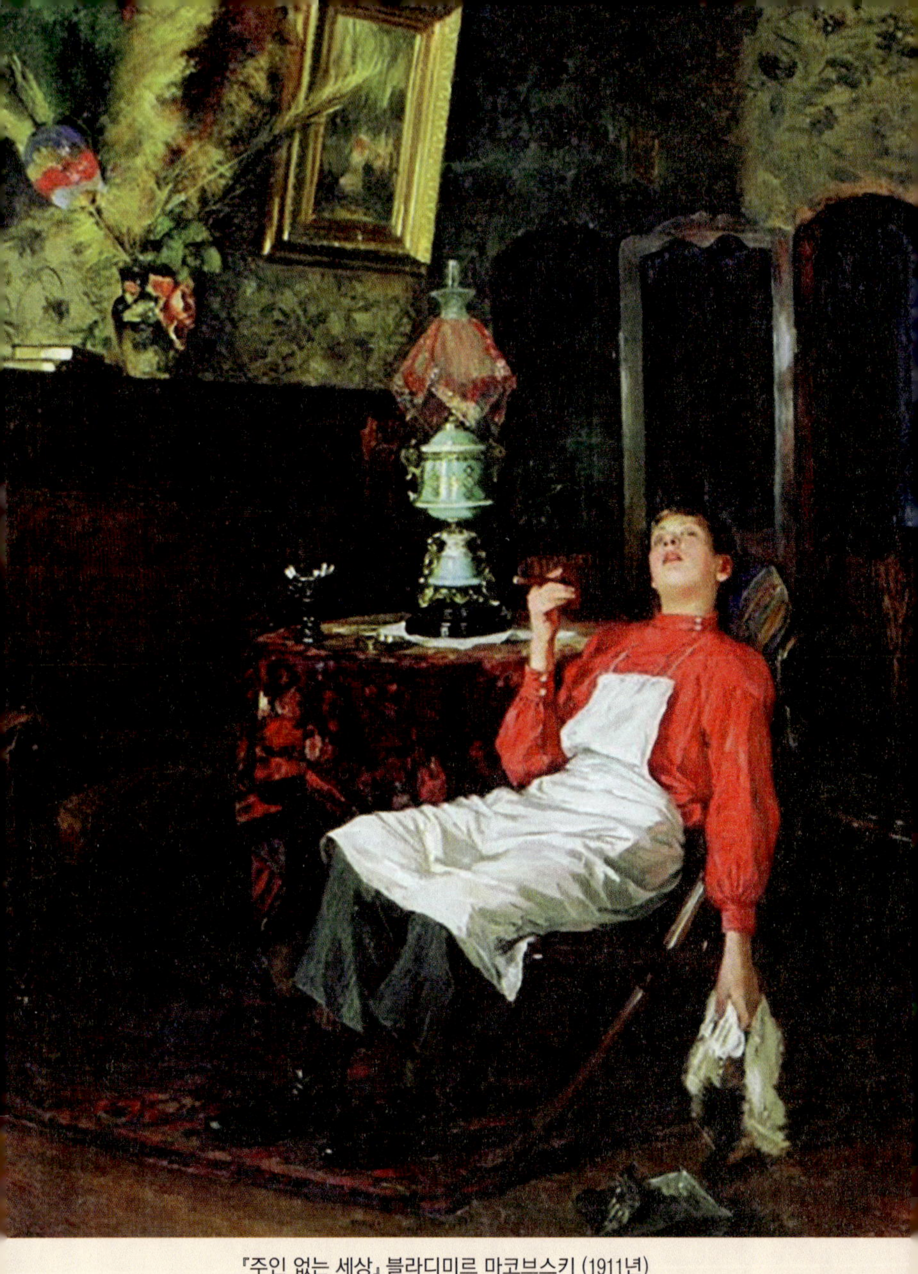

『주인 없는 세상』 블라디미르 마코브스키 (1911년)

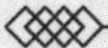

외부화학물질②(담배)의 반복자극에 의한 인체 손상

거실 테이블 옆 등받이 의자에 널브러지듯 앉은 젊은 하인이, 머리는 비스듬히 받힘 베개에 올려놓고 반쯤 감긴 눈으로 멍하니 천장을 향한다. 출타한 주인이 혹시라도 아무런 예고 없이 갑자기 돌아올지 몰라 청소도구만큼은 손에서 놓지 못하였지만, 왼팔만큼은 자유롭게 축 늘어트렸다.

탁자 위 재떨이에 남겨진 주인의 시가를 조심스럽게 집어 깊게 빨아들인다. 잠시 숨을 멈춰 시가 맛을 꼼꼼히 음미한 다음, 행여 그 맛을 놓칠까 최대한 집중하여 천천히 내뱉는다. 회색 아지랑이가 천장을 향해 하늘하늘 피어오르면서, 쉴 틈 없는 집안 청소로 마치 돌처럼 딱딱히 굳었던 몸과 마음이 일시에 확 풀린다. 흡연은 호흡의 날숨이 의도적으로 길어지면서, 그림 『주인 없는 세상』에서 보여주듯 심신의 긴장을 이완시키는 효과가 있다. 다만, 아쉽게도 잠깐 동안!!!

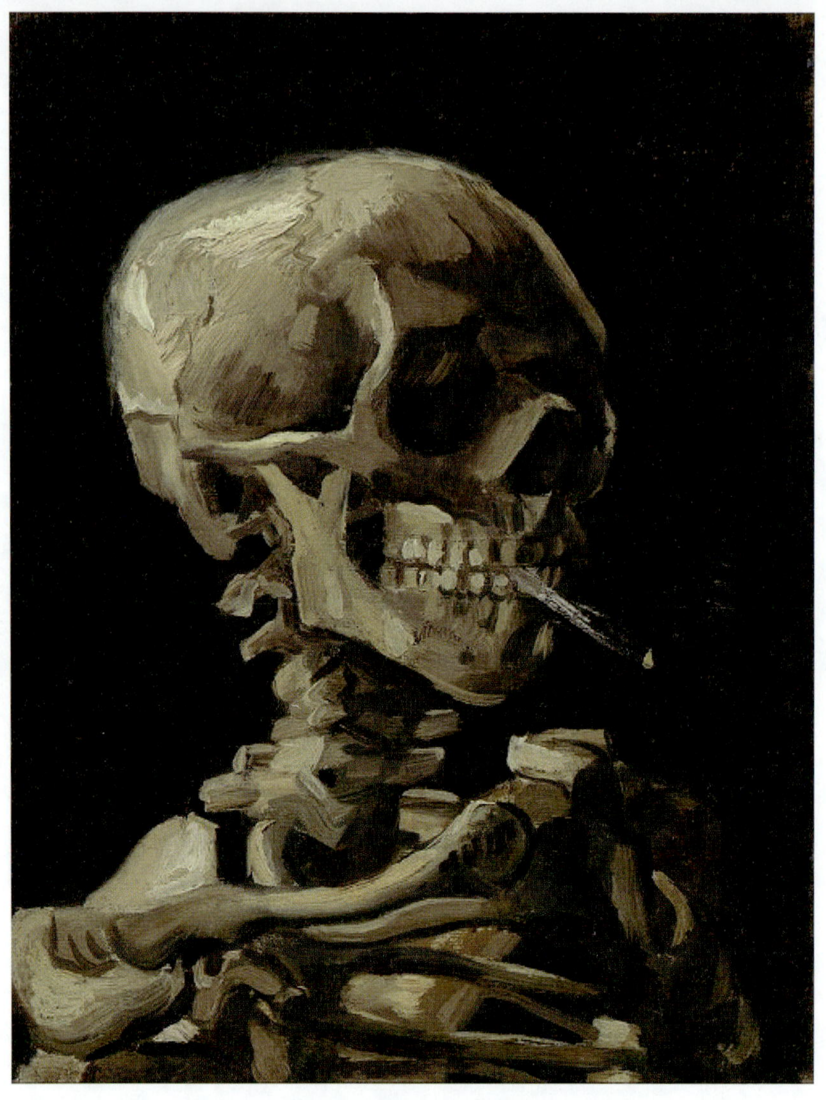

『담배 피는 해골』 고흐 (1885년)

하지만 안타깝게도 흡연이 제공하는 이완 효과는 잠시 동안이고, 이어지는 심각한 후유증은 평생 지속된다. 담배 연기에는 약 4,500종류의 미세물질이 내포되어 있는데, 그 중 상당수가 인체를 손상시키는 독성물질들이다. 이에 담배 연기를 직접 혹은 간접으로 흡입하면, 필연적으로 폐세포를 자극하여 주변 조직 및 혈액의 면역(염증)세포들을 폐로 모여들게 유도한다. 문제는 그 면역(염증)세포들 안에는 폐세포와 주변 조직을 마치 얼음 녹이듯이 흐물흐물 녹여 버리는 강력한 효소enzymes들이 한가득이다.

더욱 무서운 사실은 담배 연기 및 그 연기에 의하여 모여든 면역(염증)세포에는 정상세포를 암세포로 돌변시키는 활성산소reactive oxygen species도 가득하다. 담배 연기에는 마치 모든 상품을 두루 갖춘 온라인 쇼핑몰처럼, 인체를 자극하여 질병을 유발하는 독성물질이 차고 넘쳐난다.

● 짧은 이완, 기나긴 고통

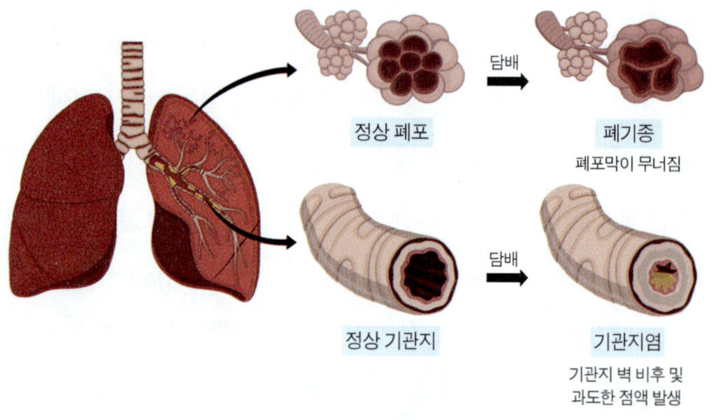

만성폐쇄성폐질환

담배 연기를 장기간 흡입하면 면역(염증)세포의 강력한 효소들에 의하여 폐세포 및 주변 조직이 녹아내리고 손상된다. 종국에는 만성 기관지염, 폐기종으로 인한 만성폐쇄성폐질환을 피할 수 없다. 더 나아가 담배 연기 및 면역(염증)세포에 포함된 활성산소는 연기에 직접 노출된 부위를 암(후두암, 폐암, 기관지암, 식도암)으로 돌연변이 시킨다.

담배 연기의 폐해는 담배 연기를 직접 접촉한 부위(호흡기)에만 국한되는 것이 아니라, 온몸에까지 악영향을 미친다. 담배 연기는 폐세포를 감싸는 혈관을 손상시켜, 폐세포와 전신 혈관을 격리하는 일종의 방어벽을 파괴한다. 결국 담배 연기의 독성물질이 곧바로 전신 혈관으로 유입되어 온몸으로 퍼진다. 종국에는 전신의 모든 장기를 지속적으로 반복자극하여 질병의 구렁텅이에 빠트린다. 그 결과 전신의 혈관벽을 손상시켜 동맥경화증, 심장질환 및 뇌졸중을 유발한다. 심지어는 침묵의 장기인 간과 복부 깊은 곳에 숨은 장기인 췌장은 물론이고, 독성물질이 소변으로도 스며 나와 방광에도 암(간암, 췌장암, 방광암)을 일으킨다. 담배는 짧은 이완 후 기나긴 고통을 보장한다.

여기에서 기억해야 할 점은 '외부화학물질(담배 연기)이 인체를 장기간 반복자극하여 각종 질병(만성기관지염, 폐기종, 폐암, 기관지암, 후두암, 식도암, 동맥경화증, 심장질환, 뇌졸중, 간암, 췌장암, 방광암 등)을 유발한다'는 사실이다.

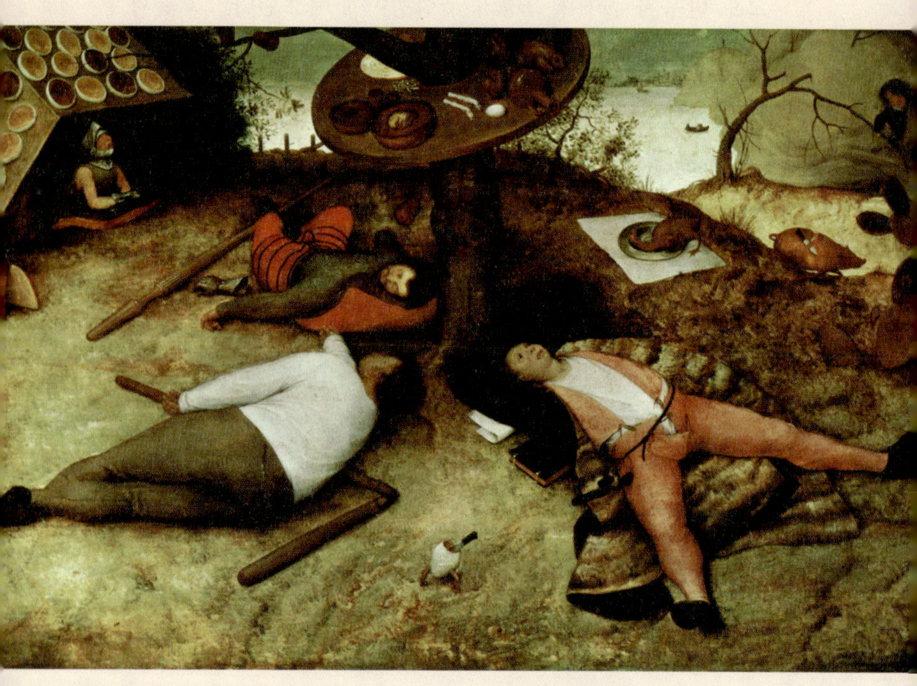

『게으름뱅이의 천국』 피테르 브뢰헬 (1567년)

인간이해력 5

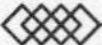

외부화학물질③(과잉 음식)의 반복자극에 의한 인체 손상

그림 『게으름뱅이의 천국』에서 중앙의 나무를 중심으로 세 남자가 누워 있다. 복장을 보았을 때 각각 다른 신분(농부, 군인, 귀족)의 사람들로 평상시에는 상하 관계로 한데 어울리기 힘든 관계이다. 하지만 주린 배를 음식으로 양껏 채운 후 나무 그늘 아래 옹기종기 마치 한 가족인 듯 평온히 누워 있다.

세 사람 주위에는 다양한 종류의 음식이 지천으로 널려 있다. 그림 중앙의 나무에 반지처럼 끼워진 둥그런 선반에는 여러 음식과 술병이 널려 있고, 그림 왼편의 오두막에도 잘 구워진 빵들이 온 지붕을 뒤덮었다. 저수지와 접해 있는 울타리는 소시지를 겹겹이 쌓아 만들었고, 울타리 너머 저수지에는 새하얀 우유가 한가득이다. 팔을 약간만 뻗으면 닿을 거리에는 먹음직스럽게 구운 거위가 접시에 담겨 깨끗한 식탁보 위에 가지런히 놓여 있다. 그림의 오른쪽 끝에는 팬케이크가 어떠한 상황에서든 무한 제공됨을 암시하는 듯, 척박한 환경에서도 꿋꿋이 생존하는 선인장 모양새이다.

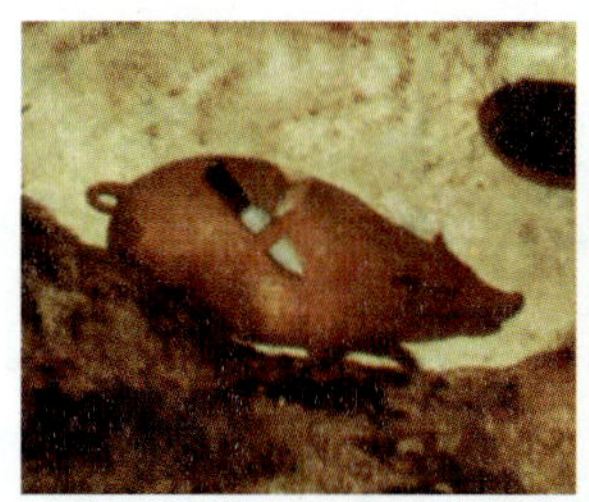
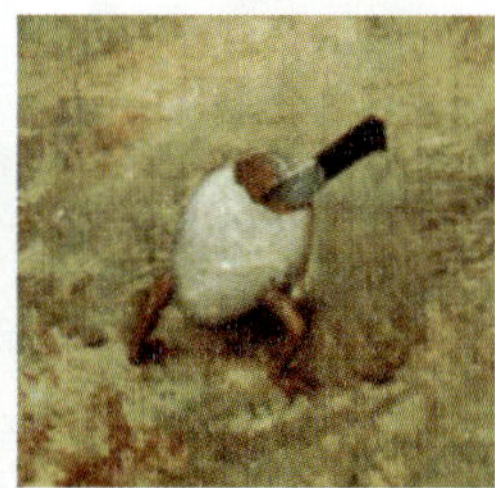

『게으름뱅이의 천국』 부분

그림에서 가장 해학적인 장면은 돼지와 의인화된 계란이다. 맛보기로 얼마간의 등살을 이미 내어준 돼지는 허리춤에 칼을 차고는, 언제든지 세 사람의 식욕충족을 위해 살점을 더 내어줄 의지를 드러내며 주위를 어슬렁거린다. 자신의 속살을 상당 부분 벌써 퍼준 달걀도 떠먹는 숟가락을 품고 한쪽 무릎을 약간 구부려, 언제든 냉큼 달려가 자신의 몸을 추가로 제공할 의향을 강하게 내비치며 근처에 대기 중이다. 그림 『게으름뱅이의 천국』에는 풍성한 먹거리가 제공하는 풍족, 안락, 평온 그리고 해학이 그득하다.

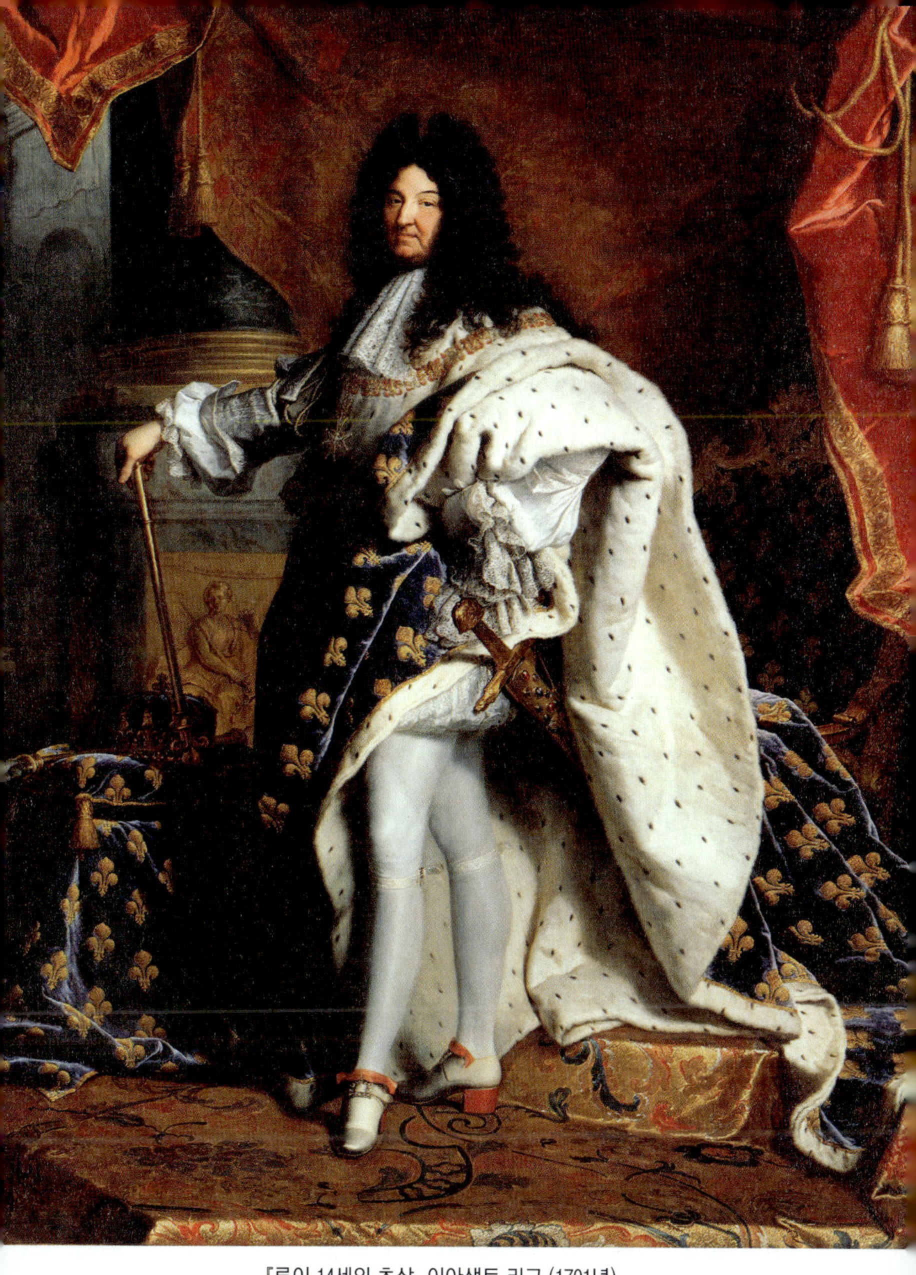

『루이 14세의 초상』 이아생트 리고 (1701년)

● 왕의 병 la maladie des rois

그렇다면 과연 풍성한 먹거리가 언제까지나 풍족, 안락, 평온, 해학을 제공할까? 그림 『루이 14세의 초상』은 '짐이 곧 국가다'라고 말한 태양의 왕을 화폭 가득히 담았다. 그림은 왕의 나이 63세에 그려졌는데, 프랑스를 공포 정치로 통치하였던 제왕으로서 권세와 위엄이 하늘을 찌를 정도였다. 그림 속 의상과 도구들은 루이 14세의 즉위식에 사용되었던 것으로 화려한 문양으로 고급스럽게 장식되어 있다. 초상화는 바로코식 전통에 충실하면서 왕을 신격화하여 그렸다.

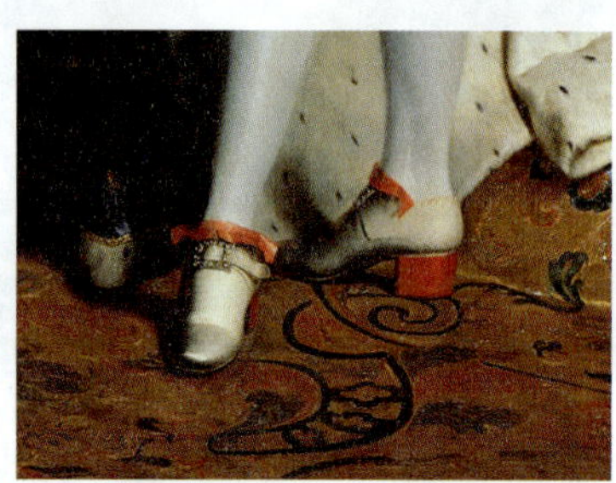

『루이 14세의 초상』 부분

그런데 전체 그림의 구도에서 다소 특이한 부분은 양발의 위치와 모양이다. 얼굴과 왼쪽 발은 정면을 향하는데, 오른쪽 발은 왼발과의 각도가 90도 이상 옆으로 틀어져 있어 결과적으로 몸 전체가 뒤틀렸다. 또한 오른발은 체중 전체를 실어 지면을 단단히 누르고 있는데, 왼발에는 힘을 얹지 못하고 발끝만 살포시 지면에 걸쳐 놓아 얼핏 보면 까치발 자세이다. 이러한 자세는 잠깐 동안은 항문(?)의 힘力을 기르는 데 효과적이지만, 오랜 시간 서 있기에는 불편한 자세이다. 그렇다면 그림 속 루이 14세는 왜 이렇게 부자연스러운 자세를 취하였을까?

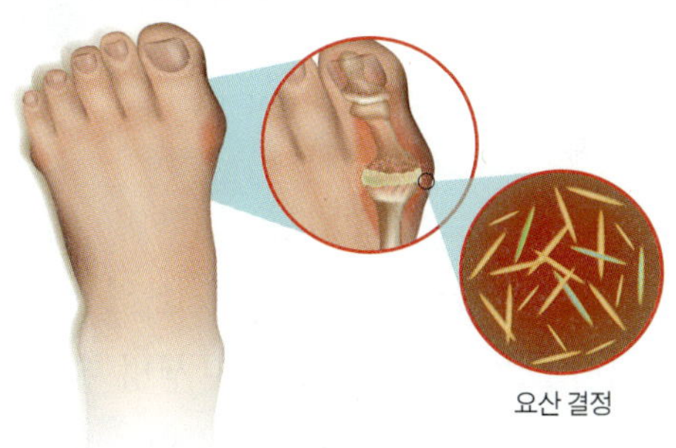

발 관절의 요산 침착

루이 14세 왕은 통풍 환자였다. 통풍痛風은 한문 표현처럼 '바람만 스쳐도 아프다'는 뜻 그대로, 옷깃만 스쳐도 심한 통증이 돌발하는 참기 힘든 질병이다. 질병의 원인은 인체를 반복자극하는 물리적 혹은 화학적 자극인데, 통풍의 원인은 요산uric acid이라는 화학물질이다. 그 물질이 관절에 침착 후 반복자극하고, 종국에는 정신이 혼미할 정도로 무지막지한 통증의 질병을 유발한다.

● 음식은 양날의 검

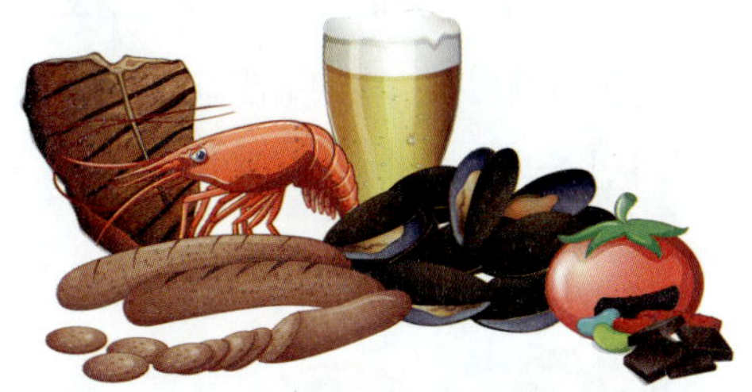

통풍 유발 음식

그렇다면 통풍이라는 끔찍한 통증을 일으키는 요산은 과연 어디에서 오는 것일까? 요산은 생명 유지에 중요한 세포 핵산(DNA, RNA)의 폐기물에서 비롯되지만, 대부분은 인체 밖에서 안으로 유입되는 화학물질에서 생성된다. 즉, 우리가 매일 생존을 위하여 혹은 기호식으로 먹는 음식에 포함되어 있다.

요산이 많은 음식은 주로 고기(간, 내장, 붉은 고기, 베이컨, 고등어, 청어, 홍합, 대구, 송어, 새우, 가리비 등)와 술(특히 맥주)이다. 다만 그와 같은 고기와 술이더라도 적정량을 섭취하면 통풍은 절대 발생하지 않는다. 하지만 섭취된 음식이 인체가 처리할 수 있는 양보다 더 많이 유입될 경우에는 통풍이 발병된다. 인체 밖으로 내보내지 못한 요

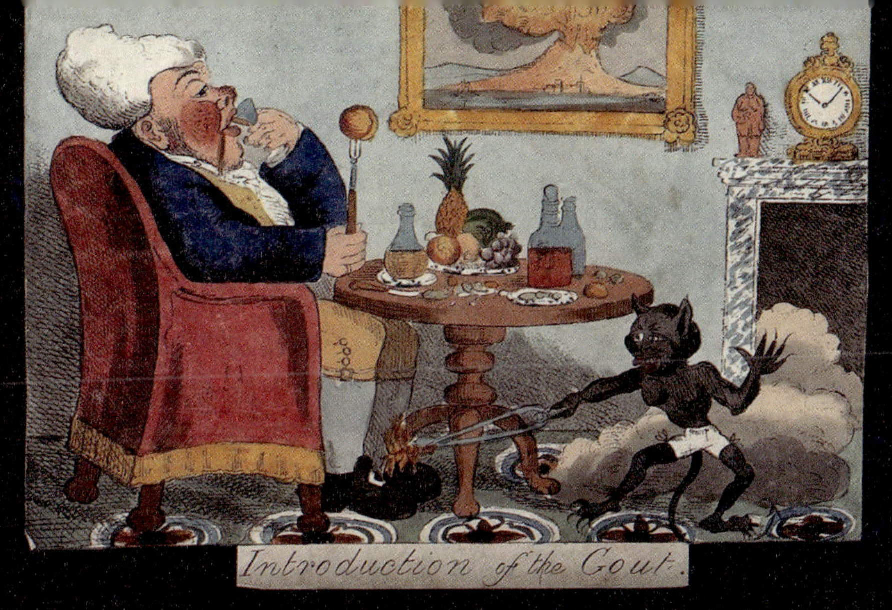

『통풍의 도입』 조지 크룩생크 (19세기)

산이 인체의 여러 부위 특히, 관절에 쌓여 자극하고, 그러한 상황이 오랫동안 지속되면 종국에는 끔찍한 통증의 통풍이라는 질병이 찾아온다. 마치 빚쟁이가 오랫동안 쌓인 빚을 받으러 오듯이!

예로부터 통풍은 주로 왕족이나 귀족들이 앓아 일명 황제병 혹은 귀족병으로 알려졌다. 알렉산더 대왕, 신성로마제국의 황제 카를 5세, 프랑스의 국왕 루이 14세, 영국의 헨리 7세와 8세, 종교 개혁자 루터, 물리학자 뉴턴, 진화론

학자 다윈, 철학자 칸트, 독일의 문호 괴테, 프랑스의 소설가 스탕달 등 수없이 많은 유명 인사들이 통풍 환자였다. 먹거리 문제에 대해서는 전혀 쪼들림 없이 여유롭게 살았던 사람들이 대부분이다.

과거와 다르게 먹거리가 풍요로운 현대에는 통풍은 황제병 혹은 귀족병이라기보다는, 그림 『통풍의 도입』에서 보여주듯 음식이 입 밖으로 밀려 나올 정도로 넘치게 먹는 과식(혹은 탐식)병이다. 결국 풍족, 안락, 평온 그리고 해학을 주는 먹거리이지만, 적정량 이상 지나치게 섭취한 경우에는 상상하기 힘든 통증을 일으키는 유해물질로 돌변한다.

정리하면 인체에 무해한 먹거리 일지라도 과식(혹은 탐식)하면, 유해화학물질(요산)로 돌변하여 인체를 반복자극하고 종국에는 질병(통풍)을 유발한다.

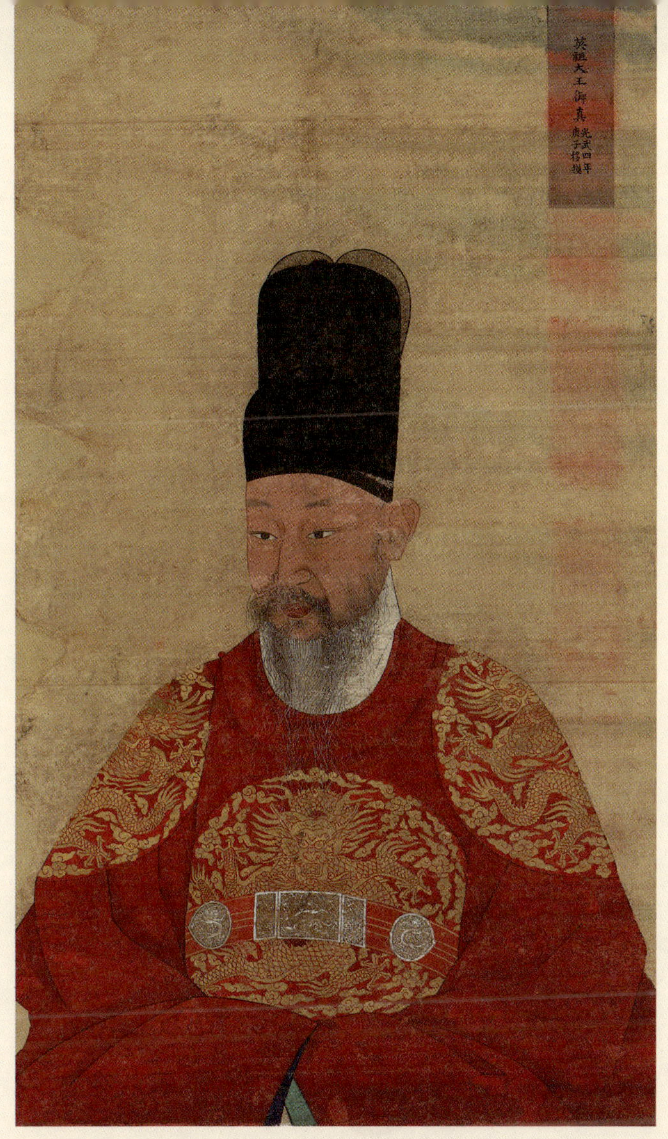

『영조 어진』 채용신, 조석진 (제작년도 미상)[1]

---

1 조선시대 역대 임금(평균수명 46–47세) 중 가장 장수(83세)하였으며, 소식, 규칙적 식사, 금주하였다고 전해진다.

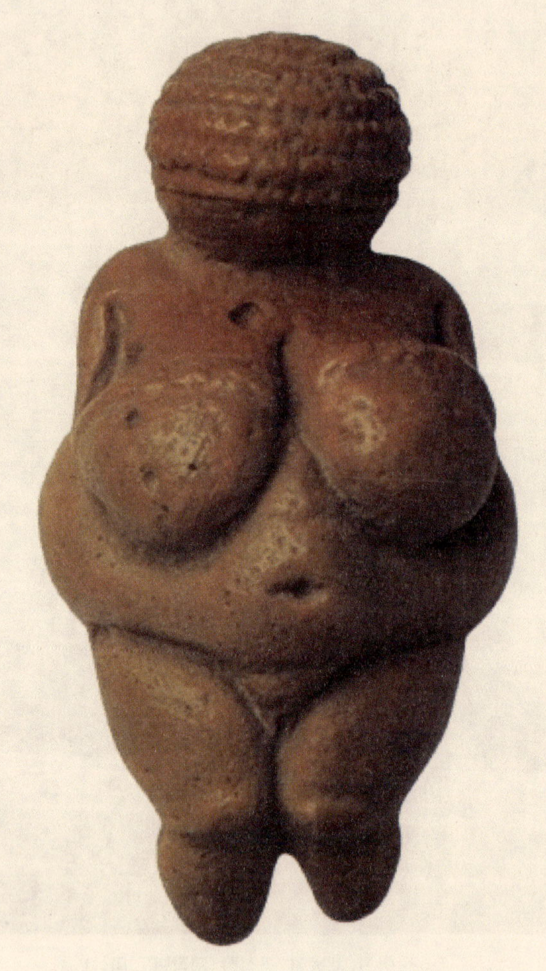

『빌렌드로프의 비너스』 작자 미상 (기원전 22,000-24,000년)

인간이해력 6

풍만함(비만)은 넉넉함의 상징인가? 질병의 온상인가?

『빌렌드로프의 비너스』는 1908년 오스트리아 한 지역의 구석기시대 지층에서 발견된 여자 조각상이다. 커다란 유방, 굵은 허리, 불룩한 배, 두툼한 엉덩이 등 모양새가 전체적으로 매우 풍만하다. 제작된 시기가 기원전으로 척박한 자연환경 때문에 먹거리가 여유롭지 못하고 생존이 불안하던 시절이다. 그와 같은 시기적 상황에 풍만함은 수렵 생활의 사회에서 먹거리가 충분한 고위 신분계층의 사람을 나타낸다. 또한 자손을 보존하고 다산에 유리하다고 여겨졌던 신체 체형은 생존이 불확실하던 시기에 아주 각광받던 체형일 것으로 추정된다.

그와 같은 체형을 염원하고 추앙하기 위하여 『빌렌드로프의 비너스』의 조각으로 남긴 것은 풍만함, 즉 비만을 척박한 환경에서 살아남는데 긴요한 넉넉함의 상징으로 여긴 것으로 해석된다. 하지만 안타깝게도 현대 의학의 연구결과와 사례가 쌓이면서, 비만은 수많은 질병을 유발하는 결정적 원인으로 밝혀졌다.

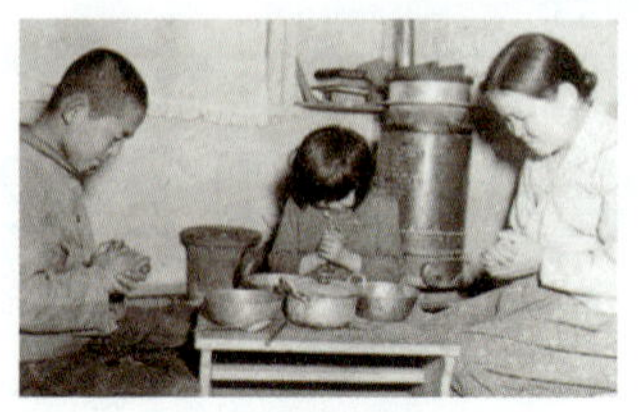

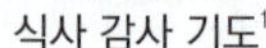

식사 감사 기도[1]

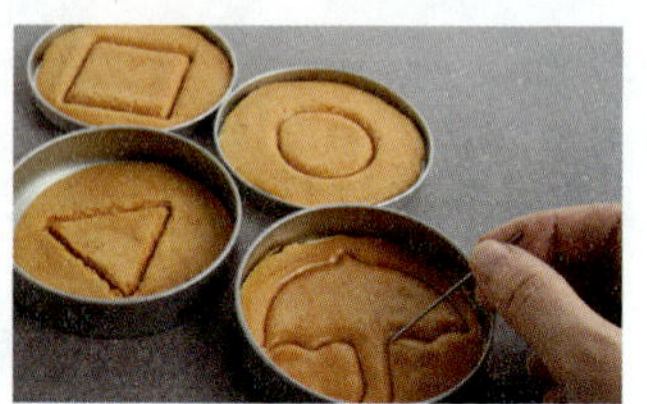

달고나 뽑기

과거 대한민국은 상기 사진처럼 먹고 살기 힘든 시절이 있었다. 쌀의 절대량이 부족하여 일주일에 한 번 분식 먹는 날, 쌀막걸리 제조 금지 등을 정하여 쌀을 절약하였다. 또한 간식거리 제조용 밀가루, 설탕 등이 기본적으로 부족한 데다 대부분 가정의 지갑 사정도 팍팍하여, 그저 설탕과 베이킹소다만으로 제조한 달고나조차도 자식들에게 먹이기가 여의치 않았다.

천만다행으로 현재 대한민국은 경제적으로 건국 이래 가장 풍요롭게 되었고, 기본 주식인 쌀을 포함한 음식생산 관련업종의 과학기술도 비약적으로 발전하였다. 덕분에 쌀은 물론 다른 음식 재료도 과거에 비하여 풍부해지면서 먹거리가 지천으로 널려 있어 어디서든 쉽게 구할 수 있다. 더군다나 최근에는 입맛을 유혹하는 언론 방송 및 광고가 늘어나고 인기도 높아지면서, 무의식적으로 섭취하는 음식의 양이 인체가 필요한 양보다 과하게 되었다.

---

1 WorldVision.

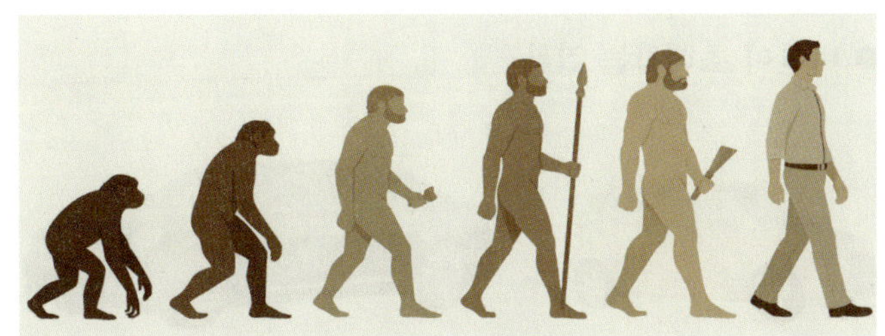

인간의 진화

섭취하는 음식 양은 점증하는데 주거 환경은 육체의 움직임과 노동력을 대신해주는 기계(자동차, 엘리베이터, 에스컬레이터, 농작기계 등)가 상용화되면서, 음식을 소비하는 육체 활동량은 비약적으로 감소하였다. 또한 인간의 내부에는 생존을 위한 진화 과정 중 개발된 일종의 아사방지 시스템이 태어날 때부터 이미 장착되어, 본인도 모르게 음식을 필요 이상 넘치게 섭취한다.

그와 같은 인간의 외부 및 내부 환경으로 음식이 (본인이 자신의 상황을 객관적으로 냉정하게 인식하지 않는 경우에는) 과잉 섭취되고 운동량은 상대적으로 감소하면서, 소화하고, 이용하고, 저장하고, 배설하고, 소모할 수 있는 즉, 인체가 감당할 수 있는 적정용량을 초과한다. 이와 같은 환경에서는 체형이 조각 『빌렌드로프의 비너스』처럼 바뀌는 비만으로 진행할 수밖에 없다.

● 비만이 초래하는 질환

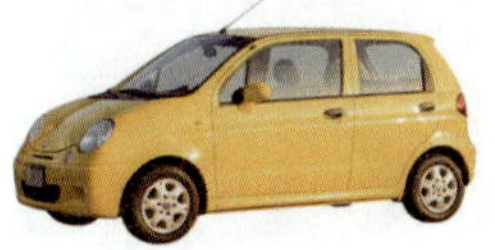

자동차 마티즈

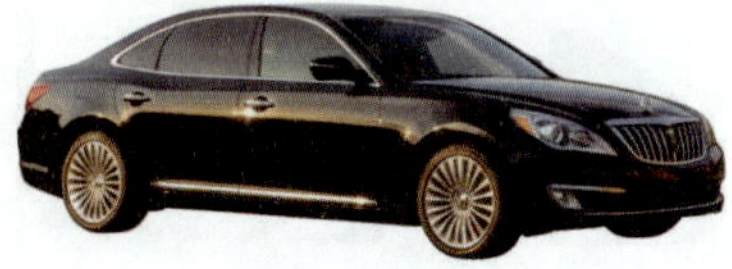

자동차 에쿠스

비만과 연관되어 다양한 질병이 유발되는데, 그 원인은 크게 세 가지로 나뉜다. 하나는 비만으로 인한 과체중으로 야기되는 물리적 자극이다. 비만은 승용차로 비유하면 마치 마티즈급으로 태어난 몸이 에쿠스급으로 변한 상황이다. 문제는 태어날 때의 골격과 내장은 마티즈급에 맞춰져 있는데, 에쿠스급의 비만 인체를 감당하려니 부담될 수밖에 없다.

마티즈급 인체를 지탱하는 척추, 관절에 에쿠스급의 물리적 자극이 지속적으로 가해져, 허리통증, 척추디스크탈출, 고관절-무릎-발목 등 골격계 질환이 발생한다. 또한 마티즈급 심장으로 펌프질하여 에쿠스급 인체에 혈액을 보내야 되고, 마티즈급 폐와 콩팥으로 에쿠스급 인체에서 발생한 노폐물을 제거해야 된다. 결국 심장, 폐, 콩팥 등은 과중 부하에서 벗어날 수 없다. 비만은 척추, 관절, 심장, 폐, 콩팥 등의 질환을 피하기 어렵다.

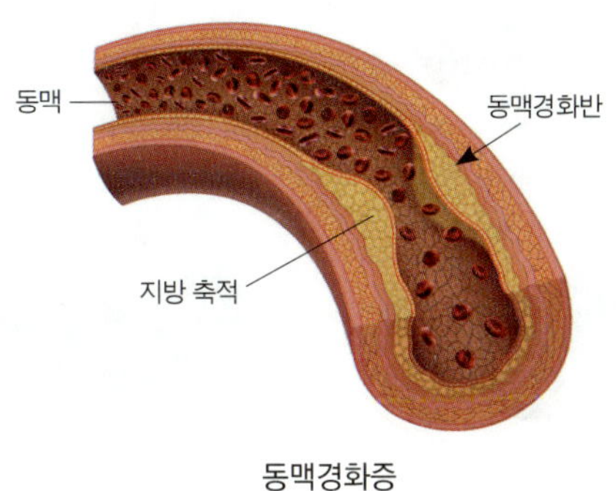

동맥경화증

비만의 또 다른 문제는 비만에 동반되는 고지혈증hyperlipidemia에 따른 질병이다. 고지혈증은 과도한 지방으로 혈액이 끈적끈적한 상황인데, 그 지방이 혈관 및 장기에 축적되면서 여러 질병을 유발한다. 전신 혈관을 돌아다니던 지방은 혈관벽에 쌓여, 마치 오래된 수도관이 찌꺼기로 인해 좁아지듯 혈관에 두터운 벽(동맥경화)을 형성하여 혈관이 좁아진다.

또한 낭창낭창 부드러웠던 혈관의 탄력성이 급격히 저하되면서, 정상보다 약간 높아진 압력에도 혈관벽이 쉽게 파열된다. 결국에는 해당 혈관이 공급하던 내장에 산소 및 영양소가 갑자기 중단되어, 협심증, 심근경색, 뇌졸중, 뇌출혈, 신부전, 망막출혈 등의 질병을 유발한다.

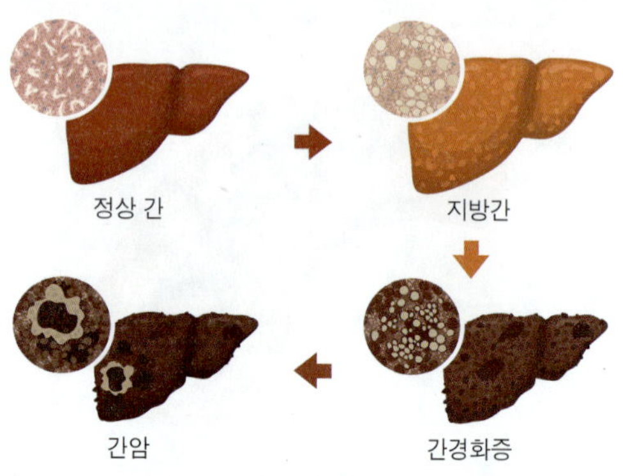

정상 간 및 다양한 지방성 간질환

비만과 관련하여 최근 부쩍 늘어나는 환자가 지방성 간질환이다. 과거 간질환의 상당수는 간염 바이러스(B형, C형) 혹은 알코올에 의한 간손상이었다. 요사이 간염 백신과 바이러스 치료제가 상용화되고 음주문화가 건전해지면서, 바이러스 간염과 알코올성 간염의 발생이 점점 줄어든다.

문제는 요즘 눈에 띄게 비만에 의한 고지혈증과 관련된 간질환이 증가한다. 정상적으로는 과량의 지방은 응급 상황을 대비하여 중성지방의 형태로 간세포에 비축하였다가 음식이 부족할 때 재이용된다. 하지만 비만에서는 음식의 과잉 상황이 지속되면서, 간세포에 저장되었던 지방이 원래의 목적대로 이용되지 못하고 간세포를 파괴하는 유해 물질로 돌변한다. 결국에는 지방간, 간염, 간경화로 진행되고 최악의 상황에서는 간암까지도 유발한다.

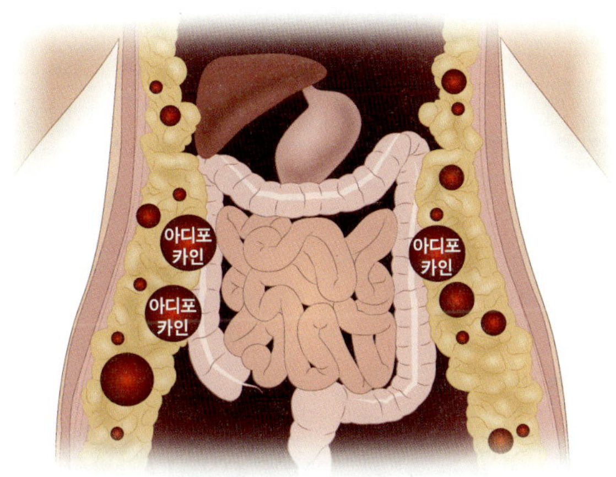

과잉 지방에서 분비되는 염증유발 화학물질

비만에 따른 가장 심각한 문제는 인체를 손상시키는 염증유발 화학물질의 끊임없는 생성이다. 비만으로 지방이 과도하게 축적되면, 그곳에서 염증을 일으키는 화학물질(아디포카인adipokines, 사이토카인cytokines 등)이 과도하게 그리고 지속적으로 만들어진다. 그 염증유발 화학물질들은 혈관을 타고 인체의 모든 장기와 조직에 침투한다.

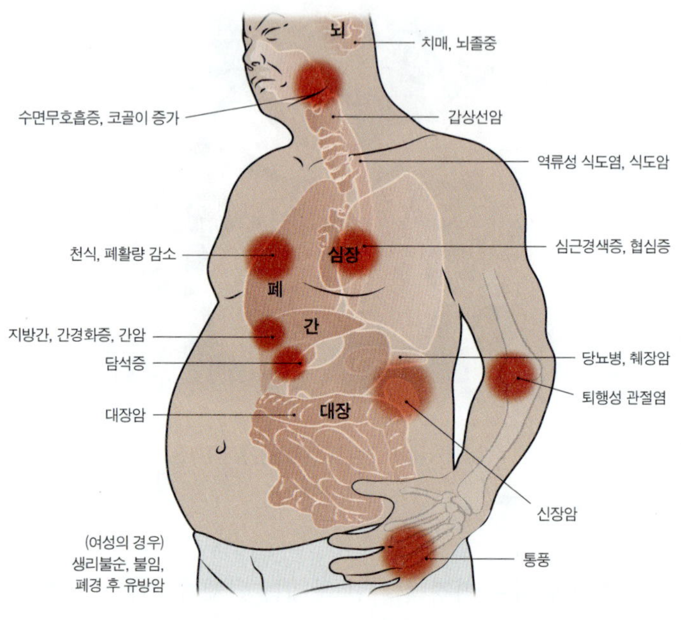

비만으로 유발될 수 있는 질병

종국에는 전신에 만성적으로 염증을 일으키고 결국에는 손상시켜, 다음과 같은 여러 질병을 유발한다: 당뇨, 고혈압, 통풍, 치매, 자가면역성질환(궤양성장염, 크론병, 류마티스관절염, 루푸스병, 하시모토 갑상선염 등), 악성종양(갑상선암, 신장암, 난소암, 자궁암, 유방암, 간암, 췌장암, 식도암, 대장암, 전립선암 등) 등등.

● 비만은 암의 원인

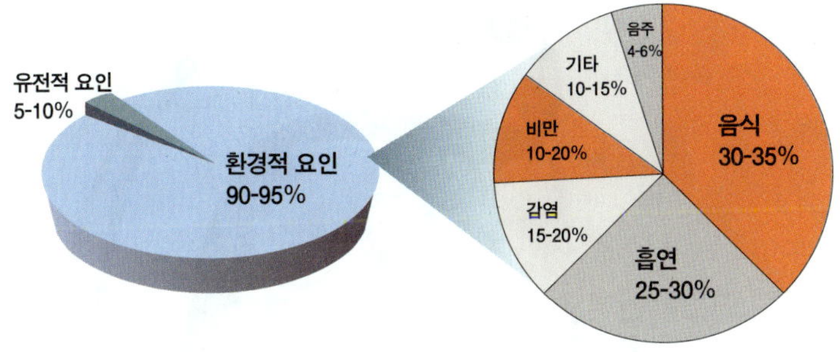

암 원인, 세계보건기구(WHO)

특별히 주목할 사실은 과잉 음식과 비만은 암의 주요 원인이다. 암 원인의 30~35%가 우리가 매일 먹는 음식이며, 10~20%는 비만이다. 음식은 건강과 질병의 측면에서 양날을 지닌 칼이다. 매끼 식사 때마다 집중력을 잃지 않고 과식을 경계해야 하는 이유이다. 음식물의 과다 섭취는 비만을 유발하며, 비만은 과거에는 고위급 신분, 다산, 생존의 상징이었지만 현대에는 질병 온상의 상징이다.

인체의 생존을 도와주는 음식물도 지나치게 섭취하면, 인체를 손상시키는 물리적 및 화학적 물질로 돌변하고 반복자극하여 수많은 질병을 일으킨다.

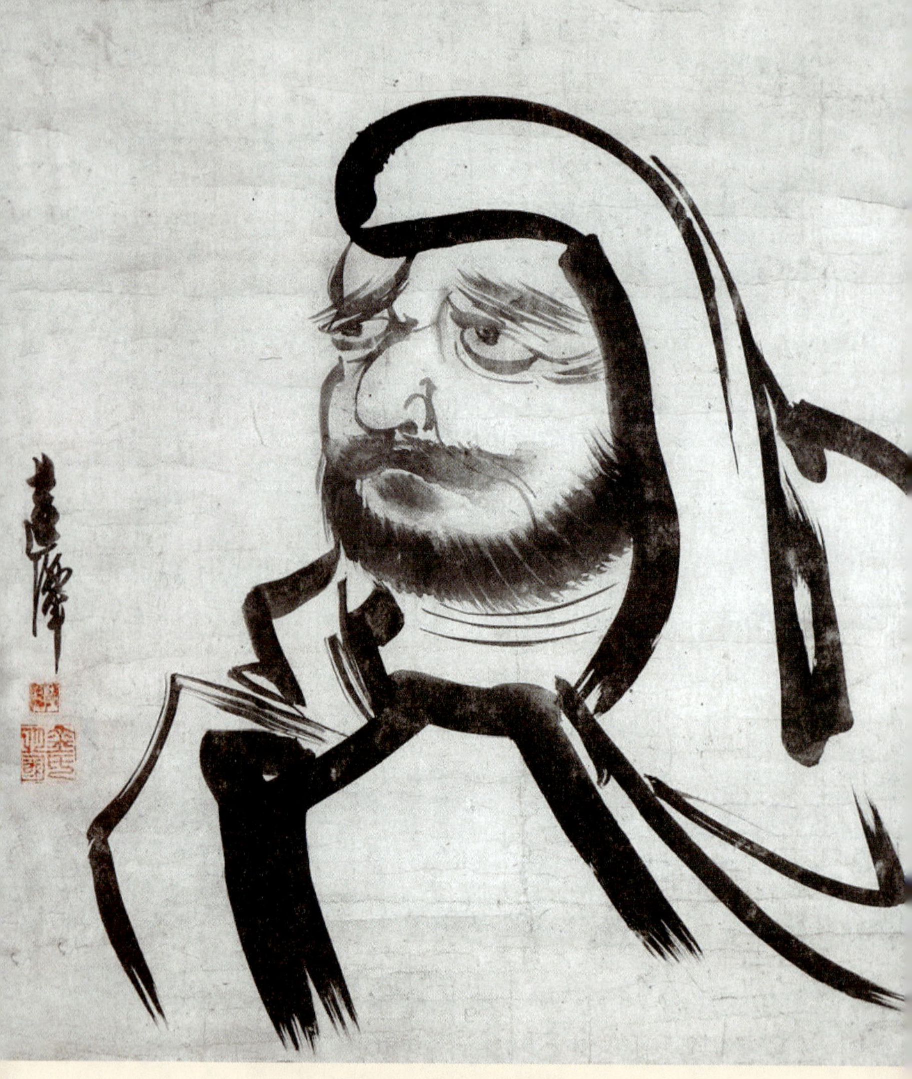

『달마도』 김명국 (17세기경)

인간이해력 7

내부화학물질(위산)은 '양날의 칼'이다

중국 선종의 초대 조사인 달마대사가 말하였다:

觀心一法 관심일법

總攝諸行 총섭제행

풀어 쓰면 '자신의 마음을 바라보는 수행법이 다른 모든 수행법을 아우른다'이다. 불가에서 깨달음을 얻는 수행 방법에는 경經, 염불念佛, 송주誦呪 등 여러 방법이 있다. 내관內觀은 마치 롤러코스터처럼 출렁대는 자신의 마음을 제삼자의 입장에서 묵묵히 바라보는 수행법인데, 모든 수행방법 중 가장 으뜸이라 하였다. 외부 상황이나 타인이 아니라 자신의 내면을 늘 알아차리리라는 것awareness이다.

달마대사가 관찰하라고 강조한 마음心은 비가시적이고 비물질적이지만, 자신의 가시적이고 물질적인 인체의 상황을 찬찬히 들여다봄觀은 건강력力을 위한 천금같이 귀한 방편이다.

● (인체) 내부화학물질

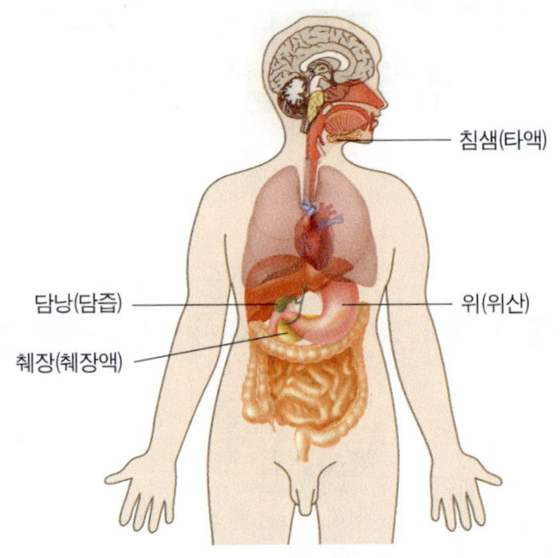

소화기관 및 각종 소화 도움물질

지난 장에서 인체를 손상시키는 물질로 콜타르, 술, 담배, 과량 음식 등을 소개하였다. 이러한 물질들의 공통점은 인체 밖에서 안으로 유입되는 외부물질이다. 이번에 소개하는 물질은 인체 내부에서 만들어져 인체를 손상시키는 물질이다.

인간의 내부 장기에는 정상 생리 및 대사작용을 도와주는 수많은 물질들이 분비된다. 그것들은 세포가 생명을 보존하고 인체가 항상성homeostasis을 유지하는 데 없어서는 안되는 필수 물질들이다. 비록 그와 같이 귀한 물질이더라도 만약 (1) 지나치게 과량으로 만들어지거나, (2) 배출되지 못하고 정체되거나, (3) 고유의 작용 장소가 아닌 다른 장소로 유입되는 경우에는 아이러니하게도 인체를 손상시키는 물질로 돌변한다.

침샘에서는 침(타액), 위에서는 위산, 간에서는 담즙, 췌장에서는 췌장액(아밀라제, 리파제 등)이 만들어지는데, 그 물질들은 매일 먹는 음식물에 포함된 탄수화물덩어리, 고깃덩어리, 지방덩어리를 잘게 부수고 흐물흐물 녹여버리는 강력한 화학물질이다. 그러한 과정 후 음식물은 흡수하기 용이한 형태로 탈바꿈되고, 인체의 에너지원과 구성 성분으로 이용된다. 문제는 그러한 화학물질이 혹시라도 과량으로 만들어지거나 정체되거나 혹은 본래의 작용 장소가 아닌 다른 장소로 이동하면, 일종의 화학적 화상burn을 유발하여 해당 조직이 손상되고 질병으로 진행된다.

● 위산 역류에 의한 식도질환

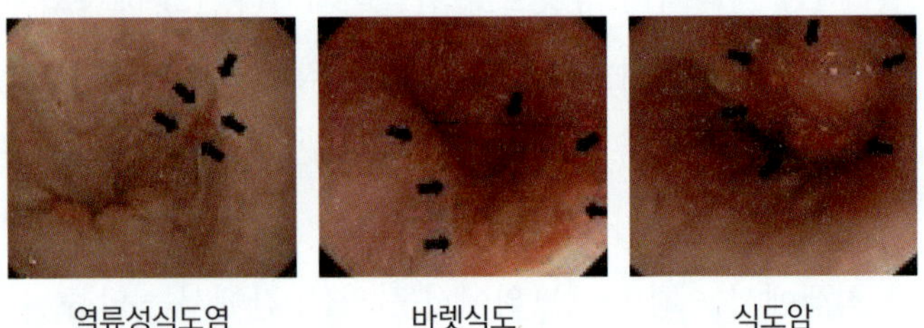

역류성식도염　　　바렛식도　　　식도암

위에서 만들어지는 위산은 음식물 중 고기 등에 포함된 단백질의 소화에 관여하고, 특히 부지불식중 입을 통해 들어오는 병균에 대한 살균작용을 담당한다. 위산은 인체 보존 및 병균 방어에 절대 필요한 물질이다. 그런데 위산이 지나치게 과량으로 분비되면 단백질로 이루어진 위벽 혹은 십이지장벽을 녹여 궤양을 일으킨다.

또한 위산이 본래의 작용장소인 위가 아닌 다른 장소, 즉 식도로 유입되는 역류의 상황에서는 식도 점막에 화학적 화상을 일으켜 질병(역류성식도염)을 일으킨다. 그와 같은 상황이 장기간 반복되면 조직을 변성(바렛식도)시키고, 더욱 심각한 상황으로 진행되면 식도암으로 발전한다.

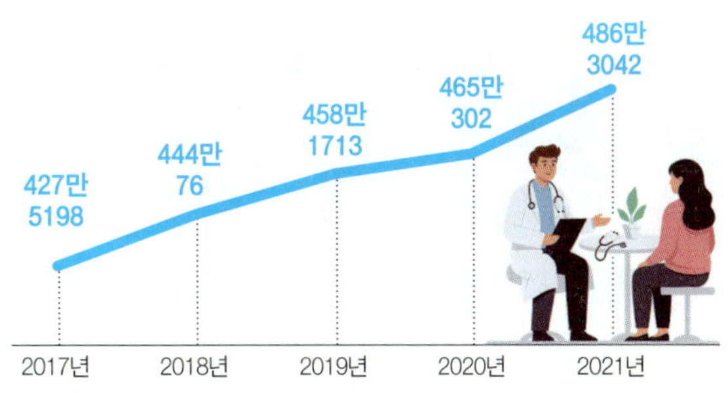

2017-2021년 위-식도 역류질환 환자 수 추이
(단위: 명) [출처: 경향신문]

최근 유난히 주목을 끄는 현상은 역류성식도질환 환자의 꾸준한 증가이다. 역류성식도질환은 위·식도 경계의 마치 댐문 같은 괄약근(조임근)이 제 기능을 못하여 발생한다. 이 괄약근이 정상적으로 작동하면 평소에는 굳게 닫혀 있다가 먹거리를 유입하거나 트림할 때만 열린다. 하지만 위의 내용물이 꽉 차고 넘치는 상황에서는 어쩔 수 없이 괄약근이 반강제적으로 열리면서, 위산과 위 내용물이 식도로 역류하게 된다.

앞에서 언급하였지만 위산은 단단한 고깃덩어리도 흐물흐물 녹여낼 정도의 강산이다. 그러한 위산이 장기간 반복하여 식도를 자극하면 식도의 손상에 따른 질병을 피하기 어렵다.

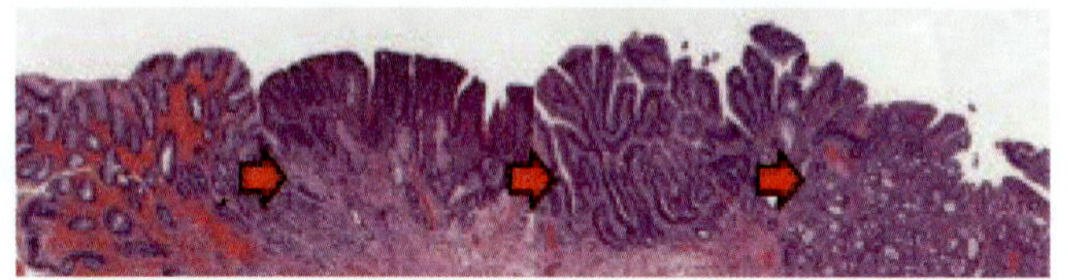

바렛식도가 식도암으로 진행되는 과정 [출처: 대한소화기학회]

역류성식도질환인 바렛식도는 식도의 점막 세포(편평세포)가 위산에 강한 위점막과 비슷한 세포(원주세포)로 변성된 것이다. 그와 같은 세포변성은 식도 점막이 위산이라는 강력한 화학물질에 버티어 내기 위한 고육지책의 결과이다. 문제는 그와 같은 변성을 초래한 원인이 근본적으로 해결되지 않고 장기간 반복되면, 안타깝게도 더 이상 버티어 내지 못하고 결국에는 암세포로 진행된다.

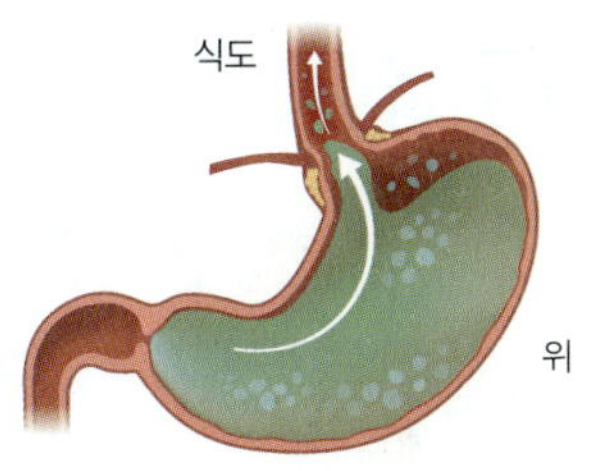

음식물 및 위산의 식도 역류

역류성식도질환의 가장 흔한 원인은 유입되는 음식의 절대량이 위 용량을 초과하는 경우이다. 위는 마치 음식을 담는 그릇인데, 그 용량은 각자의 인체 조건에 따라 다르다. 하지만 위 용량은 절대로 무한대가 아니다. 위 용량의 한계치를 넘어 밀려 들어오는 음식물은 결국에는 식도로 역류될 수밖에 없다. 그때 위산도 같이 식도로 역류된다.

지난 6장의 주제였던 비만은 역류성식도질환의 원인이기도 하다. 복강의 공간 면적도 위 용량처럼 개인에 따라 다르지만 역시 제한적이다. 그런데 비만에서는 복강의 상당 공간이 지방으로 채워지면서, 위의 가용 용량이 외부적 압박으로 줄어든다. 그러한 상황인데 비만을 유발하였던 식욕은 줄어들지 않으면, 결국에는 역류성식도질환이 발생할 수밖에 없다.

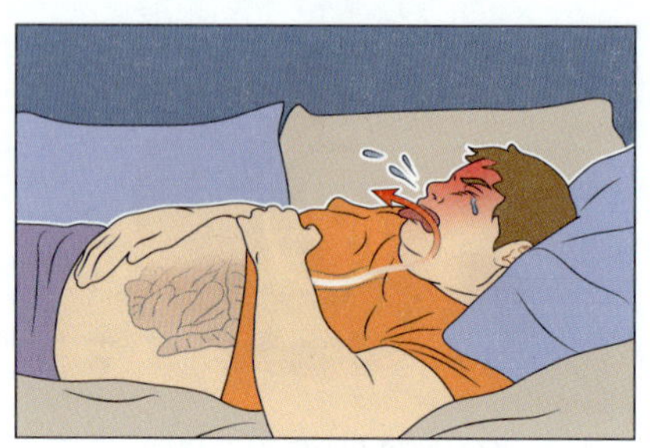

누운 자세에 의한 음식물 및 위산의 역류

역류성식도질환의 다른 원인은 음식물의 진행 방향이 변하는 상황이다. 음식물도 물질이므로 움직임의 방향이 중력의 영향을 받는다. 만약 음식물이 소화되어 작은 창자(십이지장)로 넘어가기 전 눕거나 혹은 비스듬히 뒤로 젖힌 상태가 되면, 음식물의 이동방향이 중력의 영향으로 바뀌면서 식도로 진입한다. 역류성식도질환의 또 다른 원인은 괄약근을 약화시키는 먹거리이다. 이에 해당하는 식품은 술, 커피, 탄산음료, 기름진 음식, 초콜릿, 케첩, 머스터드 등이다.

● 역류성식도질환의 예방

역류성식도질환을 예방하고 치료하기 위하여 가장 중요한 것은 식사습관이다. 첫째, 아무리 맛있는 음식이더라도 가능한 절제하여 유입되는 음식의 절대량이 위 용량을 넘치지 않게 유의한다. 최근 TV와 유튜브의 인기 먹방에서 맛난 음식과 인싸 식당이 소개되어 시청자들의 삶에 쏠쏠한 즐거움을 제공한다. 다만 지나치다 싶을 정도로 과량의 음식을 마치 진공청소기가 빨아대듯 먹는 장면이 유난히 클로즈업되는데, 진행자의 위 용량이 남다르게 대용량인 경우이니 행여나 따라 하지 않기를 권한다.

둘째, 정식이든 간식이든 야식이든 뭔가를 먹게 되면 눕거나 비스듬히 등을 기대는 자세는 음식물이 충분히 소화되는 최소 2~3시간 동안은 피하는 기다림이 필요하다. 또한 식사 후 얼마 동안은 복압을 증가시키는 행동(과격한 운동, 자동차 운전, 쪼그려 앉기 등)을 자제하는 의식적 노력이 요구된다.

셋째, 역류성식도질환의 유발 음식을 피하는 것인데, 세세한 종류를 기억하기 어려우니 가장 손쉬운 방법은 어떤 음식이든 적당히 혹은 부족한 듯 먹는다. 음식양을 줄이는 절식節食에 대하여서는 제2부 마음경영력力의 쉼력力(326페이지)에서 자세히 소개한다.

지난 장에서 건강과 질병의 측면에서 양날을 지닌 칼이라고 소개하였던 음식은 외부에서 유입되는 물질이다. 인체 내부에도 건강과 질병의 측면에서 양날을 지닌 칼 같은 물질이 의외로 많다. 질병예방과 건강을 위하여 자신의 내면을 세심하게 살펴봐야 하는 이유이다.

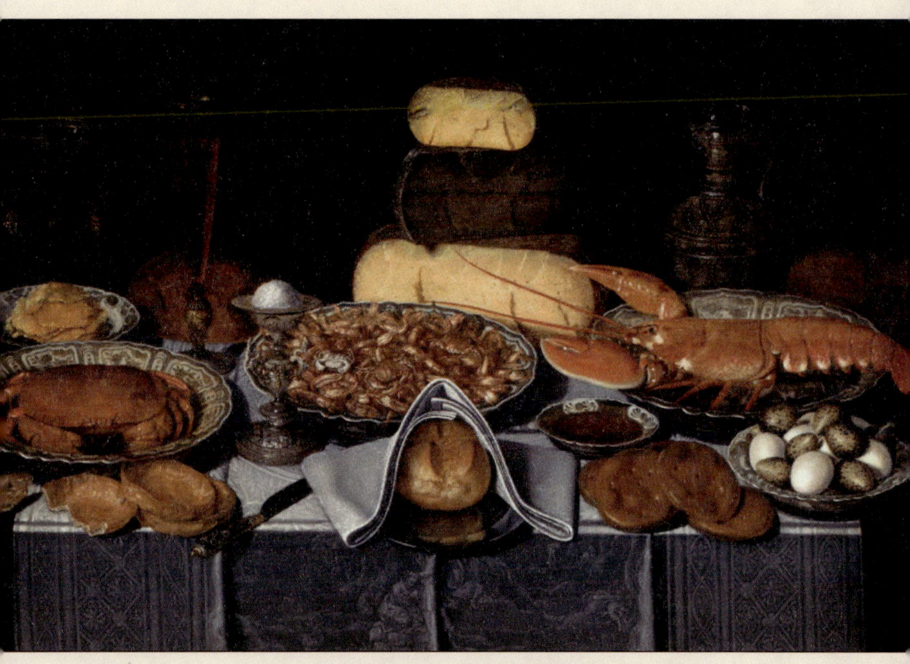

『게, 새우, 랍스터가 있는 정물』 클라라 피터스 (1640년경)

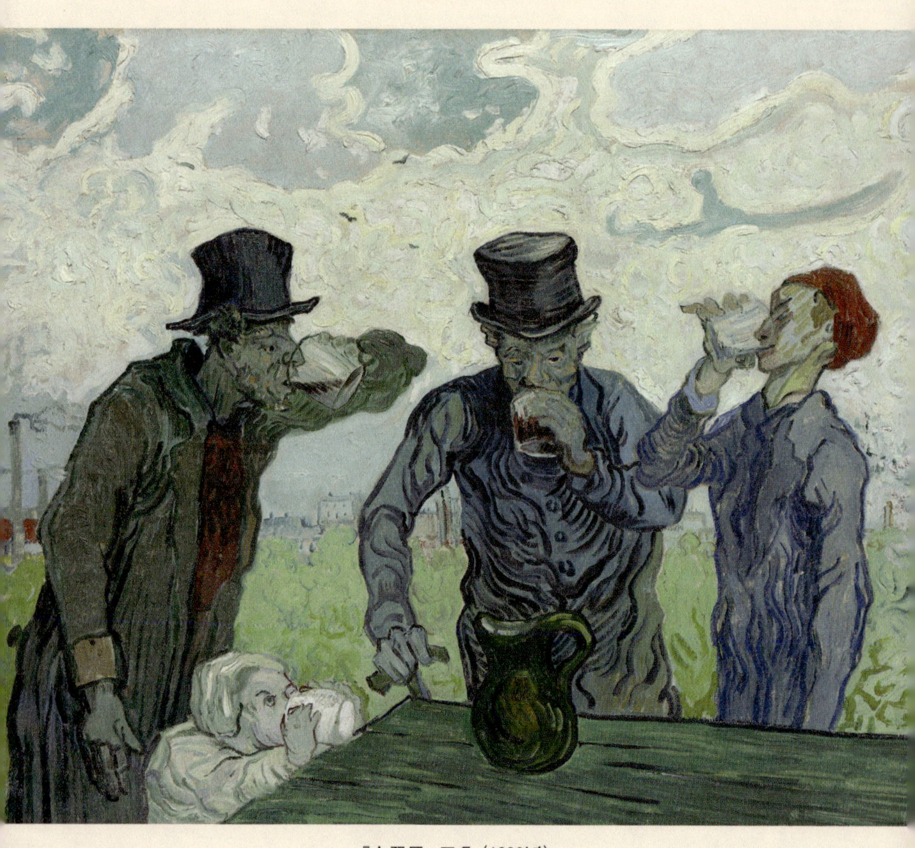

『술꾼들』 고흐 (1890년)

인간이해력 8

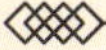

습관habit은 곧 질병이다

그림 『술꾼들』에서 탁자 위 술병을 중심으로 모인 네 사람이 함께 술을 마신다. 네 사람의 연령은 어린아이부터 노인까지 다양한데, 술을 입안으로 털어 넣는 자세는 마치 한 사람인 듯 똑같다. 책상 높이 정도 작은 키의 어린아이는 술잔을 한 손으로 들기가 버거운지 두 손으로 한껏 힘을 줘 집어 들었다. 그리고 행여 공인된 음주 방법(?)과 다를까 걱정되어, 주위 어른들을 세심히 관찰하면서 천천히 들이켠다.

전신을 젖색으로 표현하여 젖비린내가 채 가시지 않았음을 암시하는 어린아이에서부터, 후들거리는 다리를 지팡이로 겨우 의지한 노인까지 네 세대를 한 그림에 담았다. 그림 『술꾼들』은 속담 '세 살 버릇 여든까지 간다'에서 시사하는 습관의 중요성을 보여준다.

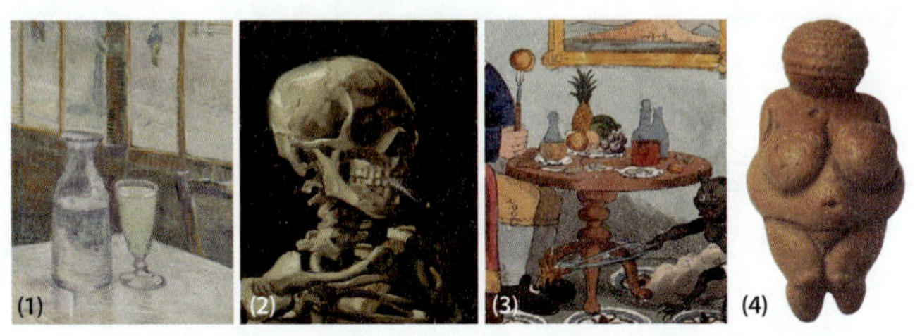

(1)『압생트, 유리병과 함께하는 고요한 삶』, (2)『담배 피는 해골』,
(3)『통풍의 도입』 부분, (4)『빌렌드로프의 비너스』

또다시 강조하면 인체는 반복자극에 반드시 손상되는 물질이며, 질병의 원인은 인체에 반복적으로 가해지는 물리적 혹은 화학적 자극이다. 지난 장에서 주머니 사정이 궁색하였던 고흐에게 황시증을 유발하였던 술(압생트), 약 4,500종류의 인체 유해물질을 포함한 담배, 통풍과 비만을 유발하는 음식은 모두 다 물질이다.

건강력力을 위하여 반드시 이해하여야 할 사실은 다양한 질병을 유발하는 술, 담배, (과량의) 음식은 '물질이기에 결코 스스로 움직일 수 없다'는 점이다. 그러한 물질들(술, 담배, 과량 음식)이 인체 외부에서 내부로 이동되기 위해서는 어떤 힘이 필요하다. 그렇다면 그 물질들이 어떻게 그리고 왜 인체로 유입되는 걸까?

● 급성 췌장염의 원인

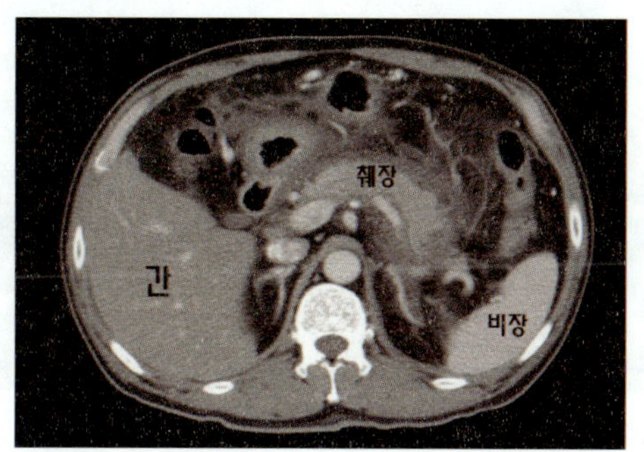

급성 췌장염 환자(45세, 남자)의 복부 CT

45세 남자 환자가 배를 움켜잡을 정도로 심한 상복부 통증으로 응급실에 내원하였다. 혈액검사에서 췌장 손상을 나타내는 아밀라제amylase, 리파제lipase가 정상치보다 높게 상승하였고, 복부 CT 검사에 췌장이 붓고 췌장 주변에 염증성 삼출액이 가득하였다. 상복부 통증과 혈액검사 및 복부 CT 검사의 소견을 종합하면 급성 췌장염이다.

급성 췌장염의 흔한 원인은 담석과 술(알코올)이다. 환자는 증상 발현 전까지 지난 1년간 소주를 거의 매일 2~3병 마셨고, 복부 CT 및 추가 검사에서 담석은 발견되지 않았다. 환자의 병력 청취 및 검사 소견을 감안하면, 급성 췌장염의 원인은 외부에서 유입된 화학물질인 소주였다. 하지만 여기에서 유의할 점은 소주는 가시적 원인일 뿐이라는 것이다.

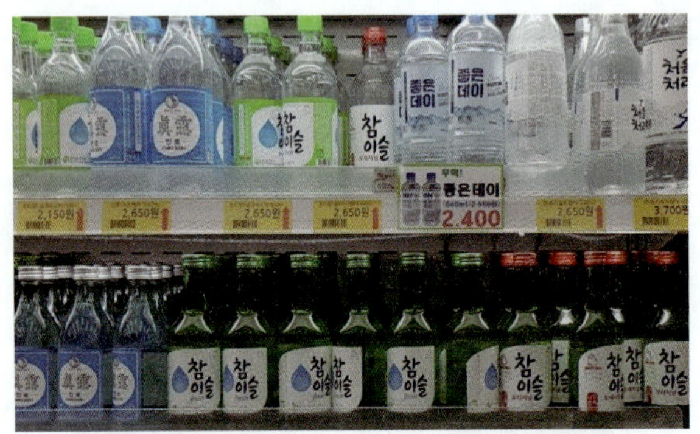

마트 진열대의 다양한 소주들

과연 소주가 이 질환의 원흉이므로 비난의 화살을 받아야 할까? 소주의 입장에서는 무척 속상할 수밖에 없다. 소주는 물질이기에 스스로 환자의 입으로 이동할 수 없다. 그것은 절대로 불가능하다! 소주는 어느 마트의 진열대에 여러 종류의 술들과 사이좋게 어울려 가지런히 서 있었다. 그런데 (소주 입장에서는) 난데없이 달려든 환자의 손에 낚인 후 술잔을 거쳐 입안으로 이동 당하였을 뿐이다.

그렇다면 환자는 왜 스스로 움직이지 못하는 소주를 집어 입안에 털어 넣어, 결국에는 극심한 통증의 급성 췌장염으로 고통받을까? 환자가 소주를 집어 들게 된 이유는 다음과 같았다. 환자는 1년 전 지난 20년간 다니던 직장에서 실직하였고, 잇따라 집안 살림이 어려워지면서 부인과 불화가 잦았다. 그 후 자신을 내친 회사와 지난날 가장으로서 나름 열심히 살아온 자신을 격려해주지 않는 부인에 대한 미움, 분노, 우울의 감정이 끓어올랐다. 그러한 감정을 주체하기 어려웠던 환자에게 불면증이 찾아왔고, 매일 밤 괴롭히는 불면증의 해결책으로 소주를 애용하였다.

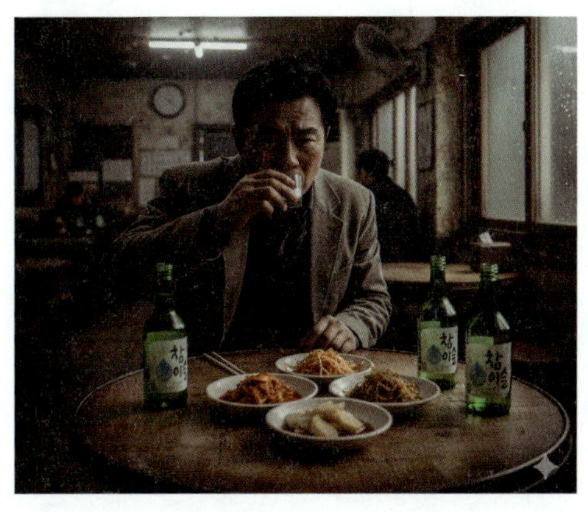

환자에게 소주는 어디에서든지 부담 없는 가격으로 손쉽게 구할 수 있는 또한 효과도 확실하여 잠도 푹 잘 수 있게 해주는 외부물질이었다. 결국 가격 대비 가성비 높은 효과를 확실히 경험하고는 밤마다 소주를 마시게 되었다. 그런 생활이 수주간 반복되면서 매일 밤 소주 마시기가 마치 불면증 약을 복용하듯 어느덧 습관이 되어버렸다.

● 4단계 습관고리Four-step habit loop

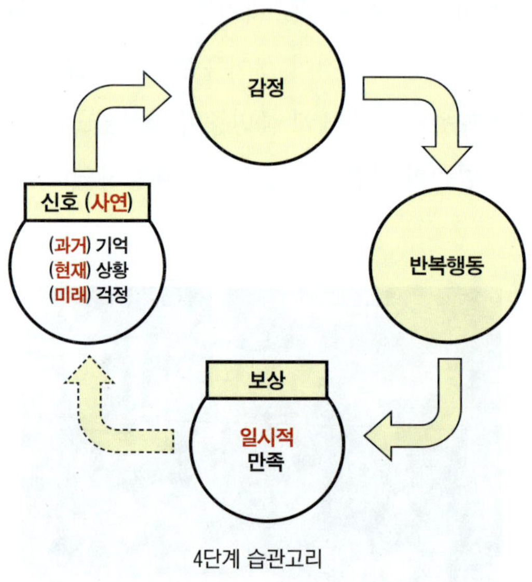

4단계 습관고리

인간이 특정한 상황에 동일한 행위를 계속 반복하는 이유는, 본인도 모르게 단단히 고착된 습관고리 때문이다. 습관고리는 다음 네 단계로 구성된다. 첫 번째 단계는 습관고리의 시발점인 신호이다. 이는 대부분 여러 사람들과 어울려 살면서 야기되는 사연life events이다: 현재 생활 중 특정 상대방이나 특정 상황을 직접 마주하거나 혹은 과거 깊은 상처의 기억을 상기하거나 혹은 미래에 대한 걱정이다.

두 번째 단계는 그 신호에 의하여 유발되는 감정emotion이다. 현재 시점에서 특정 사람-상황을 접하거나 과거 기억의 상처가 떠오를 때마다 혹은 불안한 미래에 대하여 걱정할 때마다, 곧바로 미움, 분노, 우울, 절망, 두려움, 기쁨, 환희 등의 감정이 마치 바늘에 딸린 실처럼 필연적으로 발생한다.

세 번째 단계는 그러한 감정으로 유발되는 감당하기 힘든 긴장감을 해소하기 위하여 일종의 대응책인 행동routine act이 뒤따른다. 마지막 단계는 그와 같은 행동을 통하여 만족과 가성비 갑이라는 꿀맛 같은 보상reward을 경험한다. 앞에서 소개한 45세 환자는 술을 마시면, 불면증의 해소는 물론 미움, 분노, 우울의 감정으로 촉발되었던 팽팽한 긴장이 풀어지면서 만족과 가성비 갑을 느꼈다. 즉, 음주의 행동을 통하여 심리적 보상을 받았다.

문제는 보상으로 얻어지는 만족과 가성비 갑의 느낌이 아쉽게도 오래 지속되지 못하고 일시적이다. 하지만 만족과 가성비 갑의 경험은 매우 자극적이어서 뇌리에 깊게 각인된다. 이후에도 동일한 혹은 비슷한 사연을 마주할 때마다, 지난 경험의 만족과 가성비 갑을 기대하면서 또다시 네 단계의 과정을 그대로 답습한다. 여러 사람들과 엉켜 살다

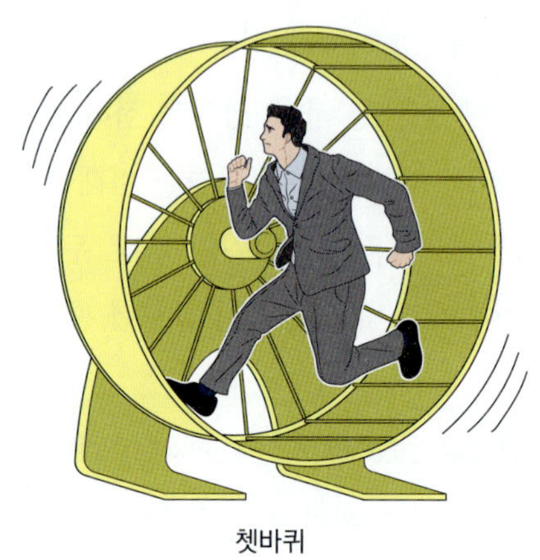

쳇바퀴

마주한 똑같은 혹은 비슷한 사연에 매번 똑같은 방식으로 대응하고는, 나름의 방식으로 최선을 다하였다고 자족한다. 그와 같은 경험이 오랜 기간 반복되면서 종국에는 자신도 의식하지 못하는 사이 점점 고정화되어 실시간 자동 작동하는 습관고리가 형성된다. 결국 당사자는 매 사연마다 마치 쳇바퀴 같은 습관고리를 열심히 돌리는 다람쥐의 신세가 된다.

문제는 만약 습관고리가 앞에서 소개한 급성 췌장염 환자처럼 건강하지 못한 경우에는, 쳇바퀴를 돌릴 때마다 반복하여 인체가 점점 손상되면서 종국에는 질병으로 진행된다.

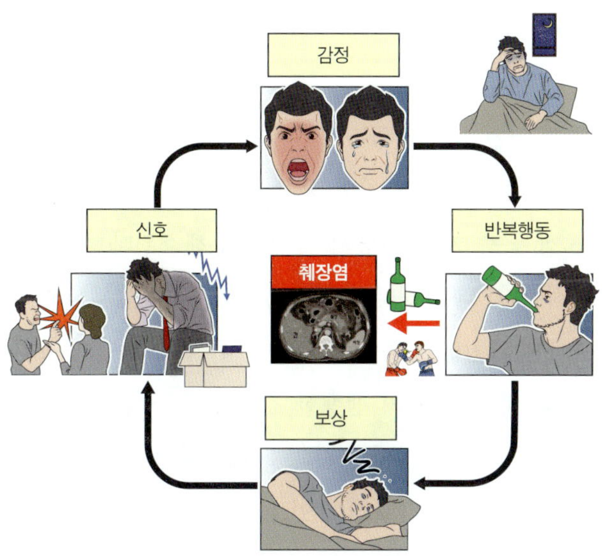

급성 췌장염 환자(45세, 남자)의 4단계 습관고리

앞에서 소개한 45세 남자 환자에게 급성 췌장염을 초래한 습관고리는 다음과 같다. 습관고리의 시발점은 1년 전 실직과 경제적 어려움에 의한 부인과의 불화이다. 그로 인해 환자는 자신을 내친 회사와 부인에 대한 미움, 분노, 우울의 감정이 생겼고, 이어서 불면증까지 찾아왔다. 환자는 미움, 분노, 우울의 감정적 긴장 그리고 불면증을 해결하기 위한 손쉬운 방편으로 술을 선택하였다.

● ..껄!..껄!..껄!

경험 있는 사람은 공감하겠지만, 본 환자와 같은 상황에서 술을 마시면 두 가지의 꿀맛 같은 보상이 뒤따른다. 하나는 잠을 푹 자게 되면서 불면증이 해소된다. 허나 이는 일시적이다! 다른 하나는 꽁꽁 묶였던 혀가 해제되면서 육두문자를 거침없이 뿜어내게 된다. 환자 마음 안에 갇혀 있던 미움-분노-우울의 팽팽한 긴장감이 풀어진다. 그때마다 환자는 만족과 가성비 갑의 느낌을 온몸으로 확실히 경험한다. 하지만 안타깝게도 이도 일시적이다!

문제는 그때마다 마셨던 소주는 외부화학물질로 췌장을 반복적으로 손상시켰다. 장기간 음주는 식도와 위는 물론 간과 췌장을 손상시키고, 뇌에 침투하여 심한 경우에는 신경염과 치매를 일으킨다. 환자는 '실직, 가정불화 → 미움, 분노, 우울, 불면증 → 음주(소주) → 일시적 만족'의 습관고리에 빠졌고, 외부에서 유입된 화학물질인 소주의 반복자극에 의한 췌장손상이 반복되었다. 그러한 상황이 1년 동안 장기간 지속되었고, 종국에는 알코올성 급성 췌장염이라는 질병으로 진행되었다.

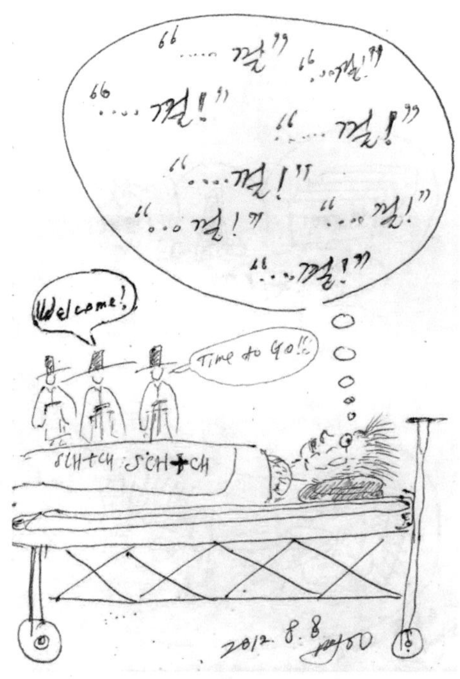

『껄!껄!껄!』 박상흠 (2012년)

지난 장에서 소개한 화가 고흐가 애주하였던 술(압생트), 약 4,500종류의 인체 유해물질을 포함한 담배, 통풍-비만 유발의 과량 음식도 모두 다 습관고리의 첫바퀴에 이끌려 유입되어, 인체를 손상시키고 종국에는 각종 질병을 유발시킨다. 건강하지 못한 습관고리는 미래 언젠가 '..껄!..껄!..껄!'이라고 후회하게 만드는 질병고리이다.

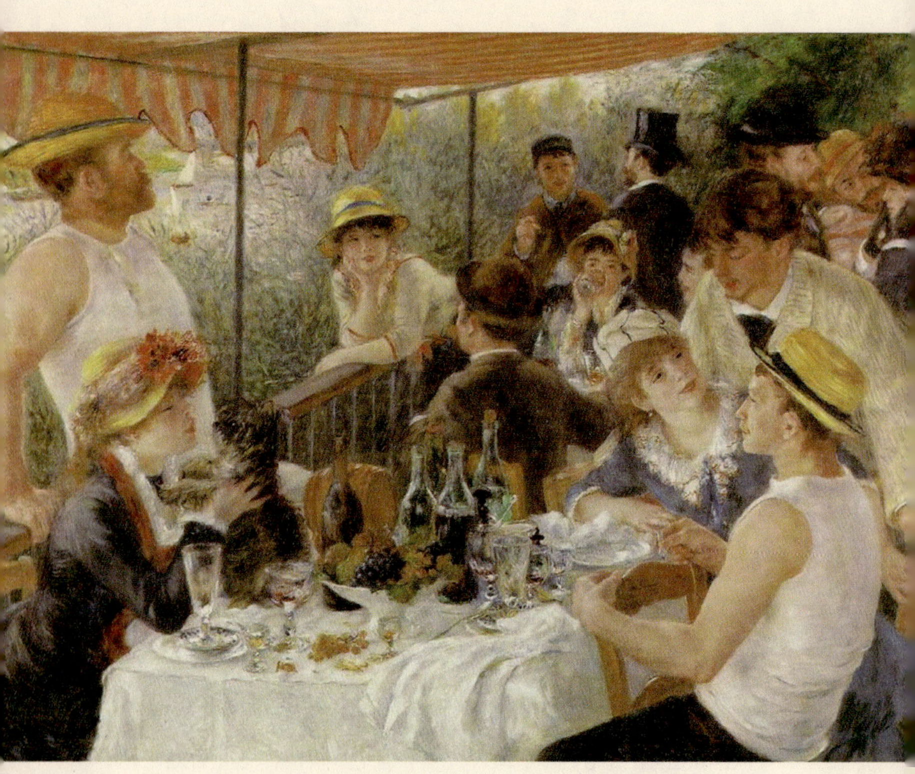

『선상의 점심파티』 르누아르 (1880-1881년)

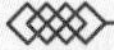

태어날 때부터 설치된 행복프로그램

지난 장에서는 음식, 술, 담배 등 외부물질과 내부물질인 위산에 의한 인체 손상을 소개하였다. 앞으로 몇 장은 양날의 칼로 작용하는 또 다른 내부 물질을 설명한다. 그 물질은 앞 장에서 소개한 외부 및 내부 물질과 함께, 질병이 '왜why' 발생하고 '어떻게how' 질병을 예방할 수 있는지에 대한 금쪽같이 귀한 통찰을 제공한다.

그림 『선상의 점심파티』에는 햇살이 유난히 밝은 날 번잡한 일상에서 멀리 벗어난 선상에서 젊고 활기 가득한 남녀들이 점심모임 중이다. 중앙에 위치한 식탁에는 먹고 마실 음식과 술이 넘치도록 풍성하다. 깔끔 상쾌 흰색의 민소매 티를 입은 두 남성의 우람한 근육질 어깨라인에서 원색적 마초미가 물씬 풍긴다. 밝은 노란색 모자와 예쁜 꽃으로 치장한 젊은 여성이 한껏 고조된 감정이 버거운지 강아지를 끌어안고 입 맞춘다. 식탁 대각선 쪽 여성을 보호하듯 감싼 남성은 여인의 사랑스러운 눈길과 체취를 음미하며 환한 미소가 온 얼굴을 뒤덮는다.

그림 우측 두 남성은 한 여성을 사이에 두고 경쟁적으로 유혹 중이고, 여성 우측 남성은 여성의 허리를 힘껏 감싸며 적극적 의사를 표한다. 두 남성과의 밀당과 낮술에 기분 좋게 취한 여성은 홍에 겨워 양손으로 얼굴을 감싸고 살포시 눈을 감았다. 반대쪽 난간에서 이 광경을 선망의 눈으로 쳐다보는 여성은 한 손으로 턱을 괴고는 몸 윤곽을 최대한 드러낸 자세로 뭇 남성을 유혹한다.

햇빛 밝은 날, 풍성한 음식과 술, 눈부신 황금색 모자, 근육질 남성, 홍에 취한 여성, 살가운 접촉, 선망의 눈길 등 그림 『선상의 점심파티』에는 그림을 보는 사람을 행복하게 만드는 일종의 마성이 있다. 왜 그럴까?

인간은 진화하였다. 그 과정에 인간은 사냥 실력이 월등하였던 맹수들과 동시대에 존재했으나 살아남았다. 또한 예측할 수 없는 척박한 자연환경도 극복하고 지구상에서 가장 뛰어난 생명체로 거듭났다. 인간은 진화 중 생존에 긴요한 가성비 최상의 능력을 개발하였고, 후손에 전달될 수 있도록 프로그램화하였다. 그 프로그램은 세월이 흐르고 후손의 성공 경험이 더해지면서, 생존 가능성이 더 높은 프로그램으로 점점 업그레이드되었다.

● 인간은 행복을 추구한다

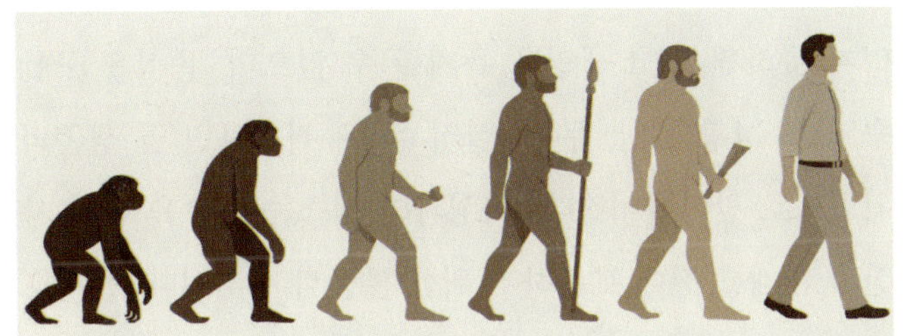

인간의 진화

행복은 모든 인간이 공통으로 추구하는 삶의 목표이다. 행복을 느끼기 위한 행위는 다양하다: 음식 먹기, 교제, 섹스, 재물 쌓기, 일 성취, 승진, 음악/그림 감상, 독서, 운동, 영화관람 등등. 인간 진화에서 가장 중요한 키워드는 생존과 번식이며, 인간의 뇌는 진화심리학적으로 생존과 번식에 관련된 행위에서 행복을 느끼도록 이미 프로그램화되어 있다.

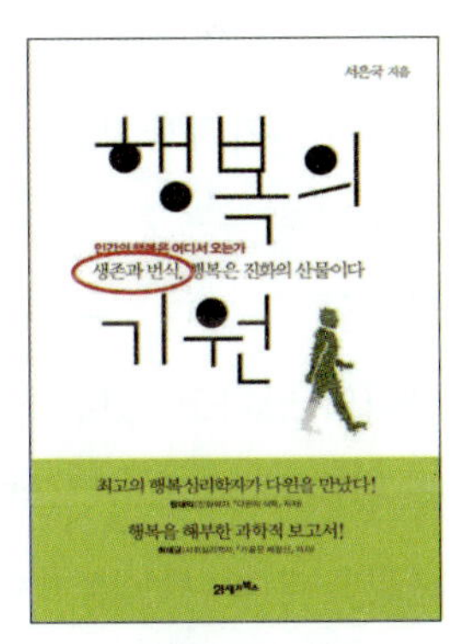

책《행복의 기원》

음식 먹기와 이성과의 섹스에 관련된 행위는 태어날 때부터 행복프로그램화되어 있는 가장 원초적인 욕구다. 음식물 섭취는 물질로 이루어진 육체를 보존하는 데 반드시 필요한 행위이다. 인간은 음식을 먹지 못하면 결코 생명을 유지할 수 없으며, 음식을 구할 수 없는 상황(재난, 무직, 실직 등)에 직면하면 곧 생존의 위협으로 받아들여진다. 이성과의 섹스는 자손을 남겨 자신의 존재를 길이 보존하기 위한 본능적 행위이다. 물질로 이루어진 육체는 언젠가는 사라지지만, 자손은 자신의 존재가 계속 이어지는 귀중한 존재이다.

그와 같은 본능적 행복에는 이성과의 만남이라는 선결과정이 필요하며, 사랑하는 이성과의 만남은 반사적으로 그리고 언제나 기쁨을 유발하고 행복을 느끼게 해준다. 그림 『선상의 점심파티』에는 인간 뇌에 프로그램화된 행복조건이 흠뻑 담겨 있다: 생존을 위한 풍요로운 먹거리, 자손 남기기의 출발점인 혈기 왕성한 선남선녀의 만남.

그림 『여기가 바로 에덴동산』에서도 모든 인간의 뇌에 설치된 행복프로그램이 자동으로 작동되는 모습을 또다시 확인할 수 있다. 부슬비 내리는 침침한 날 야외 공원에서 남녀가 만나고 있다. 햇살 하나 없는 어두운 배경에 연인을 만나는 여인의 얼굴만이, 마치 칠흑처럼 어두운 밤하늘 찬란하게 빛나는 별처럼 밝다. 칙칙하고 단조로운 주변 풍경과 두 남녀의 우중충한 옷차림과는 대조적으로 두 남녀

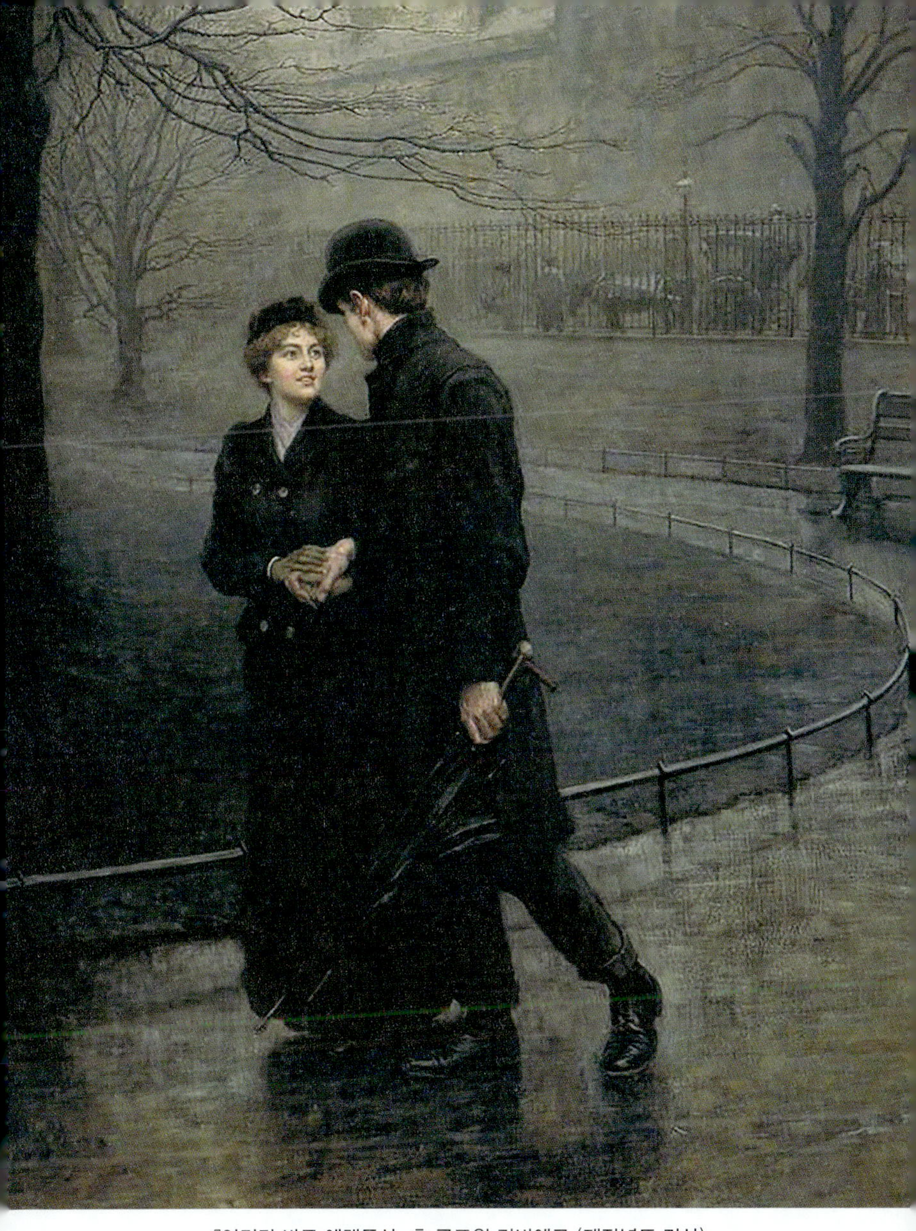

『여기가 바로 에덴동산』 휴 골드윈 리비에르 (제작년도 미상)

의 표정과 동작은 기쁨과 생기가 가득하다. 사랑하는 이성과의 만남은 삶 중 최상의 활력소이고 최상급의 자극제임을 여지없이 보여준다. 사랑하는 이성은 그림 『여기가 바로 에덴동산』처럼 어둠 속 찬란한 빛이며, 매너리즘에 빠진 눈을 번쩍 뜨게 만드는 각성제이고, 축 늘어졌던 기운을 단박에 회복시키는 행복체이다.

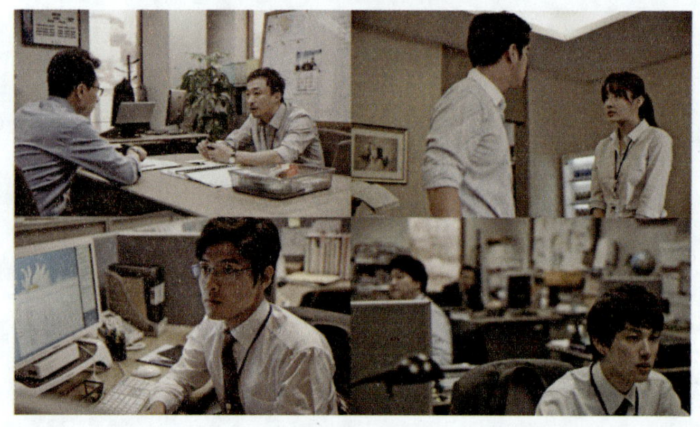

tvN 드라마 〈미생〉

인간의 행복프로그램과 관련하여 흥미로운 내용 중 하나는 수년 전 시청자들로부터 큰 인기를 얻었던 TV 드라마 〈미생〉이다. 그 드라마는 당시 메인 방송국이 아닌 케이블 방송에서 방영되었는데, 그 이유에 관한 풍문이 무척 흥미롭다. 드라마 〈미생〉에는 달콤한 애정 행각의 내용이 없어 흥행 가능성이 미약하다고 판단돼 메인 방송국에서 거부했다는 뒷말이 있었다. 그만큼 시청자들은 남녀의 애정 스토리에 깊이 공감한다는 의미인데, 그것이 인간 뇌에 이미 장착된 행복프로그램에 딱 들어맞기 때문이다.

TV 드라마 혹은 영화에서 가장 흔한 주제 또한 남녀 간 애정에 관련된 스토리이다. 그런데 찬찬히 살펴보면 모두 엇비슷한 내용이다. 서로 사랑하는 남녀의 달콤한 상황이 있고, 그러한 두 남녀의 관계를 축복하는 상황과 질투하는 상황이 전개되고, 꼭 빠지지 않고 등장하는 역경의 상황, 즉 그 상황을 인정하지 않고 반대하는 부모나 기성세대가 등장한다. 좀 과하게 표현하면 천편일률적이다. 단지 방송 시점에 따라 시대 배경이 다르고, 무대 장치가 다르고, 출연하는 배우들만 다를 뿐이다.

그런데 신기한 사실은 매번 비슷한 내용으로 진행되는데, 항상 수많은 시청자들을 화면 앞에 붙잡아 놓는다. 심지어는 이해하기 어려운 막장 드라마로 치닫는 경우에도, 입으로는 말도 안 된다고 비난하면서 눈은 화면에 고정된다.

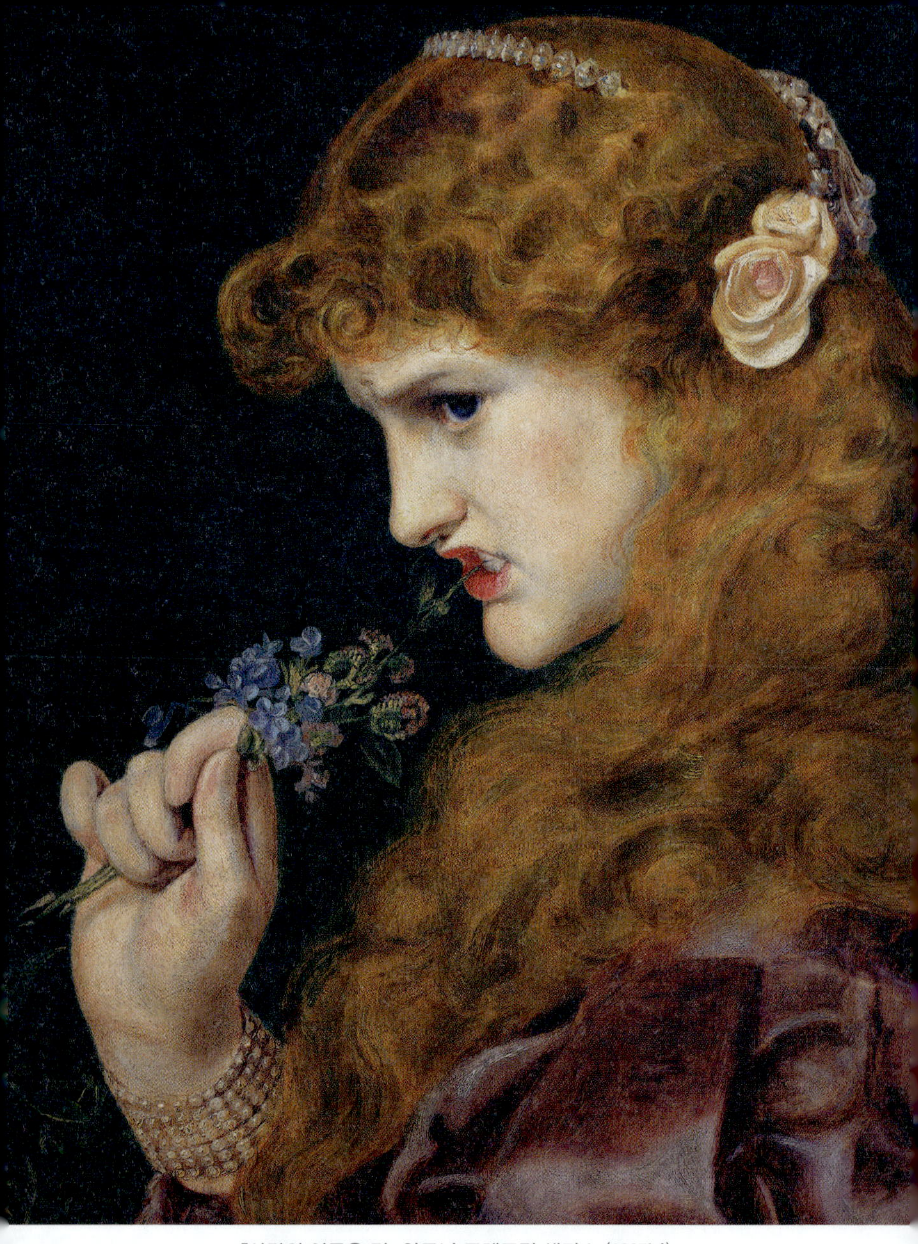

『사랑의 어두운 면』 안토니 프레드릭 샌디스 (1867년)

● 행복프로그램의 어두운 면

건강력力의 관점에서 특별히 주목해야 될 내용은 인간 뇌에 장착된 행복프로그램에 반대되는 상황이다. 그림『사랑의 어두운 면』에서 금발의 젊은 여성이 알록달록 어여쁜 꽃을 손으로 짓누르듯 꽉 쥐는 것도 모자라 앞니로 질겅질겅 씹고 있다. 미간을 잔뜩 찌푸리고 있고 왼쪽 눈썹의 근육은 두툼히 돌출될 정도로 강하게 수축되었다. 어딘가를 뚫어지게 쳐다보는 왼쪽 눈은 상대를 태워버릴 기세로 이글이글 불타고 있다.

열정의 빨강 립스틱으로 꾸민 양 입술은 꽃을 얼마나 빡세게 물었는지 마치 칼날처럼 뾰족하다. 풍성하게 웨이브를 넣어 금발의 명암을 한껏 복돋은 머리는 구슬과 장미꽃으로 화려하게 장식되었고, 기름기 잘잘 흐르는 고급 의상과 고가의 팔찌로 정성껏 치장하였다. 크나큰 기대에 무척이나 들뜬 마음으로 어떤 모임에 참석한 모양새이다.

그런데 그 모임에서 본인이 기대하였던 상황과 전혀 다른 장면을 마주하곤, 순간적으로 질투와 분노의 화신으로 돌변한 모습이다. 그림『사랑의 어두운 면』에는 행복프로그램에 반하는 상황에 반사적이고 자동으로 분출되는 강렬한 질투와 분노를 보여준다.

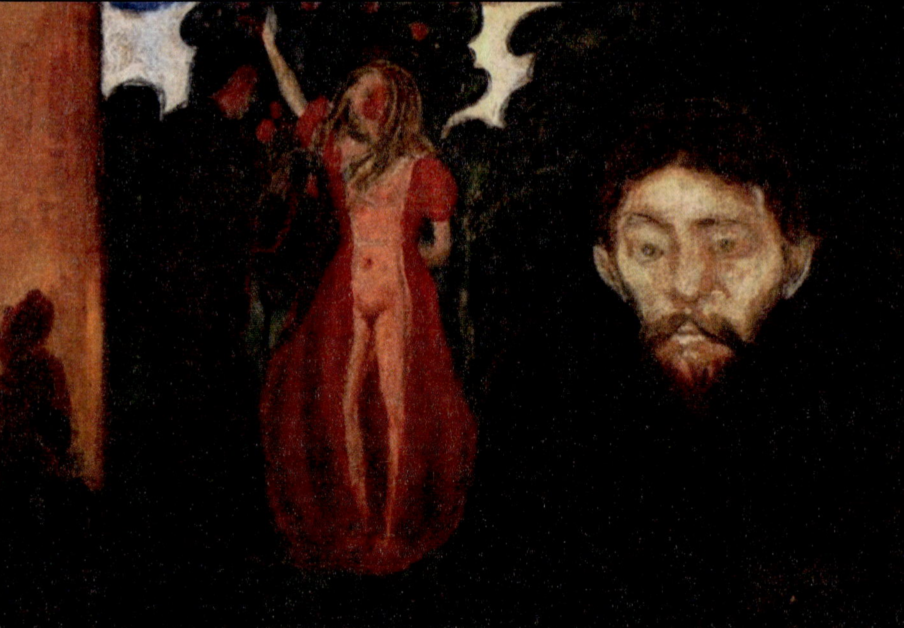

『질투』 에드바르 뭉크 (1895년)

마치 아담과 이브처럼 금지된 선악과를 따 먹고 사랑놀이에 흠뻑 빠져 있는 두 남녀 그리고 그러한 상황을 지켜보며 입술을 옹골지게 깨물고 눈에서 레이저 광선을 뿜어내는 남자! 그림 『질투』는 화가 뭉크가 경험한 실제 상황을 화폭에 담은 것으로, 선악과나무 앞 남녀는 다름 아닌 화가 뭉크의 친구부부다. 뭉크는 친구의 아내를 결혼 전부터 좋아하였는데, 문제는 결혼 후에도 그 감정을 거둬들이지 못하였다. 그림 『질투』에서 눈에서 레이저 광선을 뿜어내는 남자는 다름 아니라 뭉크인데, 자신의 행복프로그램에 반하는 친구 부부의 애정 행각을 마주한 후 발생된 질투와 분노의 심정을 적나라하게 표현하였다. 뭉크는 상기 작품 이외에도 수십 년 동안 동일한 제목 『질투』의 작품을 10점 넘게 남겨, 질투와 분노로 오랫동안 마음고생하였음을 알 수 있다.

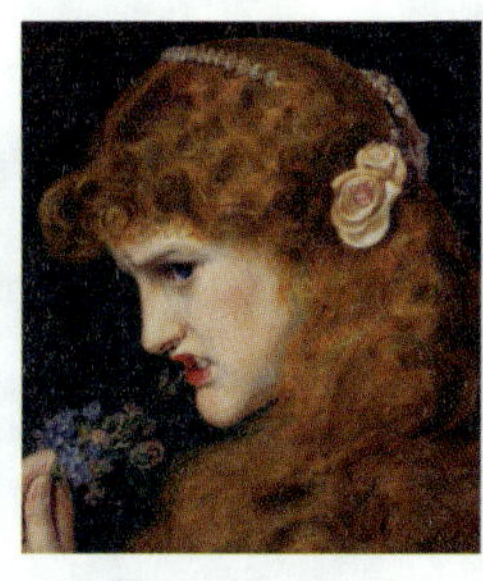

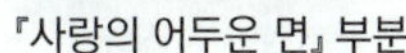
『사랑의 어두운 면』 부분

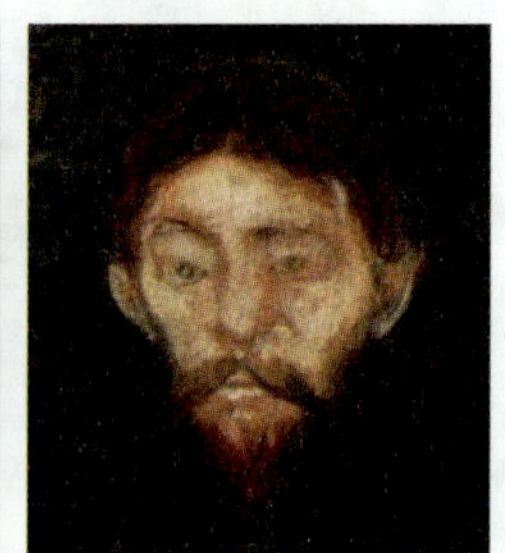
『질투』 부분

인간의 뇌는 생존과 번식이 원만히 만족되는 상황에서는 자동으로 행복을 느끼게끔 태어날 때부터 이미 설정되었다. 하지만 행복프로그램이 충족되지 않거나 반하는 상황일 때는, 충족되었을 때 기쁨과 환희의 깊이만큼 질투와 분노의 감정이 휘몰아친다. 더 나아가 그것을 쟁취하기 위해서 심한 경우에는 양심, 도덕, 진리마저도 헌신짝처럼 내던지며, 최악의 경우에는 피 튀기는 싸움도 불사한다.

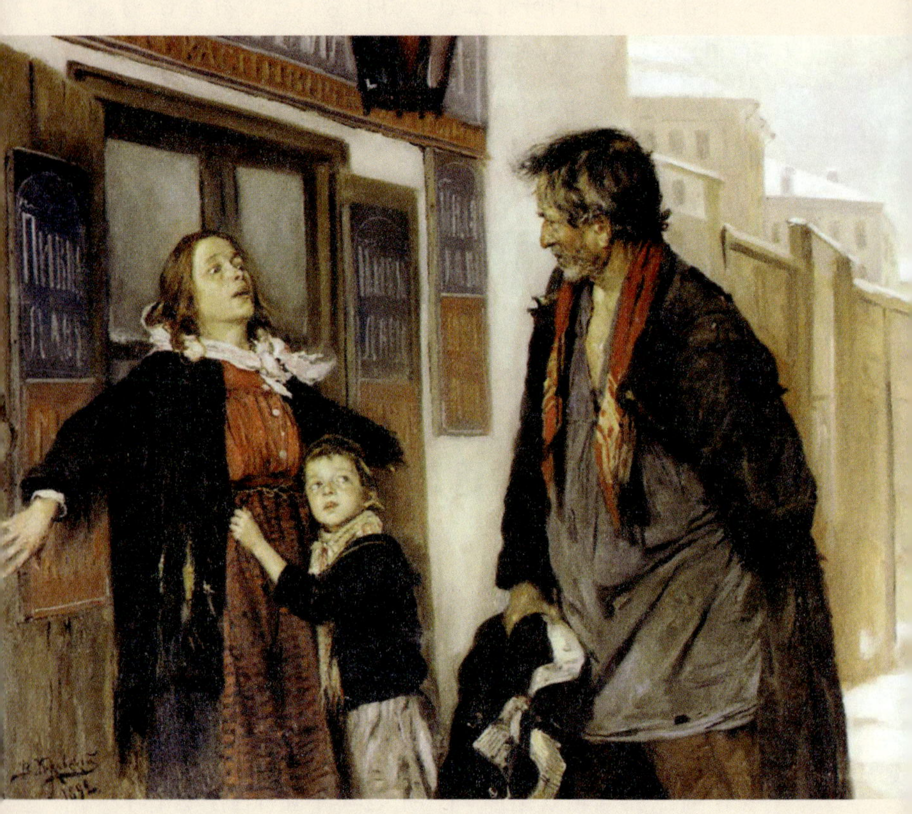

『제발, 들어가지 마세요』 블라디미르 마코브스키 (1892년)

인간이해력 10

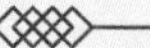

태어날 때부터 설치된 투쟁-도피 및 적응반응

그림『제발, 들어가지 마세요』의 상황은 술집 앞 한 가족의 광경이다. 벌건 대낮에 아이를 사이에 두고 엄마는 술집 입구를 단단히 막아섰고, 맞은편의 아빠는 그러한 엄마를 잡아먹을 듯 째려보고 있다. 아빠의 행색은 자신을 돌보지 않는 것은 물론 가장으로서 그리고 남편으로서 책임감이 전혀 느껴지지 않는다.

걸친 옷은 사방이 닳아 남루하고 때가 덕지덕지 끼어 쿼쿼한 땀 냄새가 풀풀 난다. 오랫동안 씻지 않아 지저분한 얼굴에 꼬질꼬질 덥수룩한 턱수염은 목까지 둘러 덮었다. 자신의 분신인 아이에게는 털끝만큼의 눈길도 머물지 않는다. 더 나아가 양팔 크게 벌려 온몸으로 애원하는 부인에게도 애틋한 공감보다는, 여차하면 심한 욕설과 함께 뒤춤에 감춰 둔 주먹으로 한바탕 응징할 기세이다.

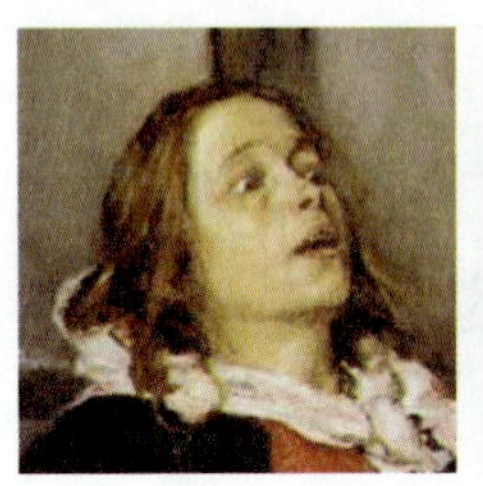
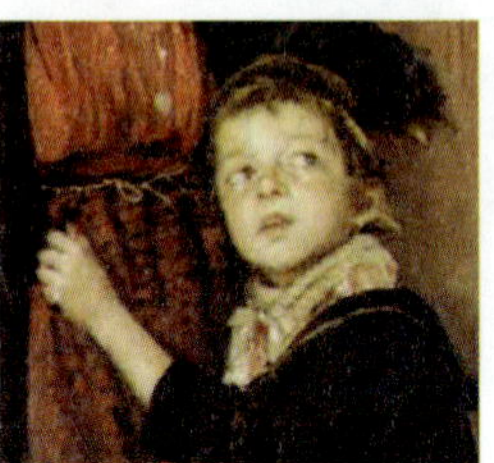

『제발, 들어가지 마세요』 부분

남편의 폭력적 행동이 예상되는 것은 부인과 아이의 몸짓과 눈빛이다. 술집을 막아선 부인의 입은 정신줄 놓은 듯 벌려져 있고, 눈은 정면이 아닌 남편의 뒤춤에 숨겨진 왼 주먹을 향한다. 아마 이전에도 이런 상황에 똑같이 행동했는데, 남편은 돌발적으로 폭력을 부인에게 가했던 것 같다.

그와 같은 정황을 더욱 의심케 하는 것은 엄마 품에 안겨서 아빠를 쳐다보는 아이의 얼굴표정, 눈 그리고 손이다. 아이의 뒤 돌려진 얼굴은 엄마와 아빠 사이에서 벌어지는 상황에 굳게 긴장되고 양 볼은 상기되었다. 아빠를 쳐다보는 아이의 눈과 엄마의 치마를 한껏 움켜잡은 쪼끄만 손에서 두려움이 짙게 배어 있다. 아마도 아이는 앞으로 벌어질 상황을 이미 알고 있는 듯하다: 점점 벌겋게 뒤집힐 아빠의 눈, 화가 잔뜩 섞인 아빠의 금속성 육두문자, 갑자기 날아들 아빠의 손찌검, 엄마의 날카로운 비명 등등.

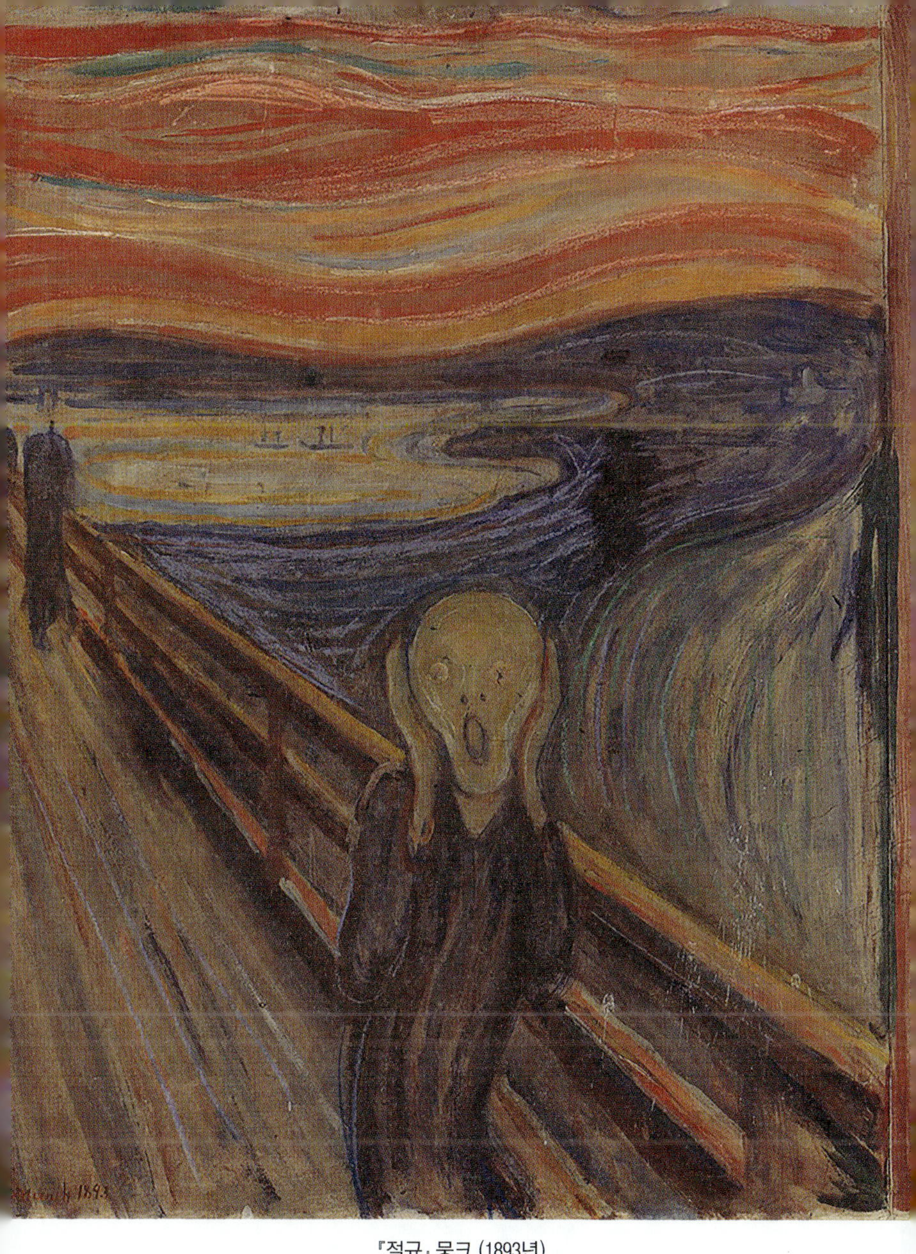

『절규』 뭉크 (1893년)

● 뭉크의 절절한 외침scream

그림『절규』에 세 사람이 등장한다. 앞선 두 사람은 석양을 향하여 여유롭게 걷고 있고, 화면 중앙의 사람은 두 사람과 반대로 온몸을 되돌려 석양을 등지고 정면을 향해 서 있다. 저 멀리 석양이 붉은 핏빛으로 겹겹이 쌓여 있고, 바닷가는 마치 죽음의 검은 그림자에 뒤덮인 듯 온통 시커멓다. 바다 쪽으로 걷는 두 사람의 형상마저도 흡사 검은 연기처럼 흐물흐물 초점이 미약하다. 석양바다의 풍경이 스산하고 우중충하다.

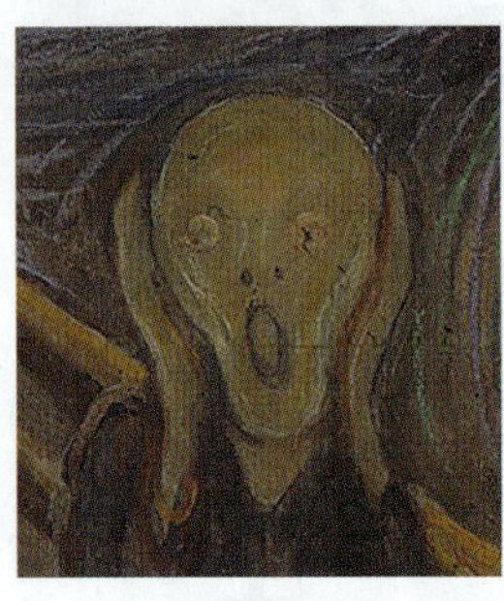

『절규』 부분

화면 중앙의 사람은 사방의 흰자위四白眼가 훤히 다 보이고, 콧구멍은 널찍이 들려 있다. 입은 아래턱이 빠질 정도로 쩍 열렸고, 양손은 귀를 단단히 틀어막았다. 갑자기 들려온 어떤 소리에 끔찍이 놀라 극도의 공포에 휩싸인 표정이다. 몸은 전신의 뼈가 다 빠져나간 듯 출렁거리며, 몸 뒤편의 널판지 길이 보이는 투명체이다. 마치 극심한 공포에 놀라 사람 몸을 갓 빠져나온 유령 같다.

과연 무엇이 화가 뭉크에게 그림『절규』같은 섬뜩한 공포에 빠지게 하였을까? 뭉크의 삶으로 추정해 볼 때 그것은 어린 시절부터 심한 고통을 안겨준 질병과 죽음일 것이다. 뭉크는 유년 시절부터 가족의 죽음과 그로 인한 깊은 정신적 고통과 두려움을 겪었다. 다섯 살 때 어머니가 결핵으로 사망하였고, 한창 사춘기인 열네 살 때는 한 살 위 누나 소피도 결핵으로 사망하였다. 또한 유일하게 결혼하였던 남동생 안드레아마저도 결혼 수개월 뒤 사망하였다. 그와 같은 가족력 때문인지 뭉크는 일생 동안 좌절과 공포를 안겨주었던 질병에 따른 정신적 고통과 죽음에 연관된 그림을 여럿 남겼다. 그림『절규』에는 죽음의 공포와 두려움이 절절하게 표현되었다.

● 인간의 감정

인간이 느끼는 천태만상의 감정을 간결하게 정리하여, 유학에서는 희노애락애오욕喜怒哀樂愛惡欲,《예기》에서는 희노애구애오욕喜怒哀懼愛惡欲, 불교에서는 희노우구애증욕喜怒憂懼愛憎欲의 칠정七情으로 표현하였다. 수년 전 소개되었던 영화 <인사이드아웃>에서는 감정을 의인화하여 기쁨이, 슬픔이,

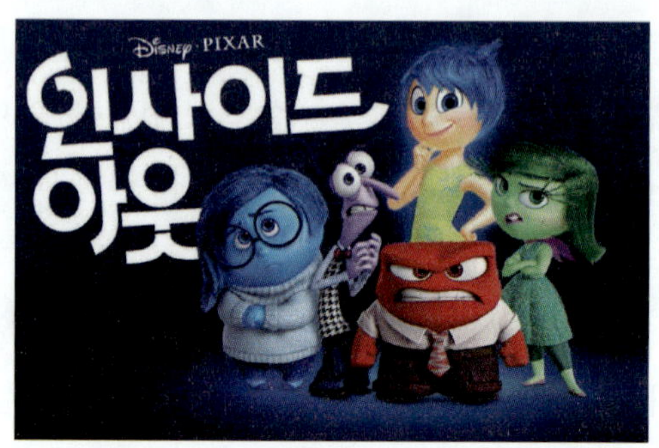

영화 〈인사이드아웃〉

버럭이, 소심이, 까칠이의 5가지로 분류하였다. 물론 일곱 가지 혹은 다섯 가지의 감정으로 인간의 섬세한 감정들을 모두 다 설명할 수 없다.

하지만 다음의 두 가지는 너무나도 명백하다. 하나는 아침에 눈을 뜬 후 저녁에 잠자리에 들 때까지, 한순간도 쉬지 않고 수많은 감정이 무수히 발생하였다가 사라진다. 다른 하나는 감정의 발생은 인생관, 살아온 방식, (동일한 상황에 대한) 해석이 서로 다른 사람들과 섞여 살다 보면 결코 피할 수 없다. 감정은 남녀노소, 교육 정도, 직업 종류, 지위고하, 아침저녁, 봄여름가을겨울, 거주지 등에 관계없이 반드시 발생한다!

● 투쟁-도피 반응fight-flight response

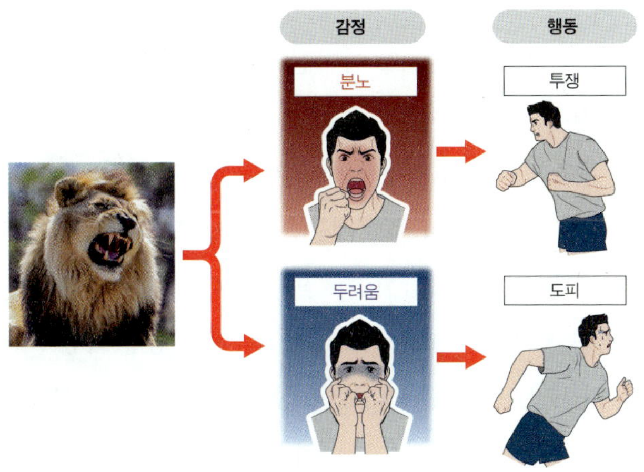

투쟁-도피 반응

앞에서 기술한 여러 가지 감정 중 건강 및 질병예방을 위하여 특별히 관심을 집중해야 될 감정은 '분노'와 '두려움' 등 부정적 감정이다. 모든 사람의 몸에는 진화 중 개발되었던 최고 효율 생존 프로그램이 이미 태어날 때부터 내장되어 있다. 그러한 프로그램 중 하나가 투쟁-도피 반응이다.

아주아주 오래전 수렵-채취 시절에 초원을 유유히 걷다가 갑자기 맹수 혹은 적을 마주할 경우, 다음 두 가지 감정과 그 감정에 이어지는 행동이 발현된다. 하나는 자신 그리고 가족의 생명을 해치려는 맹수 혹은 적에 대한 분노의 감정이다. 그 감정은 곧바로 사지근육을 격렬하게 움직이는 투쟁fight이라는 행동으로 이어진다. 다른 하나는 두려움의 감정이다. 맹수의 사냥능력 혹은 적의 전투력이 자신보다 뛰어나다고 판단되는 상황에서 본능적으로 유발되는 감정이다. 번개처럼 뒤따르는 행동은 맹수로부터 혹은 적으로부터 최대한 멀리 도망치는 도피flight이다.

분노-투쟁 및 두려움-도피는 예측 불가능한 혹은 (예측 가능하지만) 통제하기 어려운 상황에서 반사적으로 유발되는 감정과 행동이다. 수렵-채취 시절에 인간은 두 감정(분노, 두려움)과 그 감정에 충실한 행동(투쟁, 도피) 덕분에 살아남았다.

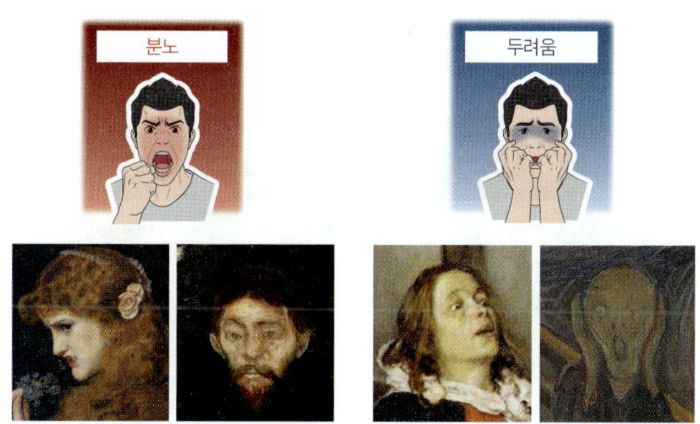

분노(좌) 및 두려움(우)의 감정

문제는 삶의 환경이 수렵-채취 시절에서 현대 사회로 바뀌면서, 생명을 보호하였던 투쟁-도피 반응이 이제는 오히려 인체를 손상시키는 중대 원인으로 돌변하였다.

현대에는 비행기의 기체 결함으로 아프리카의 밀림 한복판에 불시 착륙하든지 혹은 언론에서 가끔 보도되듯이 맹수가 동물원을 탈출한 경우 이외에는 맹수를 만날 상황은 결코 없다. 하지만 투쟁-도피 반응은 수렵-채취 시절이든 현대이든 시기에 관계없이, 분노와 두려움의 감정에 자동적으로 실시간 작동한다. 즉, 일상생활 중 어느 때든 분노 혹은 두려움이 발생할 때마다 본인이 의식하지 못하는 사이 투쟁-도피 반응이 단 1초의 지체도 없이 작동된다.

● 적응반응adaptation response

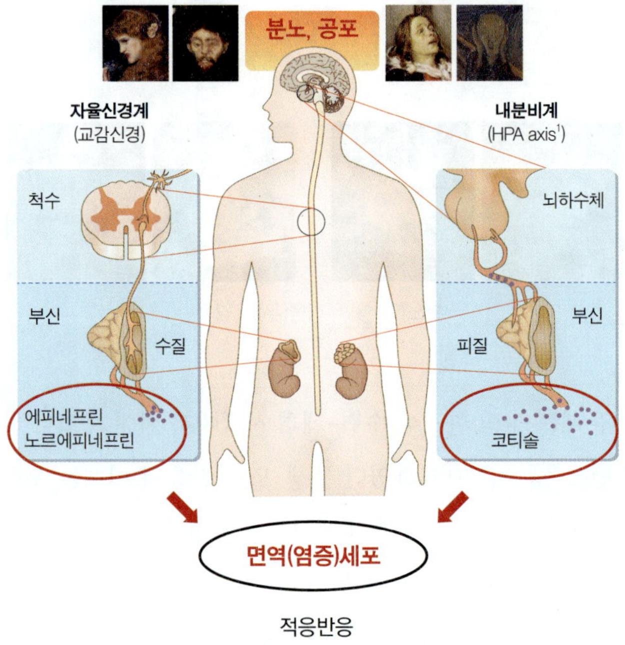

적응반응

분노 및 두려움에 따른 투쟁-도피 반응은 인체 내부에서는, 다음 두 가지 방향의 적응반응이 진행된다. 하나는 자율신경계의 교감신경을 활성화시켜 에피네프린, 노르에피네프린이라는 호르몬이 분비된다. 다른 하나는 내분비계를 자극하여 코티솔이라는 호르몬을 분비한다. 에피네

---

1 HPA axis: 시상하부–뇌하수체–부신으로 이루어진 신경내분비계 연결축.

프린, 노르에피네프린, 코티솔은 스트레스호르몬으로, 생명이 경각에 달린 응급상황 때 투쟁-도피 반응에 필요한 사지근육과 심장, 폐 등의 내장기능을 최대한 가동시키는 호르몬이다.

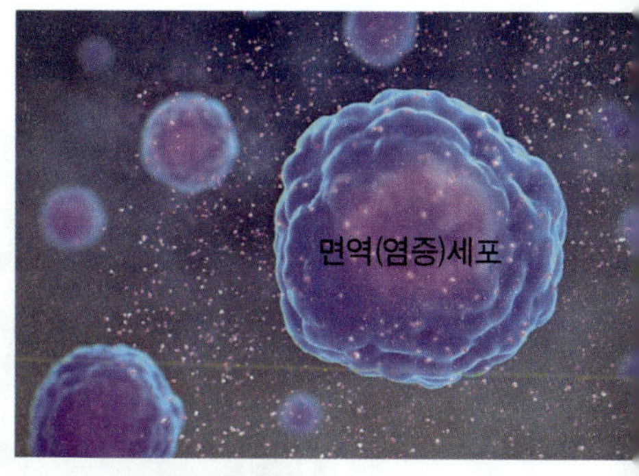

면역(염증)세포에 분비되는 화학물질

스트레스호르몬은 외부적으로는 사지근육을 이용한 투쟁-도피라는 육체 행동을 유발한다. 내부적으로는 전신에 퍼져 있는 면역(염증)세포(백혈구, 림프구 등)를 자극하여 여러 종류의 화학물질(사이토카인, 케모카인 등)을 생성하여 전신에 뿌린다. 그 화학물질은 투쟁-도피 반응에 연이은 세포 수준에서의 인체 보호-방어 및 재건에 관련된 생리화학반응에 관여한다.

적응반응 후 인체 내부에서 생성되는 스트레스호르몬과 화학물질의 도움으로, 인간은 진화 중 척박한 자연과 맹수들이 우글거리는 환경에서 살아남았고 또한 현재에도 생명을 위협하는 응급 상황에서 생존할 수 있게 되었다. 적응반응 후 분비되는 스트레스호르몬과 화학물질의 긍정적 측면이다.

● 할 일이 없고, 갈 곳도 없다Nothing to do and nowhere to go[2]

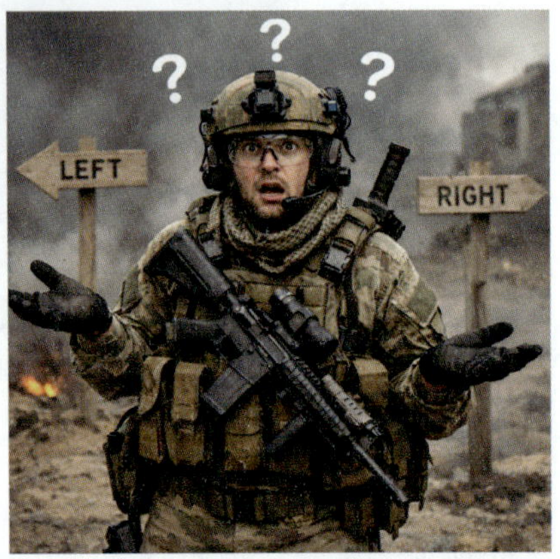

할 일이 없고 갈 곳도 없다

문제는 그와 같은 스트레스호르몬과 화학물질이 적절하게 조절되지 않으면, 아이러니하게도 양날의 칼로 작동하여 인체를 손상시킨다. 만약 적응반응 작동 후 사지근육을 이용하는 투쟁이나 도피라는 행동behavior으로 이어지지 않으면, 스트레스호르몬과 화학물질은 사용되지 못하고 남게 된다. 즉, 스트레스호르몬과 화학물질이 할 일이 없고 갈

---

2 Szalay J. What is inflammation?. http://www.livescience.com/52344-inflammation.html

곳도 없게 된다. 마치 앞 페이지 그림 속 군인과 같이 상부 명령에 1초의 지체도 없이 출동하였는데, 전투할 상대 및 공격할 목적지가 없는 상황이 된다.

예를 들면 직장 상사(혹은 시부모 등)의 불공정한 언행으로 분노나 두려움의 감정이 발생된 경우에, 투쟁 모드 발동 후 사지 근육을 사용하여 직장 상사(혹은 시부모 등)를 육체적으로 제압하는 행동은 현실적으로 어렵다. 또한 도피 모드 활성화 후 사지 근육을 힘차게 작동하여 회사(혹은 가정 등)를 벗어나 도망치는 행동 또한 현실적으로 어렵다. 퇴사(혹은 이혼 등)를 각오하지 않은 한!!!

결국 그와 같은 상황(직장상사 혹은 시부모 등에 대한 분노 혹은 두려움)으로 생성되었으나 남아도는 스트레스 호르몬과 화학물질은 (인체의 생리적 균형을 위하여) 어떤 식으로든 사용되어 소진되어야 한다. 이에 스트레스 호르몬은 사지를 사용하는 투쟁-도피 반응의 대안행동alternative behavior으로, 인체유해 외부화학물질을 유입하는 음주, 흡연, 과식의 행동을 유발한다. 소진되지 못한 화학물질은 병원체를 제거하고 생체조직을 용해시키는 등 염증반응의 능력이 강력하다. 결국 남아도는 그 화학물질은 오히려 인체를 공격하고 손상시키는 인체유해 물질도 180도 돌변한다.

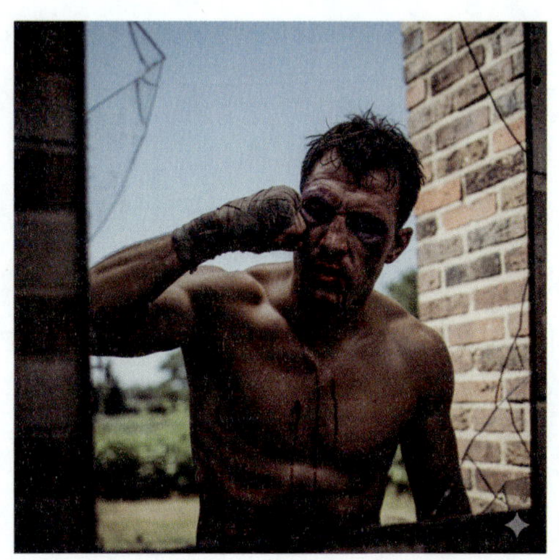

자신의 얼굴을 가격하는 권투선수

그것은 마치 권투 선수가 상대방이 아닌 자신을 공격하는 상황인데, 몇 시간 혹은 몇 일로 단기간일 때는 질병으로까지 진행되지는 않는다. 하지만 직장상사(혹은 시부모 등)와의 갈등처럼 몇 주, 몇 개월 혹은 몇 년간 장기간 지속되는 경우에는, 인체가 회복할 수 없을 지경으로 철저히 손상되면서 질병으로 진행된다. 모든 인간은 태생적으로 양날의 칼을 품고 산다.

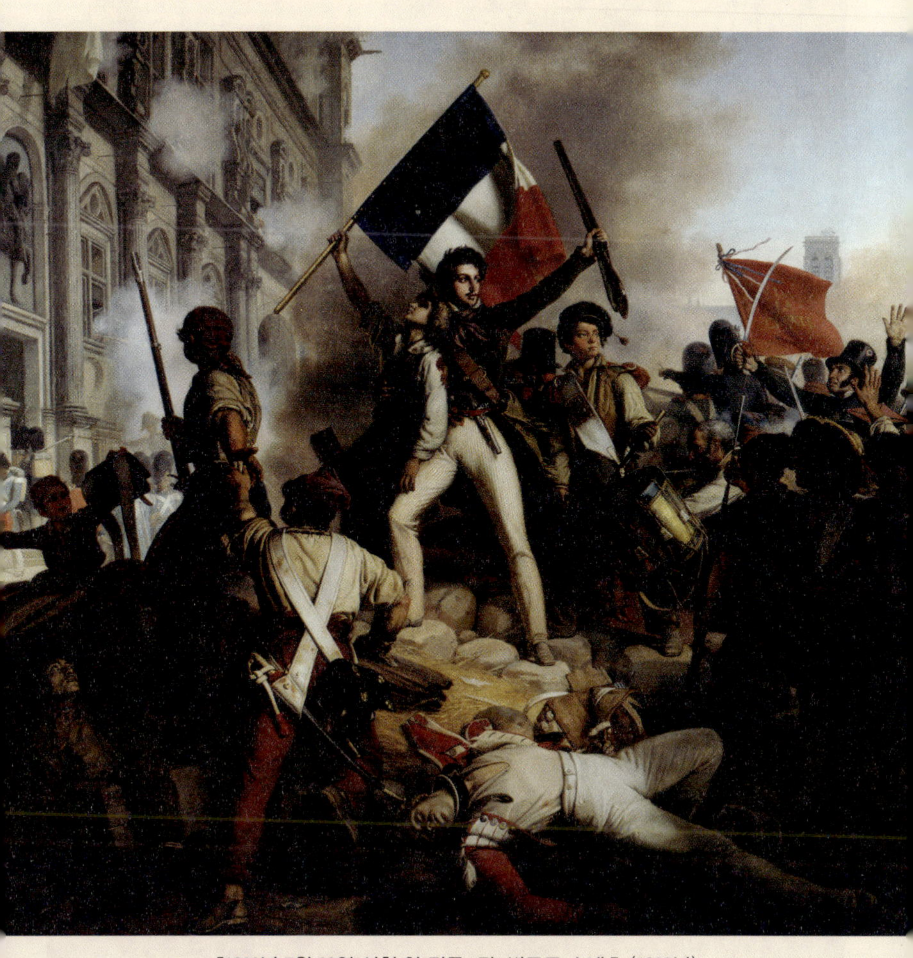

『1830년 7월 28일 시청 앞 전투』 장-빅토르 슈네츠 (1833년)

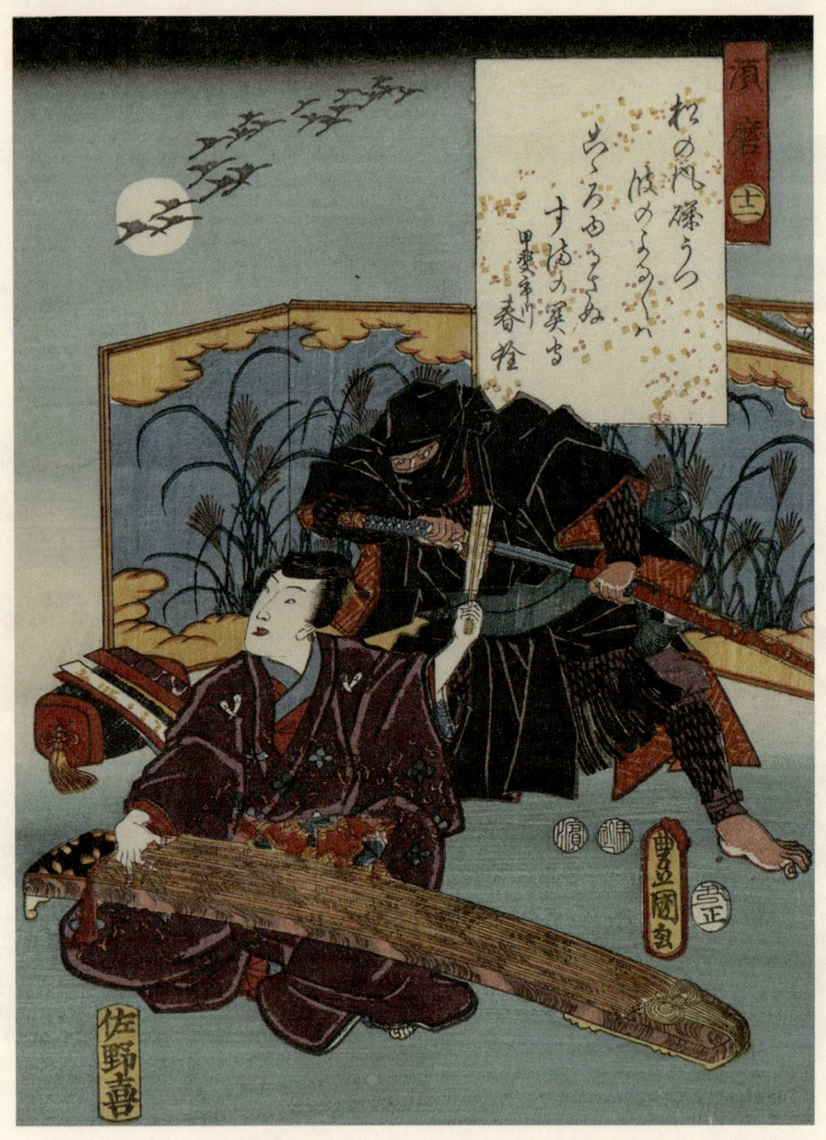

『닌자와 히카루 겐지 왕자』 우타가와 쿠니사다 (1853년)

염증inflammation은 닌자忍者이다

그림 『닌자와 히카루 겐지 왕자』에는 얼굴을 포함한 전신을 짙은 어두운 색 복장으로 돌돌 감싸 쉽게 알아채기 어려운 닌자가 등장한다. 그는 음악에 흠뻑 취해 있는 상대방이 눈치채지 못하게 후방으로 살금살금 접근하여, 곧 장검을 빼 상대방의 목숨을 거두기 직전의 상황이다.

닌자는 일본의 가마쿠라 시대에 최초로 등장하여 메이지 유신 직전까지 활동하였던 일종의 특수 전투 군단이었다. 이들은 첩보, 파괴, 침투, 음모, 암살 등 비전형적 전략을 구사하였고, 은신, 교란, 추리, 위장술에 능통한 달인이었다. 또한 닌자는 수리검, 쿠나이, 닌자도, 수갑구, 마름쇠 등 도주, 응급 전투에 유리한 무기들을 사용하였다.

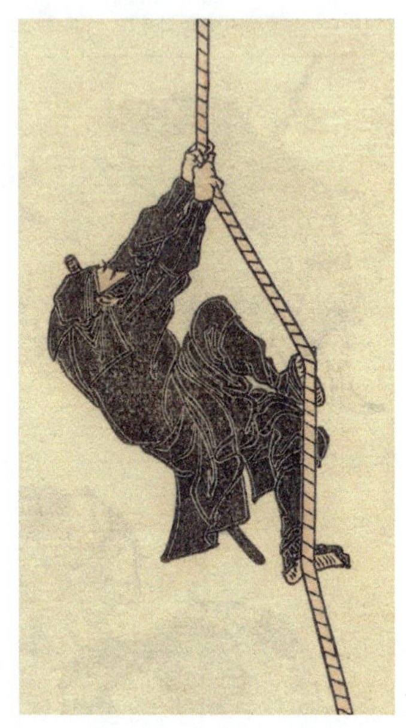

『닌자』 가쓰시카 호쿠사이 (제작년도 미상)

전투 형식의 음지적 특수성으로 닌자에게 가장 중요한 방책은 자신의 존재가 절대로 외부와 상대방에 노출되지 않는 것이었다. 그리하여 얼굴은 긴요한 눈 부위만 남겨 놓고 복면으로 가렸고, 필요에 따라서는 가면, 인피면구 등으로 변장하였다. 복장과 신발은 날렵한 움직임이 가능하게 단출하였으며, 옷 색깔도 눈에 띄지 않는 어두운 색이었다. 닌자에게 핵심적으로 중요한 전투 능력은 그림 『닌자와 히카루 겐지 왕자』에서처럼 상대방이 전혀 모르게 음습陰襲하여 상대방을 제압하는 것이다.

● **염증: 반복자극이 질병으로 진행되는 중간(연결) 단계**

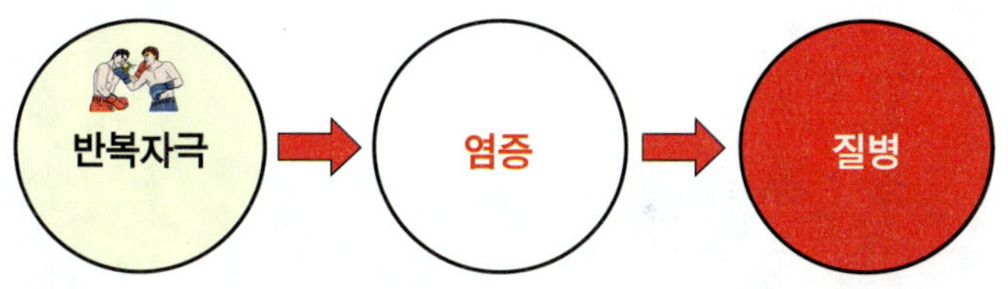

앞에서 수십 차례 강조한 반복자극이 질병발생으로 이어지는 의학적 중간(연결) 단계는 염증이다. 염증은 원래 인체를 보호하기 위한 태생적 방어기전이다. 외부에서 유입된 그리고 내부에서 생성된 인체 자극 물질을 제거하여 생존하기 위한 인체보호 반응이다. 염증의 과정은 무의식적이고 자동으로 진행되며, 의식적 통제가 불가능하다.

염증이 원만히 진행되면, 외부 유입 및 내부 생성된 인체자극물질은 효과적으로 제거되고 인체는 다시 건강 모드로 복귀한다. 문제는 염증이 단기간에 종결되지 않고 장기간 지속되면, 상황이 180도 반전된다. 즉, 염증이 장기간 지속되고 더 나아가 과도하게 항진되면, 인체보호 반응이었던 염증이 아이러니하게도 인체 손상 반응으로 완전히 돌변한다. 염증은 태어날 때부터 장착된 또 하나의 양날을 가진 칼이다.

● 염증의 5대 증상

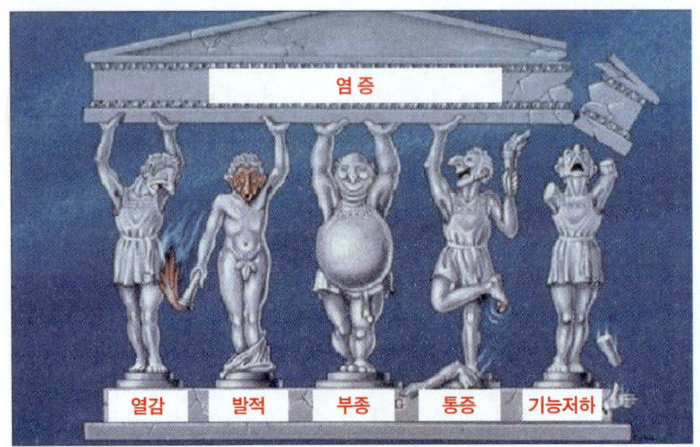

염증의 5대 증상

인체에 염증이 발생되면, 열감, 발적, 부종, 통증, 기능저하의 5가지 전형 증상이 나타난다. 모기나 벌에 쏘이거나 혹은 실수로 칼에 베이게 되면, 전기한 5가지 염증 증상을 확연히 관찰할 수 있다. 다행히 그와 같은 증상을 발현하는 염증은 인간의 오감으로 충분히 감지가 가능하다. 덕분에 치료 시기를 놓치지 않고 적시에 치료받을 수 있게 도와준다. 염증은 한마디로 질병으로 진행되는 위험을 알리고 인체를 보호하는 경비 및 알람 시스템(장치)이다.

● 닌자 같은 저등급 염증low-grade inflammation

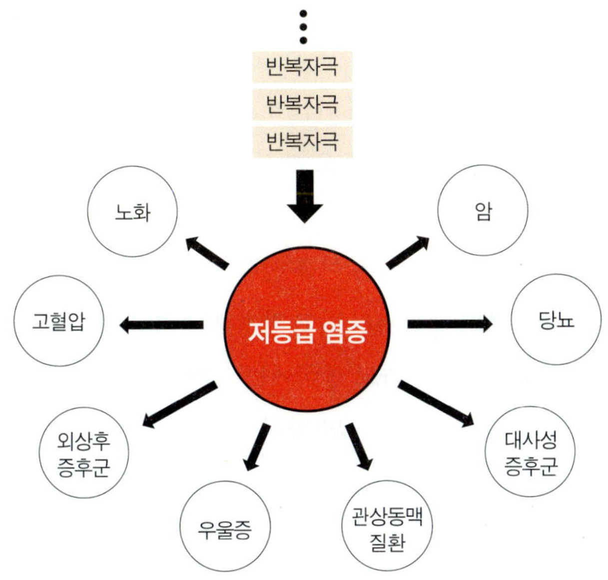

저등급 염증에 의하여 발생되는 질병

인체 보호 시스템(장치)인 염증이 은밀하게 그리고 서서히 질병으로까지 진전되는 것은 저등급 염증 때문이다. 저등급 염증은 앞에서 소개한 염증의 5가지 전형적 증상이 없이 진행되는 염증이다. 저등급 염증에 대한 이해가 중요한 이유는 다음 두 가지이다. 하나는 현대 사회에 만연된

고혈압, 당뇨, 노화, 관상동맥질환, 우울증, 암, 대사성 증후군, 외상 후 증후군 등 대부분 질병이 저등급 염증으로 진행된다.

두 번째는 안타깝게도 인간의 오감은 저등급 염증을 실시간 인지할 수 있을 정도로 아직 충분하게 진화하지 못하였다. 저등급 염증이 진행되면 인체가 조금씩 야금야금 손상되는데도, 정작 인간은 이를 전혀 인식하지 못한다. 그러한 상황이 조기 종식되지 않고 장기간 지속되면, 인체는 손상에서 회복되지 못하고 종국에는 질병으로 진행된다. 저등급 염증은 달리 표현하면 마치 눈치채지 못하게 접근하여 상대방을 제압하는 닌자이다.

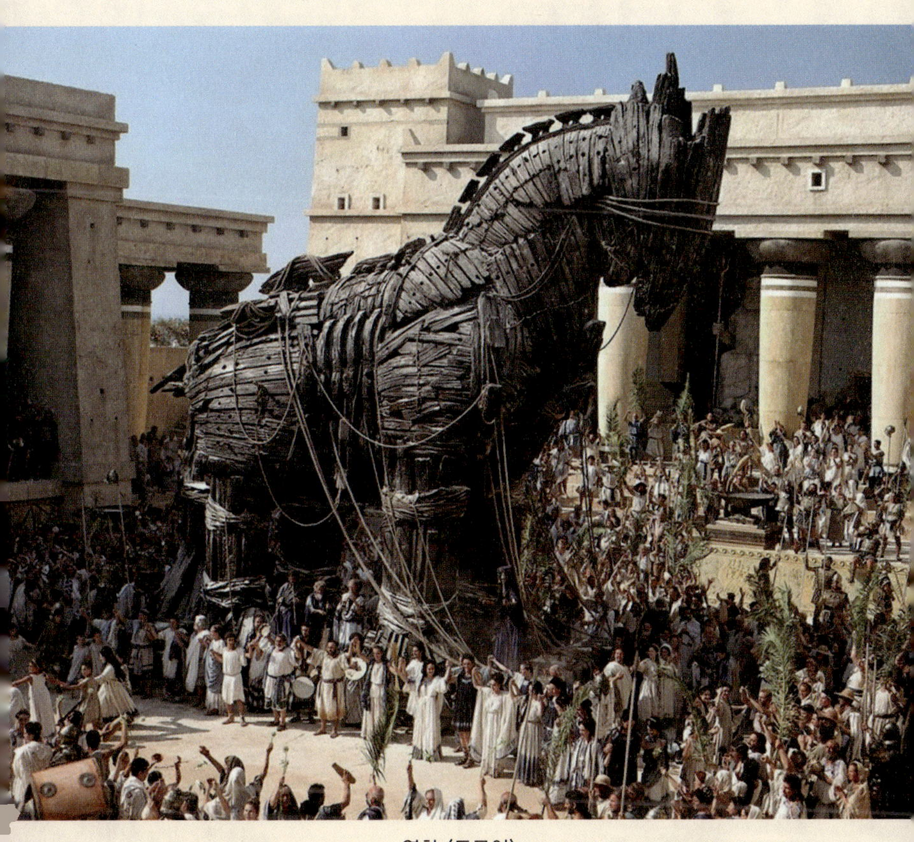

영화 〈트로이〉

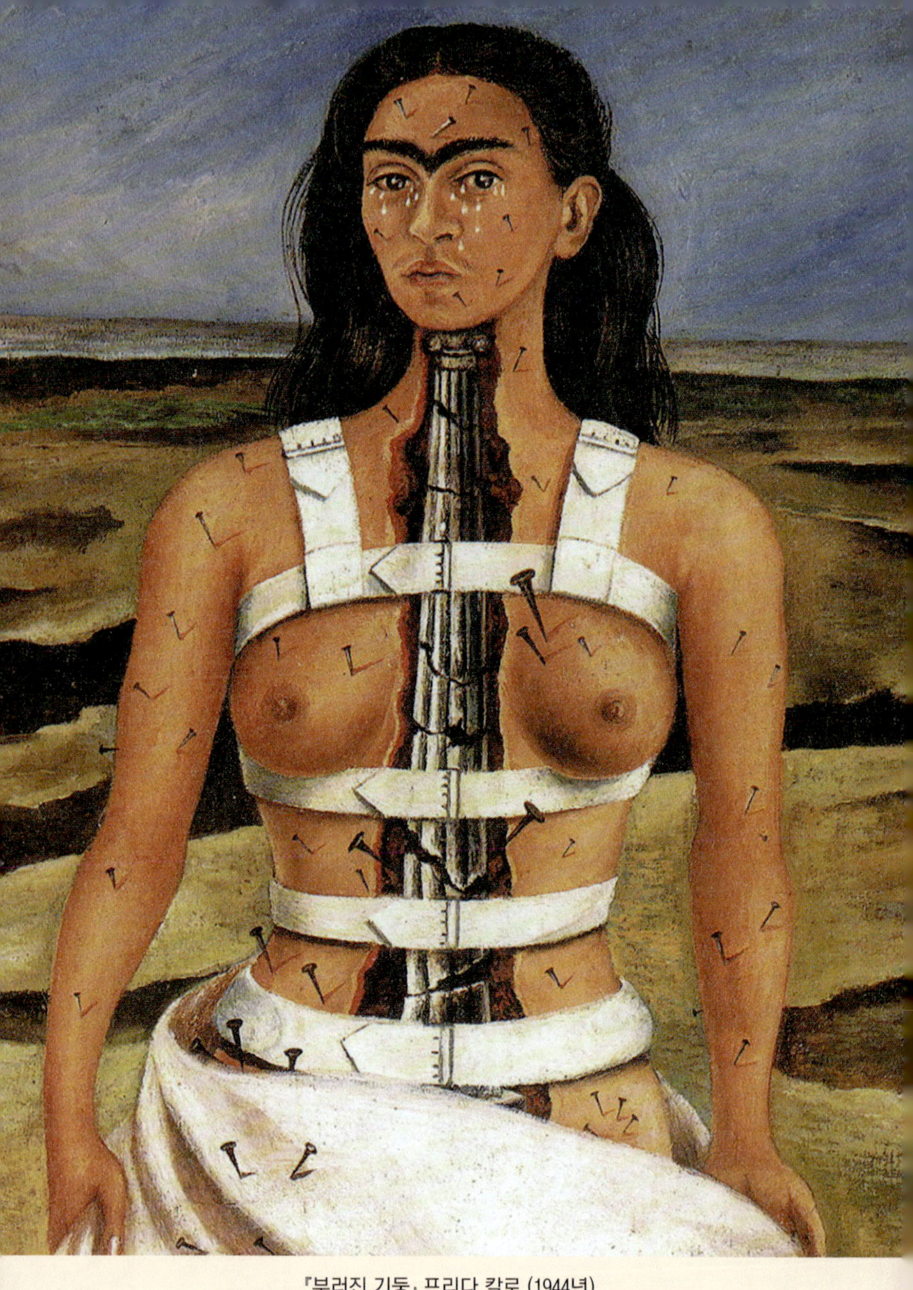

『부러진 기둥』 프리다 칼로 (1944년)

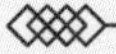

부정적 기억은 질병의 씨앗이다

그림『부러진 기둥』속 여인의 척추에 해당하는 부위가 여러 조각으로 부러졌다. 집으로 비유하면 마치 대들보가 여러 조각으로 절단되어 제대로 서 있기조차 어려운데, 외부에 착용한 통벨트형 지지대로 겨우 버티고 있다. 그러한 척추 상황에 따른 신체 고통은 전신에 못이 박히고 눈물이 비처럼 흘러내릴 정도로 극심하다.

그림에서 색다른 점은 두 가지이다. 하나는 고통의 범위를 의미하는 다양한 크기의 못들이 박힌 위치이다. 못은 상·하지, 몸통 심지어 얼굴에까지 전신에 박혀 있다. 하지만 실제 프리다 칼로가 교통사고 후 수술받았던 부위는 몸통이었지 얼굴은 아니었다. 그림에는 부러진 척추의 신경지배 영역인 몸통과 사지뿐만 아니라, 두뇌 신경의 지배 영역인 얼굴에도 못이 박혀 있다. 이는 본인의 고통이 육체뿐만 아니라 정신 고통도 결코 적지 않음을 암시한다.

다른 하나는 못이 온몸에 걸쳐 촘촘히 박혔는데도 무표정한 얼굴, 야무지게 닫힌 입 그리고 흔들림 없이 정면을 응시하는 눈이다. 그러한 얼굴 모습은 통증이 단기간이 아니라 꽤 오랫동안 지속되었음을 시사한다. 통증이 급성으로 발생하면 본인도 모르게 얼굴 근육이 일그러지고, 입은 화들짝 열리고 눈은 초점을 잃는다. 정면으로 마주하는 여인의 눈은 오랫동안 겪어온 본인의 고통이 얼마나 처절한지 절규하는 듯하다.

그림 『부러진 기둥』보다 7년 전에 그려졌던 또 다른 그림 『기억(심장)』은 섬뜩하다. 그림 중앙에 한 여인이 서 있는데 왼쪽 가슴이 뻥 하니 뚫렸고, 그 가슴을 긴 막대기가 휘젓고 있다. 더 나아가 정상적으로 왼쪽 가슴에 있어야 할 심장은 뜯겨 땅바닥에 내동댕이쳐졌고, 그 심장에서는 벌건 피가 콸콸 쏟아져 주위를 흥건히 적신다. 그림의 내용이 매우 살벌한데, 제목은 특이하게도 전혀 다른 형상의 의미를 담은 두 단어 기억과 심장을 함께 묶어 놓았다. 심장을 후벼 파는 아픔이라는 표현이 있는데, 제목으로 추정할 때 그림 『기억(심장)』에는 심장이 뜯겨 나가는 고통을 간직한 기억을 담았다.

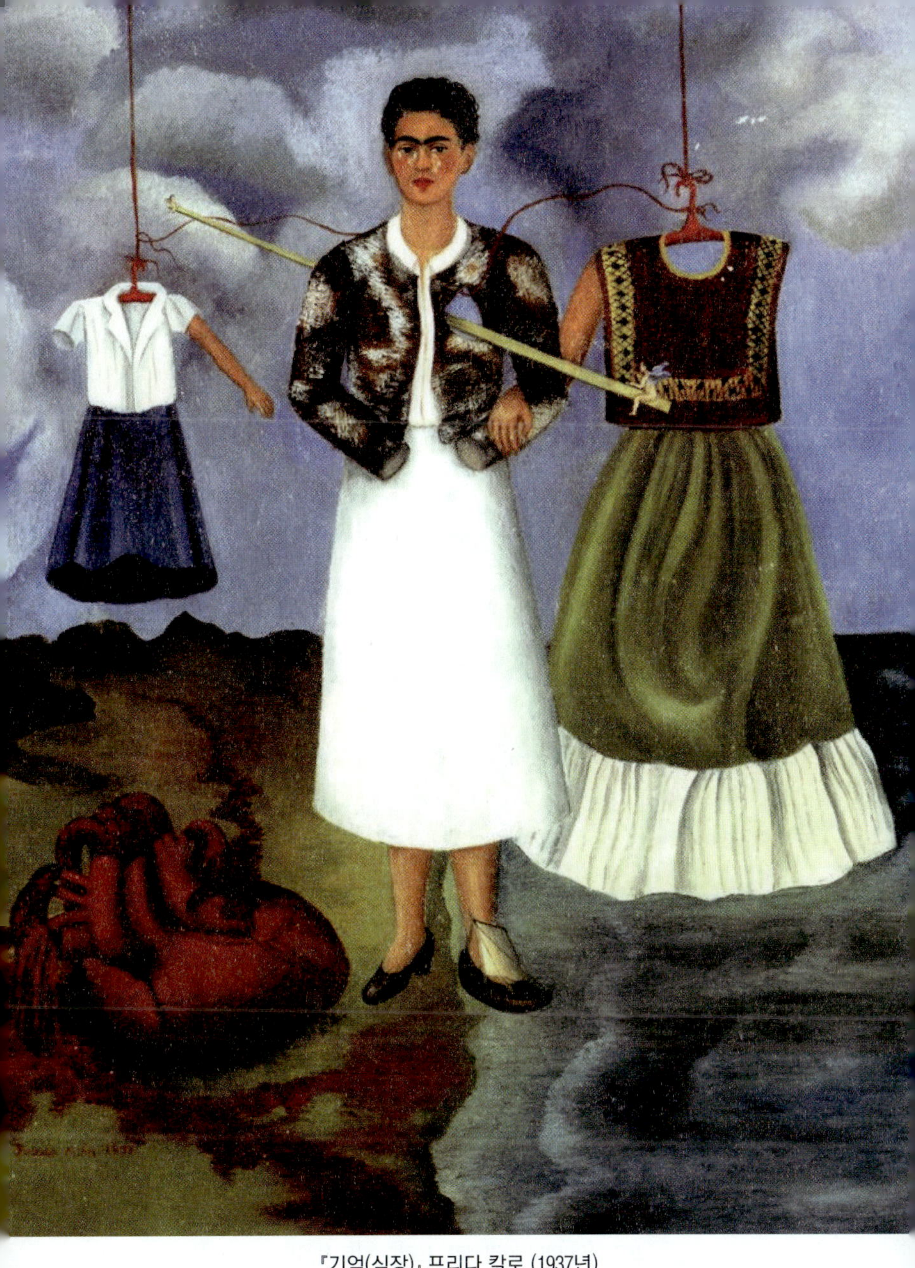

『기억(심장)』 프리다 칼로 (1937년)

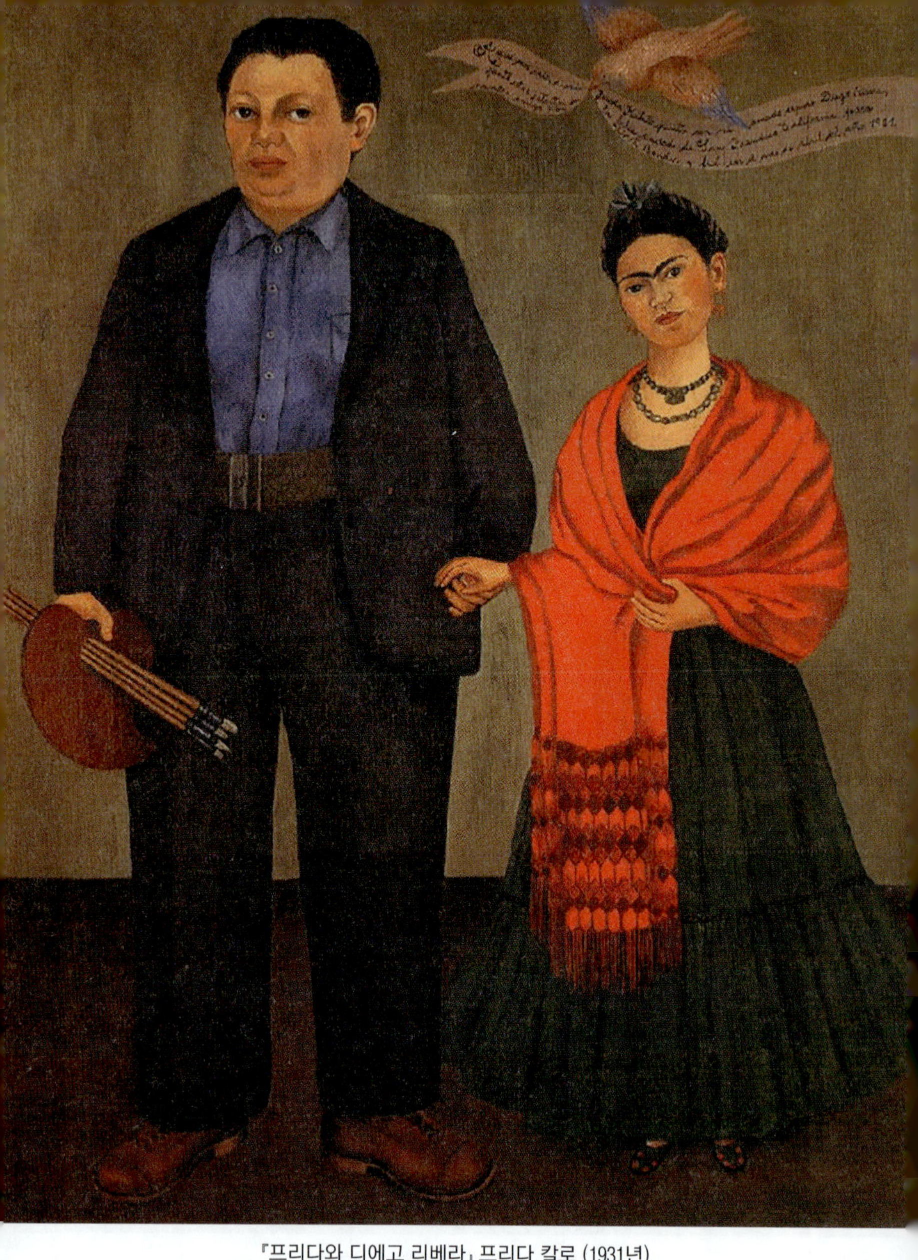

『프리다와 디에고 리베라』 프리다 칼로 (1931년)

● 프리다 칼로의 기억

그렇다면 과연 어떤 기억이 화가 프리다 칼로에게 심장이 뜯겨져 나갈 정도의 심한 고통을 주었을까? 프리다 칼로의 평생소원은 다음의 세 가지였다: 그림을 계속 그리는 것, 혁명가가 되는 것, 화가 디에고 리베라와 함께 사는 것. 그녀는 그토록 간절히 원하였던 21세 연상의 디에고 리베라와 마침내 결혼했다.

문제는 디에고 리베라는 결혼 전 이미 수많은 여성편력이 있었고, 결혼 후에도 그러한 행태는 멈추지 않았다. 남편의 불륜에 그녀가 평생소원을 성취하곤 느꼈던 기쁨, 환희, 만족의 크기만큼 배반감, 질투, 분노의 감정도 깊었을 수밖에 없었으리라! 그러한 와중에 남편이 자신의 동생 크리스 칼로와도 부적절한 관계를 하면서, 그녀의 마음 상처는 극에 이른다. 그림 『기억(심장)』에는 프리다 칼로가 겪었던 부정적 감정 경험의 기억에 의한 상처가 적나라하게 묘사되었다. 심장이 뜯겨 나가는 고통을 주는 기억!

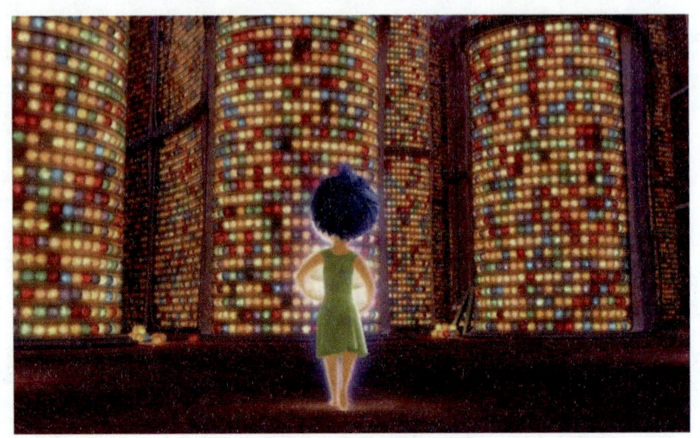

영화 〈인사이드아웃〉: 기억창고

부정적 기억은 건강력力의 핵심 주제 중 하나이다. 영화 <인사이드아웃>에서는 인간이 태어나면서부터 겪은 모든 경험이 차곡차곡 쌓여 있는 기억창고가 애니메이션으로 소개되었다. 세상을 살다 보면 천양지차의 사람들과 만나고 부딪치면서 다양한 사건들을 마주하는데, 특히 진화의 키워드인 생존과 번식에 긴요한 사안의 경험은 더없이 소중하다. 그와 같은 과거 경험의 기억을 잊지 않고 기억창고에 고이 간직하는 것은 생존을 위하여 절대적으로 필요하다.

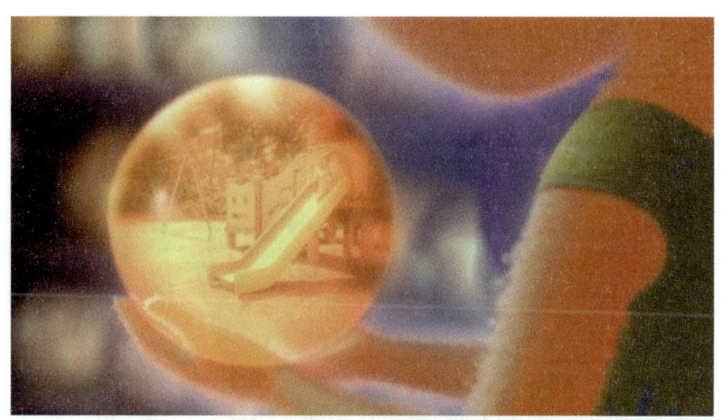

영화 〈인사이드아웃〉: 기억 상기

그러한 경험은 삶 중 과거와 동일한 상황이 재현될 때마다 기억창고에서 끄집어내져, 똑같은 행동을 반복하는 실수를 되풀이하지 않도록 도와주는 천금 같은 지침서가 된다. 그 결과 생물학적 존재로서의 생명을 보호하는 것은 물론 과거에 저질렀던 실수를 줄여줘, 실패를 미연에 방지하고 성공하는 삶으로 이끌어 준다. 과거 경험 기억의 긍정적 측면이다.

● 부정적 기억의 의학적 측면

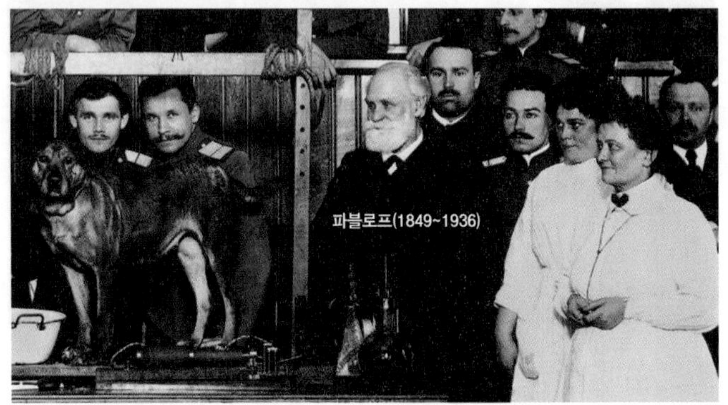

러시아 생리학자 파블로프가 조건반사 실험하는 모습

기억에 관련되어 의학적으로 무척 흥미로운 실험을 소개한다. 파블로프의 조건반사 실험은 파블로프의 개로 널리 알려진 실험으로, 뇌 생리학 분야에 새로운 길을 열어준 과학사 및 의학사에 길이 빛나는 연구이다. 실험의 과정은 다음과 같다. 처음에 개에게 종소리를 들려주면서 먹이를 준다. 개는 먹이를 맛있게 먹으면서 소화를 도와주는 침을 반사적으로 분비한다. 그와 같은 과정을 일정 기간 되풀이 학습시킨 후 먹이를 주지 않고 종소리만 울려도, 신기하게 개는 먹이를 주었을 때와 똑같이 침을 분비한다.

이 실험은 질병예방 및 건강에 중요한 다음 세 가지를 담고 있다. 첫째는 개가 먹이도 없는데 종소리만 듣고 침을 분비한 것은, 종소리가 들리면 반드시 음식을 먹었던 과거 경험의 기억이다. 그 기억을 상상으로 상기하는 것만으로도, 의도적 조작이 어려운 침샘을 자극하여 자동으로 침을 분비한다. 이 실험은 비록 개에서 진행되었지만 인간에게도 100% 그대로 적용되며, 건강력力에 보석처럼 귀한 과학적 사실이다. 즉, 과거 경험의 기억을 상기하면 (본인은 의식하지 못하지만) 단 1초의 지체도 없이 곧바로 인체의 세포와 장기가 활성화되어 물질을 생성한다.

둘째는 기억은 눈에 보이지 않지만invisible, 그 기억을 상기하는 순간 (중간에 여러 신경 작용을 거치게 되면) 눈으로 확인이 가능한visible 침이라는 물질을 만들어낸다. 기억은 혈액검사, 영상(초음파, CT, MRI, PET-CT 등)검사 그리고 조직 검사로 확인할 수 있는 형체가 전혀 없다. 하지만 파블로프의 실험에 의하면, 개에게 침이라는 객관적으로 확인이 가능한 물질을 분비하게끔 유도한 근원은 객관적으로 가시화할 수 없는 기억이다.

마지막 하나는 기억은 시간상으로 과거이지만, 그것을 상상으로 상기하는 순간 뇌에서는 곧바로 현재 상황으로 돌변한다. 뇌는 현실과 상상을 전혀 구별하지 못한다. 매우 특이하게도!!! 뇌는 과거 기억을 상기하거나 혹은 미래 걱정을 머릿속으로 상상만 하더라도, 그 즉시 현재 시점에서 일어나는 상황으로 인식한다. 그리고 곧이어 인체에서는 그에 상응하는 생리 반응이 자동으로 진행된다. 파블로프의 개가 종소리만 듣고 침을 분비한 것은, 과거 음식 먹었던 기억을 머릿속으로 상상하자마자 뇌에서 현재 상황으로 인지되어 생리반응이 자동으로 활성화된 결과이다. 이와 같은 현상은 앞 장에서 소개한 적응반응에도 100% 똑같이 적용된다.

파블로프의 조건반사 실험에 의하면, 기억에 관련되어 다음 현상이 우리 인체에서 항상 진행되고 있다. 만약 그 기억이 즐겁고 보람차고 흐뭇한 내용이라면, 마치 파블로프 실험 개의 침 같이 음식물 소화를 도와주는 인체유익 화학물질이 만들어져 인체 건강에 이롭다. 하지만 만약 그 기억이 미움, 분노, 공포의 내용이라면, (태어날 때부터 장착된 적응반응을 활성화시켜) 스트레스호르몬과 인체유해 화학물질이 자동으로 만들어진다. 기억을 상기할 때마다 매번!!!

● 기억의 되새김질

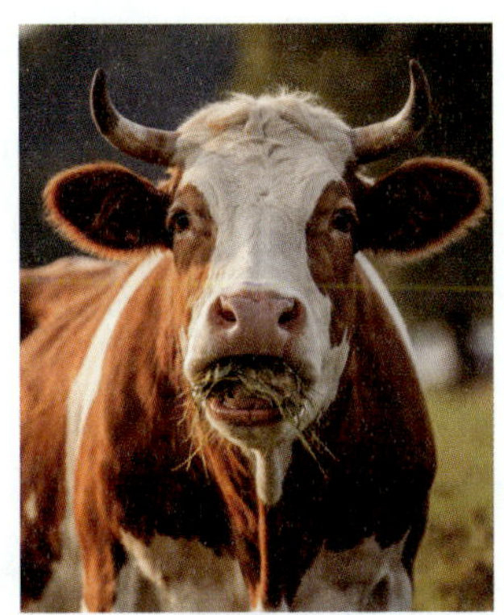
소의 되새김질

과거 기억의 상기에 따른 화학물질의 생성은 집이든 회사이든 장소에 관계없고, 밥을 먹든 용가를 하든 행위에 관계없고 그리고 낮이든 밤이든 시간에도 관계없다. 과거 경험의 기억을 마치 소 되새김질하듯 인지 없이 불현듯 되새기더라도, 그때마다 몸속에서는 (본인이 의식하지 못하는 사이 반사적으로) 어김없이 화학물질이 만들어진다. 결국 과거 깊은 감정적 아픔을 안겨주었던 경험의 기억을 현재 시점에서 뒷담화하듯 의도적으로 혹은 부지불식중 갑자기 상기하면, 그때마다 본인도 모르게 인체유해 화학물질이 생성되는 현상을 절대로 피할 수 없다.

정리하면 부정적 기억을 잊어버리지 못하고 습관적으로 상기할 때마다 인체유해 화학물질이 자동으로 생성된다. 그리고 그 화학물질은 마치 녹이 강철을 야금야금 뭉그러뜨리듯 인체를 점점 손상시켜 종국에는 질병을 유발시킨다. 프리다 칼로는 사춘기 시절 교통사고로 신체가 심하게 손상되어 큰 수술을 여러 차례 받았으며, 수술 후유증에 따른 신체 기형으로 육체 고통이 심하였다. 그렇다 하더라도 왕성히 작품 활동을 할 나이인 47세에 아쉽게도 유명을 달리하였다. 그림 『기억(심장)』을 감안하면 남편 디에고 리베라가 저질렀던 불륜의 부정적 기억이 그녀의 요절과 무관하지 않을 것으로 추정된다. 너무나도 안타까운 일이다.

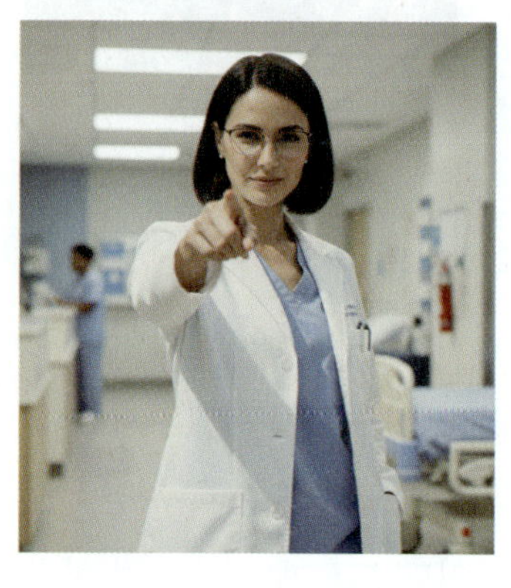

다만 본 책의 목적인 건강을 유지하고 질병을 예방하기 위한 힘力을 기르기 위해서는, 어쩌면 몰인정하다 할 수 있지만 냉정한 시각과 과학적 분석이 필요하다. 그러한 관점에서 명심할 점은 부정적 경험의 기억을 제공한 사람은 상대방이지만, 그 기억을 반복적으로 끄집어내 현재 시점에서 되새김하는 사람은 다름 아닌 본인이라는 사실이다.

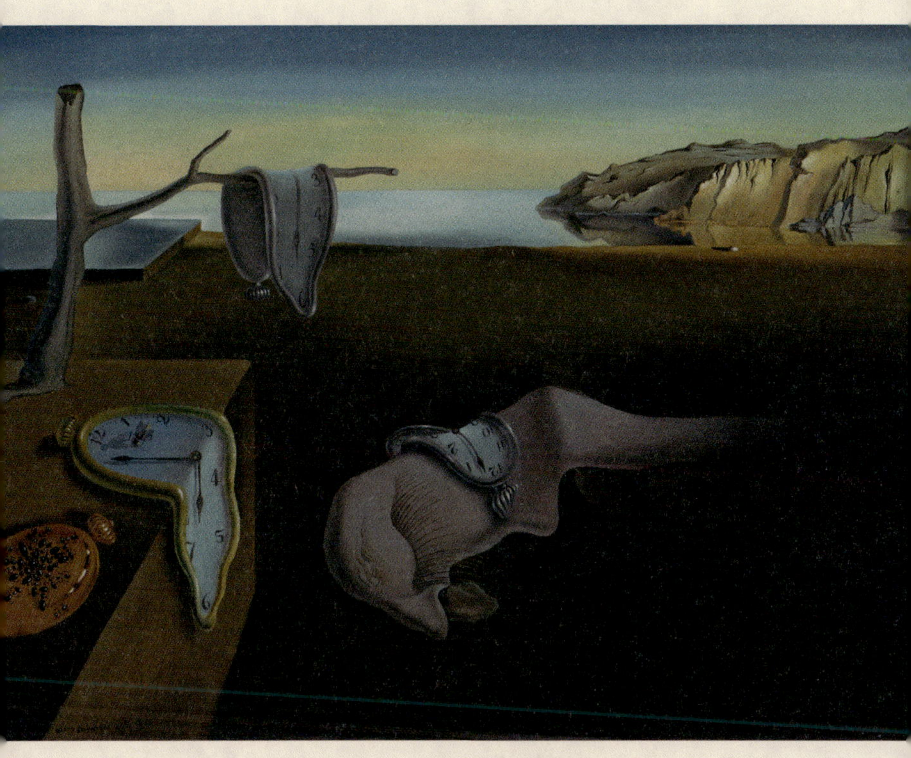

『기억의 지속』 살바드로 달리 (1931년)

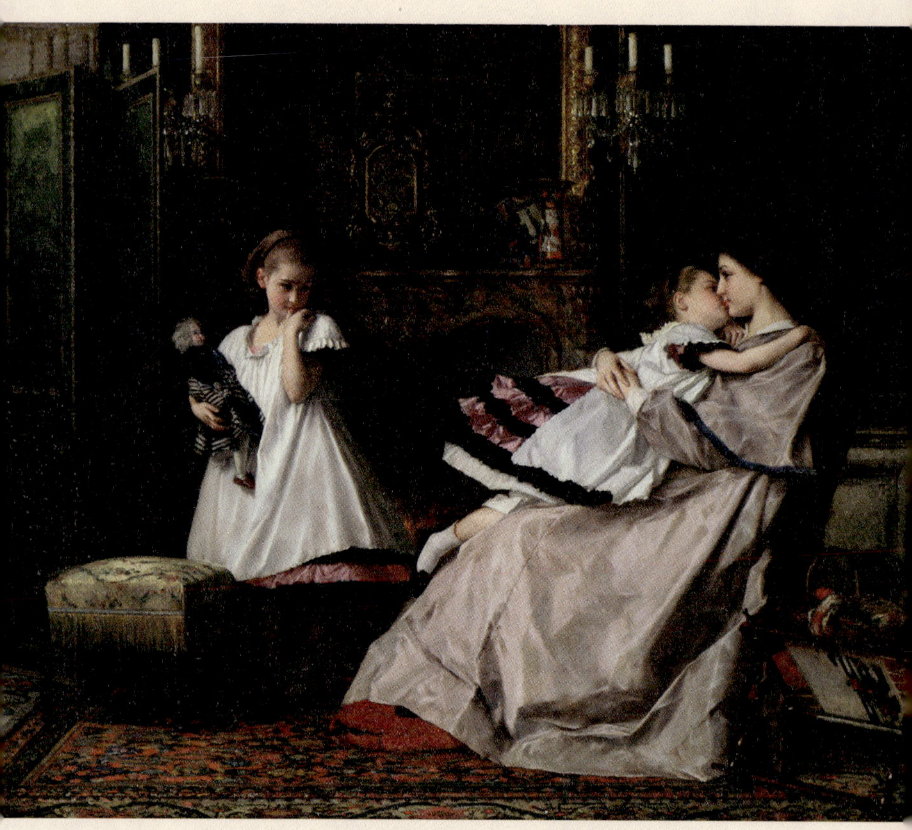

『모성애』 구스타브 레오나르 드 종게 (제작년도 미상)

인간이해력 13

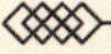

상처 입은 마음속(내면)아이 inner child

그림 『모성애』에는 꽃 화분 하나 없고 거무틱한 배경의 응접실에 엄마와 두 아이가 있다. 두 아이는 펑퍼짐한 흰 드레스 속 3줄의 검은색 레이스로 장식된 분홍색 원피스를 똑같이 입어 자매로 짐작된다. 자매 중 더 어려 보이는 아이가 엄마 품에 착 감기듯 안겨 있다. 오른팔은 엄마의 어깨에 턱 얹혀 놓고 반대편 어깨에 올려진 머리는 자연스럽게 뒤로 젖혀져 엄마품의 안락함을 만끽 중이다.

의자 깊숙이 기대앉은 엄마는 품에 안긴 딸이 행여 떨어질까 소중히 두 손으로 감싸고, 딸아이가 혹시라도 깰까 숨소리를 최대한 얕게 유지한다. 다정히 부둥켜안은 모녀는 둘이 아니라 서로 녹아 들어 한 몸이다.

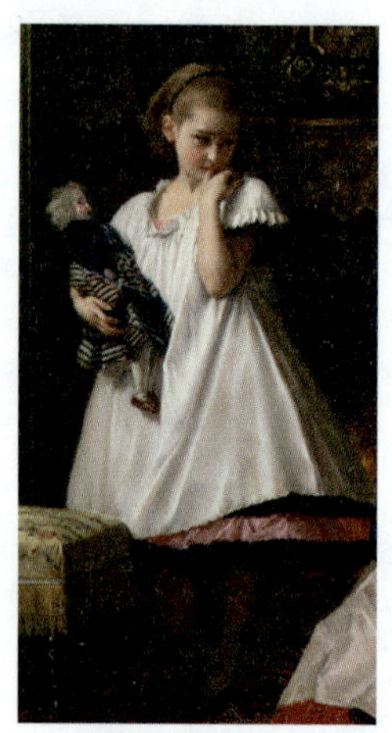

『모성애』 부분

그러한 모녀의 두어 발짝 앞에 언니가 서 있다. 언니의 오른손에는 고급 천으로 멋지게 장식한 인형이 들려져 있고, 몸은 인형 방향을 향하고 있다. 하지만 아이의 눈은 인형이 아닌 바로 자신 앞에 한 몸처럼 켜 안은 엄마와 동생을 향하고, 전체적 표정이 결코 밝지 않다. 새끼손가락을 입에 물고 엄마와 동생 쪽으로 비껴 기울인 얼굴에는, 엄마 품에 안겨 사랑을 독차지한 동생에 대한 부러움과 질투가 배어 있다. 동생에 대한 엄마의 편애에 언니는 마치 한 가족이 아닌 이방인처럼 버름하다.

그림 『새임마』에서 새엄마가 젖을 먹이면서 흐뭇한 표정으로 갓난아기를 내려다본다. 한 손은 엄마 젖가슴에 올려놓고 열렬히 젖을 빨고 있는 아이는 어찌나 만족스러운지 두 다리를 축 늘어뜨린다. 바로 옆에 짙은 문양으로 장식한 원피스와 빨강 구두로 앙증맞게 차려입은 어린 여자아이가 작은 걸상에 올라 어머니에게 적극적으로 의견을 피력한다. 어머니 젖의 달콤한 옛 추억을 아직도 간직한 듯

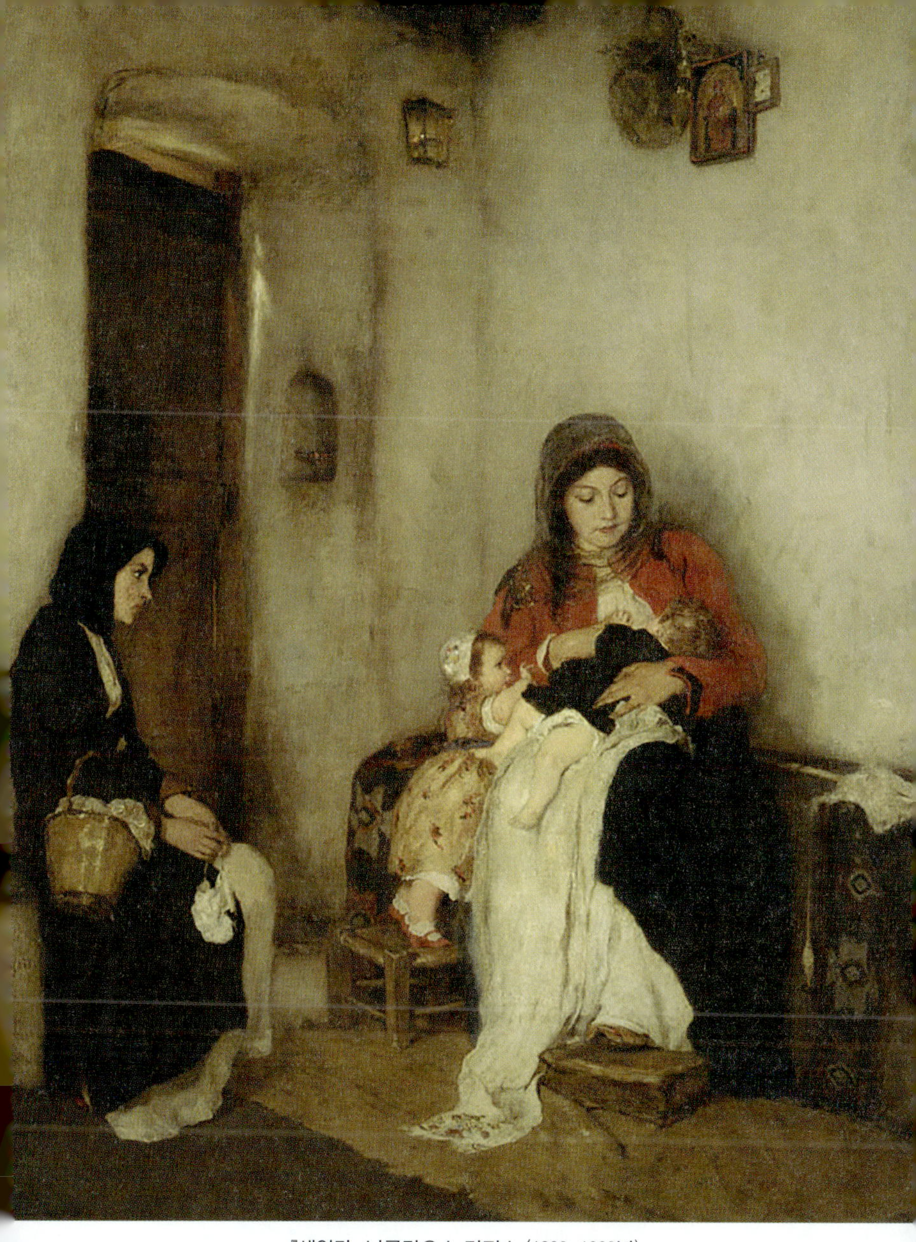

『새엄마』 니콜라오스 기지스 (1882-1883년)

아이는 동생이 코 박고 먹는 젖을 좀 달라고 깨금발 딛고 포동포동한 팔을 한껏 뻗친다. 젖을 먹이는 어머니와 어머니 젖을 두고 펼쳐지는 두 자녀의 아웅다웅하는 모습에 만족과 도타움이 한가득이다.

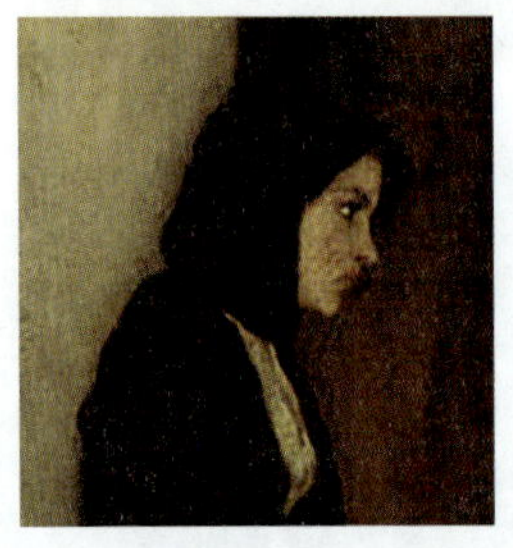

『새엄마』 부분

약간 떨어진 앞쪽 아무것도 깔지 않은 토방 위 소녀는 아이에게 젖을 먹이는 새엄마와 아이들을 향하여 앉아 있다. 그런데 새엄마에 껌딱지처럼 붙어있는 어린아이의 밝고 귀여운 복장과 달리, 이 소녀의 옷은 매우 칙칙하고 투박하다. 소녀의 머리를 둘러싼 마치 히잡 같은 두건도 어둠침침하고, 옹골지게 다문 입과 흰자위가 훤히 드러나게 치켜뜬 눈에는 노기가 가득하다. 새엄마와 이복동생들에 대한 불만과 미움이 무척 사무쳐 있는 듯하다.

아마도 새엄마로부터 본인의 자존심과 안위에 관련되어 공정하지 못한 대우나 구박이 오랫동안 있었을 듯싶다. 숨소리도 들릴 정도 근거리의 새엄마 면전임에도 숨김없이 드러난 얼굴 표정에서, 지난 세월 새엄마로부터 소녀가 겪은 상처가 결코 가볍지 않았음을 암시한다.

지난 장에서 소개하였던 그림 『제발, 들어가지 마세요』에는 한창 실랑이 중인 부부 사이에 한 아이가 등장한다. 벌겋게 상기된 양 볼, 아빠를 쳐다보는 두 눈 그리고 엄마의 치마를 힘껏 움켜잡은 쪼끄만 손에서 두려움이 짙게 배어 있다.

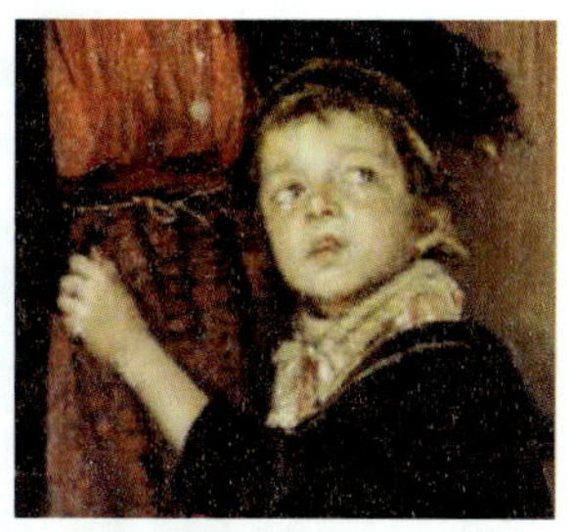

『제발, 들어가지 마세요』 부분

● 마음속(내면)아이의 상처

어린 시절에 겪는 신체적, 언어적, 정신적 및 성적으로 부정적 경험은 공포, 두려움, 불안, 절망, 우울, 분노의 부정적 감정을 유발한다. 그 경험은 평생 잊지 못할 깊은 상처를 입혀, 마치 단단한 암석에 또렷이 새겨진 글씨처럼 뇌에 깊게 각인된다. 어린 시절은 자아 이미지가 형성되는 중요한 시기인데, 부정적 사연을 경험하면 자아 이미지가 심각하게 왜곡 및 훼손된다. 그와 같이 왜곡-훼손된 자아 이미지는 부정적 기억과 감정을 간직한 채 무의식, 즉 자신 내면의 깊고도 깊은 곳에 상처 입은 마음속(내면)아이로 남게 된다.

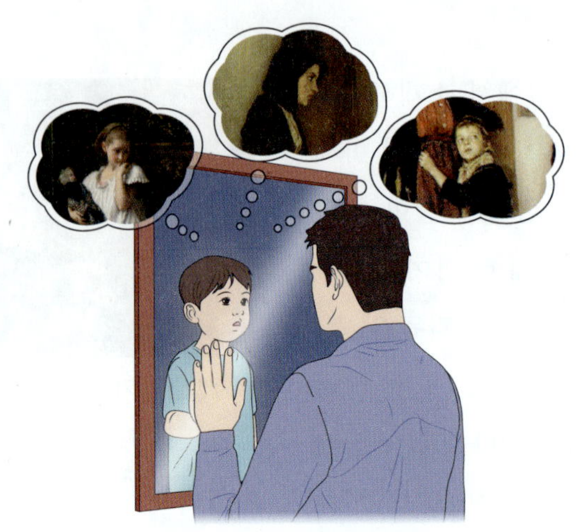

상처 입은 마음속(내면)아이

세월이 지나고 나이가 들어 어른이 되면, 신체는 자연스레 진행되는 생물학적 성장을 꾸준히 지속하여 외모나 성적으로나 건장한 어른 육체를 갖춘다. 하지만 무의식 깊은 곳의 마음속(내면)아이는 왜곡-훼손된 자아 이미지와 원만히 해결되지 못한 기억과 감정의 상처를 지닌 어린아이 상태로 정지된 채 머물러 있다. 그러한 마음속(내면)아이는 나이 지긋한 어른도 순식간에 철부지 어른adult child으로 만들어 버리고, 살면서 마주하는 사안마다 현재를 기반으로 진행되는 실제 현실actual reality이 아닌 과거로 기반으로 진행되는 심리적 현실psychic reality로 데려간다.[1]

---

1 《30년만의 휴식》 이무석, 비전과 리더십, 2006년

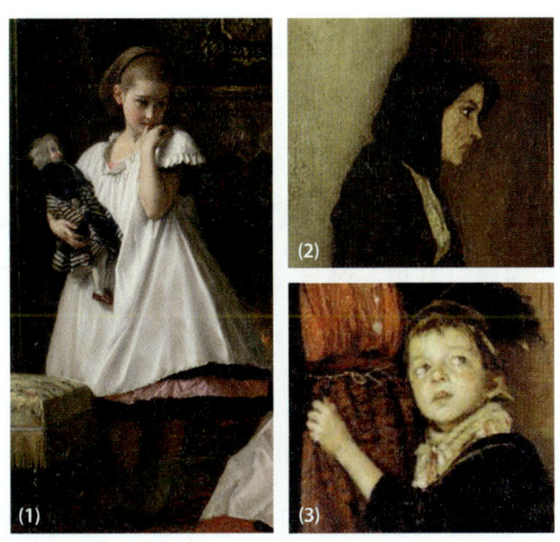

(1)『모성애』 부분, (2)『새엄마』 부분, (3)『제발, 들어가지 마세요』 부분

상처 입은 마음속(내면)아이는 마치 LP 레코드판에 파 놓은 홈처럼 혹은 아웃풋이 미리 정해진 컴퓨터의 프로그램처럼 혹은 특정 영상을 담은 필름처럼 삶 중 마주치는 사안마다 결정적 영향을 미친다. LP 레코드판의 고정된 홈은 백양백색의 턴테이블에서 항상 동일한 음악을 들려주며, 컴퓨터의 아웃풋이 정해진 프로그램은 입력한 데이터의 종류와 관계없이 항상 동일한 결과를 보여주고, 특정 영상이 박힌 필름은 각양각색의 불빛을 비추더라도 항상 동일한 장면을 재현한다.

마음속(내면)아이가 형성된 것은 오랜 과거이지만, 현재 생활 중 특정 상황을 마주할 때마다 일정한 패턴의 감정반응과 행동을 너무나도 자연스럽게 표출한다. 비합리적이고 유치한 형태의 감정반응과 행동이지만, 여과 없이 그리고 순식간에 진행되기 때문에 본인은 전혀 인지하지 못한다.

상처 입은 마음속(내면)아이를 간직하고 성인이 되었을 때 우려되는 상황은 다음 두 가지이다. 하나는 주변 사람과의 불화이다. 일반적으로 성인이 되면 공식적 교육과정도 마치고 능력을 갖추어 직장에 취직하고, 인연이 닿는 반려자를 만나 가정을 꾸린다. 직장과 가정에서는 언제나 이런저런 사안이 발생하고, 그때마다 감정이 유발되고, 행동하고, 말하고 또한 어떤 결정을 내려야 한다. 상처 입은 마음속(내면)아이는 그와 같은 여러 상황에 의식하지 못하는 사이 강력히 관여하여, 마치 꼭두각시를 조정하듯 당사자의 뇌, 혀, 사지를 원격 조정하여 주변 사람과의 갈등을 유발한다. 결국에는 4단계 습관고리를 활성화시키는 신호인 사연을 줄기차게 만들어 낸다.

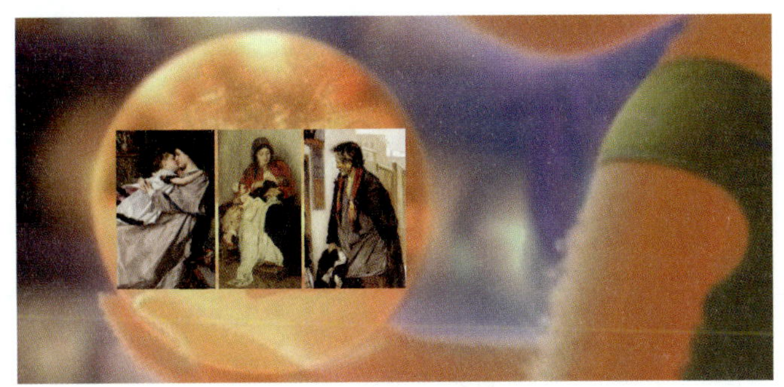

영화 〈인사이드아웃〉: 기억 상기

다른 하나는 질병 발생의 가능성이다. 원만하게 풀어내지 못한 상처 입은 마음속(내면)아이는 삶 중 불현듯 과거 기억을 떠올리거나 혹은 현재 생활 중 비슷한 사연을 마주칠 때마다, 어린 시절에 경험하였던 동일한 감정(공포, 두려움, 분노 등)에 또다시 휩싸인다. 그러면 곧바로 (태어날 때부터 탑재된) 적응반응이 반사적으로 작동되면서, 외부 유해물질(술, 담배, 과량 음식 등)을 유입하거나 내부에서 양날의 칼 같은 인체유해물질을 왕성히 생성하여 전신에 뿌린다. 외부 유입된 혹은 내부 생성된 유해물질은 인체를 자극하게 되고, 그러한 상황이 장기간 반복되면 물질로 이루어진 인체의 손상과 질병을 피할 수 없다.

● 어린 시절 상처 후 성인 질병

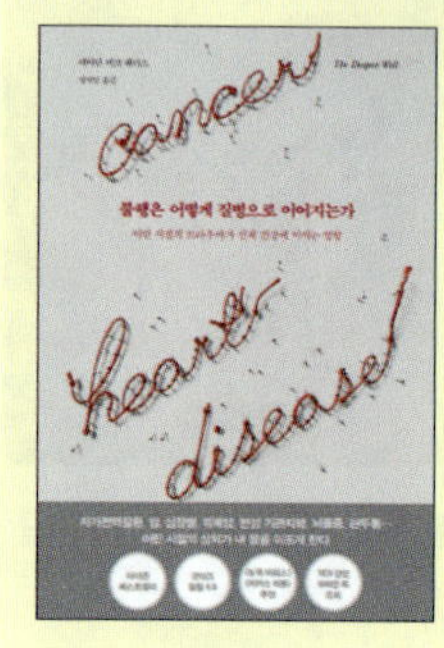

- 암, 2배
- 심장질환, 2.2배
- 만성폐질환, 3.9배
- 자가면역질환, 2.4배
- 우울증, 4.6배
- 기대수명, 20년 짧음

어린 시절 부정적 경험에 따른 성인 질병 발생[2]

어린 시절 부정적 경험과 성인 질병 발생의 관계에서, 어린 시절 부정적 경험치가 많으면 많을수록 성인이 되었을 때 건강 손상 습관과 질환의 발생률이 높다. 어린 시절에 학대(정신적, 신체적, 성적)와 집안 기능장애(약물남용, 정신질환, 학대당하는 엄마, 범죄행위)의 경험 빈도가 많을수록, 성인이 되었을 때 우울증 4.6배, 암 2배, 허혈성 심장병 2.2배, 뇌졸중 2.4배, 당뇨병 1.6배, 만성폐질환 3.9배, 심한 비만 1.6배, 자가면역질환 2.4배나 증가하였다. 또한 기대수명은 20년이나 짧았다.

---

2 《불행은 어떻게 질병으로 이어지는가》 네이딘 버크 해리스, 심심, 2019년

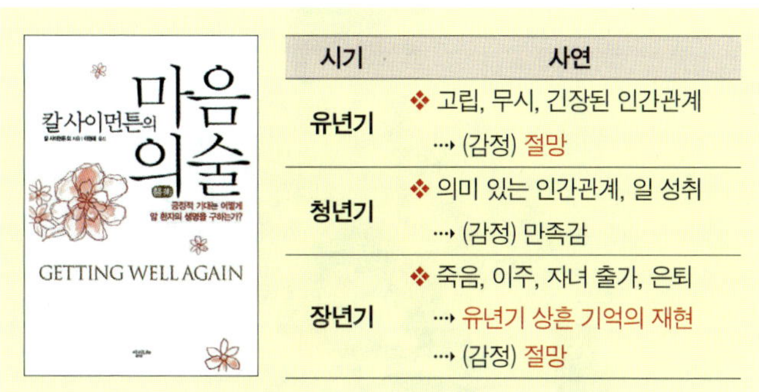

시기	사연
유년기	❖ 고립, 무시, 긴장된 인간관계 ···› (감정) 절망
청년기	❖ 의미 있는 인간관계, 일 성취 ···› (감정) 만족감
장년기	❖ 죽음, 이주, 자녀 출가, 은퇴 ···› 유년기 상흔 기억의 재현 ···› (감정) 절망

암 환자(500명 이상)의 인생 이력[3]

500명 이상 암 환자의 인생 이력을 조사하였을 때, 다음과 같은 현상이 관찰되었다. 유년기에 고립, 무시, 긴장된 인간관계 등으로 인하여 절망의 감정을 강렬하게 경험한다. 청년기에는 의미 있는 인간관계, 일 성취 등으로 감정적으로 만족감을 느낀다. 그 후 장년기에 지인의 죽음, 이주, 자녀 출가, 은퇴 등으로 오랫동안 잊혀졌던 유년기 상흔이 재현되면서 절망의 감정을 다시 느낀다.

---

3 《마음의술》 칼 사이먼트, 살림LIFE, 2009년

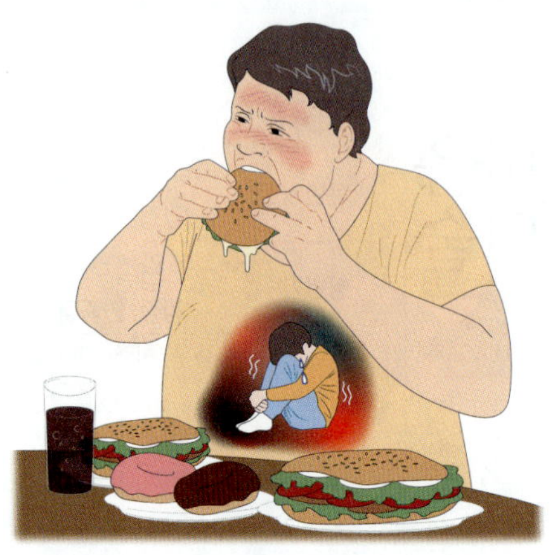

과식(폭식)을 유도하는 상처 입은 마음속(내면)아이

어린 시절 부정적 경험을 겪은 경우 성인 질병의 발생이 높은 이유는, 크게 다음 두 가지이다. 하나는 여러 사람과 섞여 살면 필연적으로 발생되는 스트레스에 대한 적응반응의 조절 장애이다. 즉, 스트레스의 강도가 낮은 상황에서도 (일반인과 비교하여) 적응반응이 빈번하고 과도하게 작동된다. 그와 같은 현상이 어린 시절부터 성인이 될 때까지 수십 년 동안 작동되고, 그때마다 인체 내부에서는 양날의 칼 같은 화학물질이 시도 때도 없이 반복적으로 생성된다.

다른 하나는 투쟁-도피 반응의 대안행동인 음주, 흡연, 과식(폭식), 약물남용 등 건강을 해치는 습관이 은연중에 형성된다. 결과적으로 인체유해 외부화학물질이 빈번하게 또한 반복적으로 유입된다.

● 부모님들께서 유의하실 점

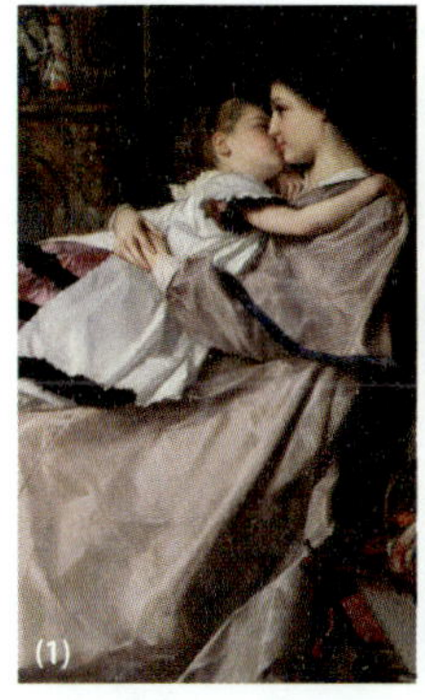
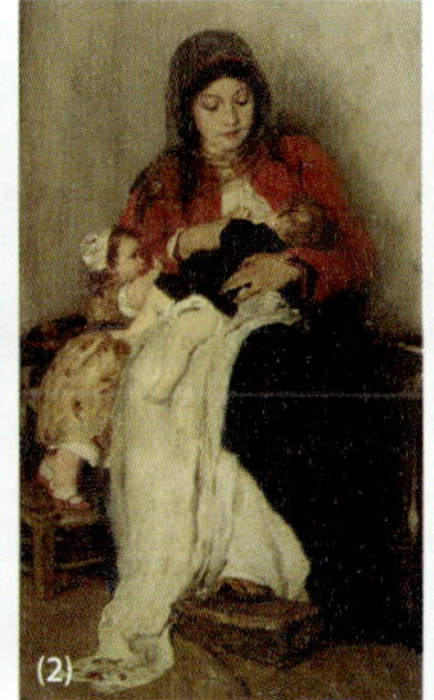
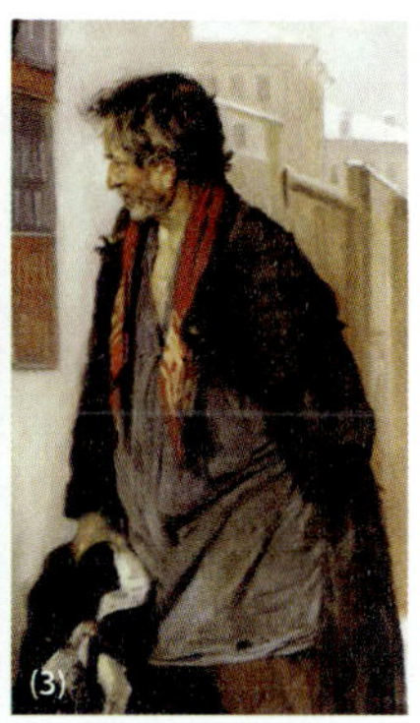

명화 속 권위적 존재들:
(1)『모성애』부분, (2)『새엄마』부분, (3)『제발, 들어가지 마세요』부분

마음속(내면)아이는 자아 이미지가 형성되는 어린 시절, 부모님, 학교 선생님 등과 같이 권위적 존재에 의하여 결정적 영향을 받는다. 자식을 거느린 부모가 꼭 기억해야 할 점은 현재 본인은 자녀의 마음속(내면)아이에 깊은 상처를 줄 수 있는 권위적 존재라는 사실이다. 조심하시고 조심하시고 또 조심하시기를 권한다.

혹시라도 그동안 본인도 모르게 무의식적으로 어린 자녀들에게 상처를 주셨었다면, 반드시 자녀들에게 "부모가 처음 되어봐서 잘 몰랐었다" 혹은 어떠한 식으로든 자녀들이 이해할 수 있도록 설명하고 필요한 경우에는 용서를 구하실 것을 권한다.

왜냐하면 만약 상처 입은 자녀가 그러한 과정 없이 성인이 되면, 가정 혹은 사회생활 중 인간관계의 불협화음으로 고생하거나 혹은 앞에서 소개한 다양한 심신질병이 발생하여 병원을 찾게 될 가능성이 의외로 높기 때문이다.

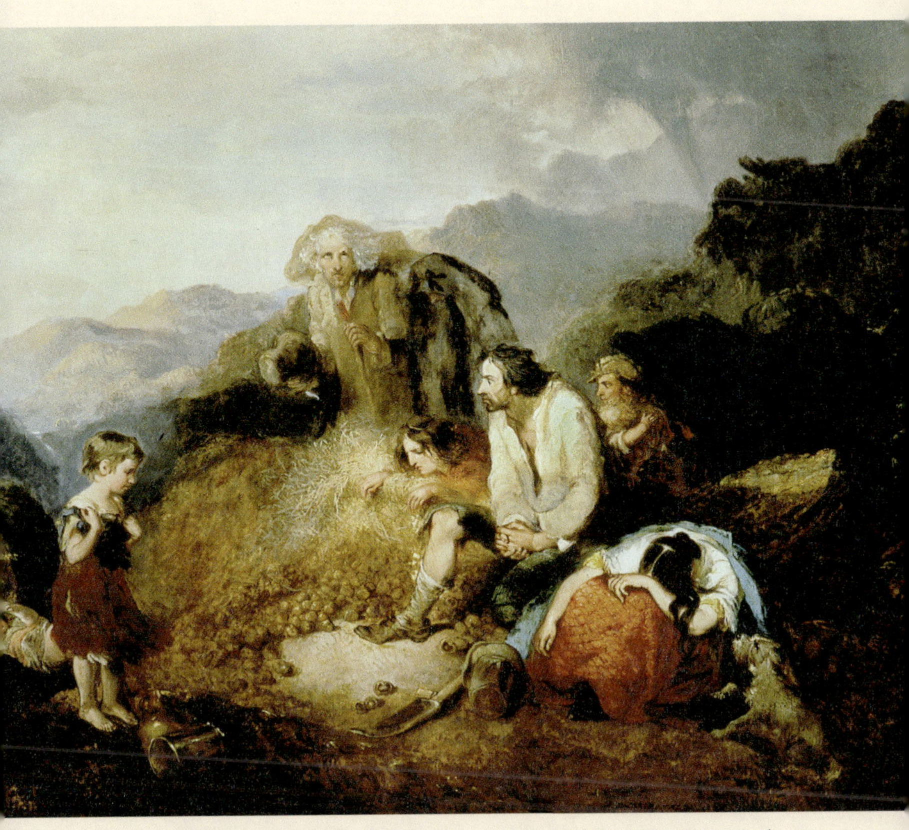

『감자 병충해(마름병)을 발견한 아일랜드 농민 가족』 다이엘 맥도널드 (1847년)[4]

4 1845–1852년 아일랜드에서 감자 마름병에 의한 대기근으로 약 100만 명이 굶주려 사망하였다.

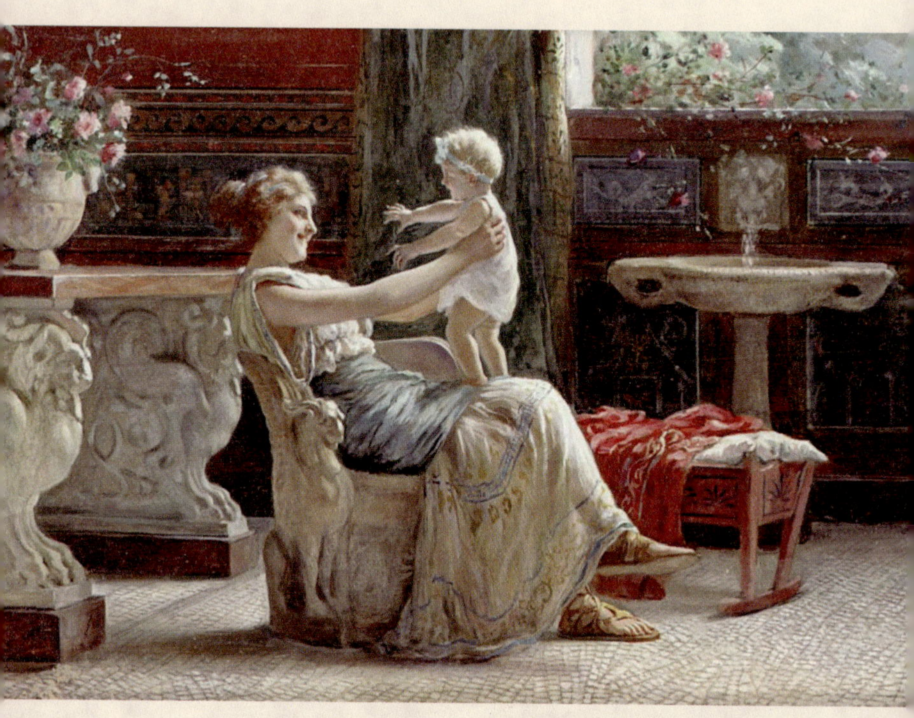

『엄마의 기쁨』 구글리엘모 조치 (제작년도 미상)

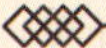

엄마는 신神이다

앞 장에서 마음속(내면)아이는 자아 이미지가 형성되는 어린 시절에 부모님, 학교 선생님 등과 같이 권위적 존재에 의하여 결정적 영향을 받는다고 소개하였다. 환자와 대화 중 어린 시절 부모님으로부터 받았던 상처 경험을 들을 때마다 가슴이 먹먹해진다. 그런데 더욱 안타까운 사실은 환자에게 상처를 준 부모님도 본인의 어린 시절 부모님으로부터 비슷한 경험을 당한 경우가 적지 않다는 점이다. 당사자들은 그와 같은 연계 상황을 객관적으로 인식하기 어렵고, 마치 사슬 고리처럼 세대로 이어지면서 반복되고 또 반복된다.

그림 『엄마의 기쁨』에서 요람 속 아기가 번쩍 들려 엄마 무릎 위에 세워졌다. 다리 힘이 아직 충분치 않은 아이는 엄마의 두 팔에 의지해 간당간당 서 있다. 아기는 온 얼굴에 즐거움이 한가득이고 까르륵 웃음소리가 마구 터져 나온다. 전신에 충만한 기쁨을 주체하지 못하고 양팔을 마구 마구 흔들어 댄다.

바로 코앞에서 아기 얼굴을 뚫어져라 쳐다보는 엄마는 아기의 귀여운 몸짓에 양 볼에 화색이 충만하고 크나큰 희열에 입을 다물지 못한다. 엄마와 아기 사이에는 탁자 위 화분의 화사한 꽃들처럼 알록달록 기쁨이 한창이다.

그림 『그라쿠스 형제의 어머니 코르넬리아』에서 두 여인이 대화 중이다. 화려한 옷으로 차려입은 오른쪽 여인이 무릎 위 보석함에서 보석을 꺼내 들고는, 건너편 여인 코르넬리아에게 다소 거만하게 물어본다: "당신의 보석은 어디에 있나요?". 이에 소박한 옷을 걸친 코르넬리아는 옆에 있는 아이들을 귀중히 쓰다듬으면서 대답한다: "나의 보물은 바로 제 옆에 있는 이 아이들입니다." 코르넬리아는 옛 로마 시대의 그라쿠스 형제의 어머니이다. 어머니 코르넬리아로부터 보석처럼 귀한 존재로 여겨져 키워졌던 그라쿠스 형제는 인품과 신망이 높은 정치가로 성장하였다. 사후에도 로마의 광장에 형제의 조각상이 만들어지는 등 시민들의 경배와 칭송을 받았다.

● 엄마는 아이의 거울

그림 『엄마의 기쁨』처럼 기쁨 충만한 엄마의 표정을 자주 경험하고, 그림 『그라쿠스 형제의 어머니 코르넬리아』

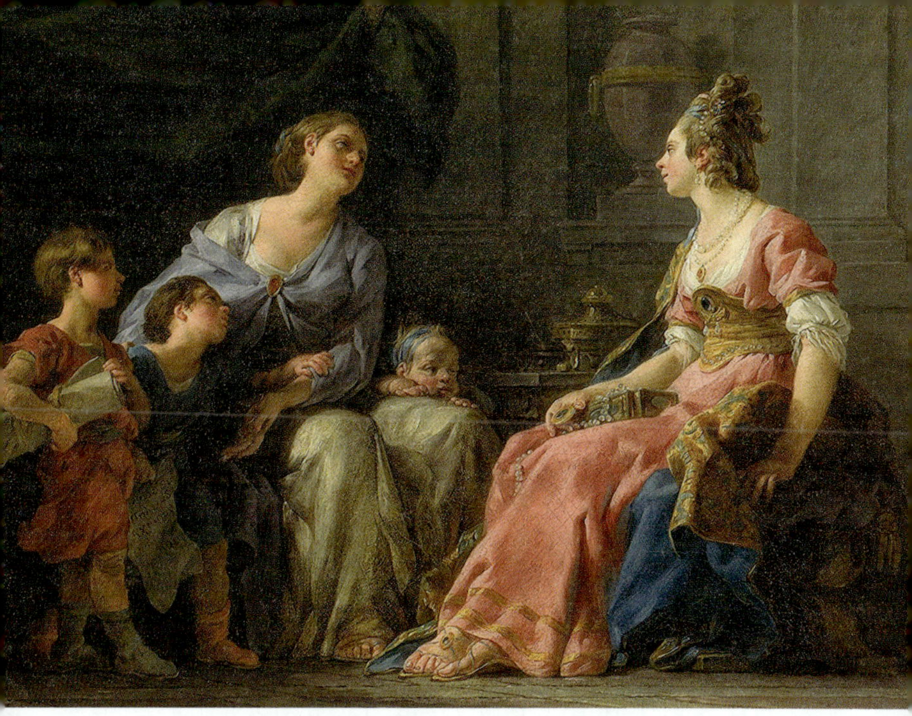

『그라쿠스 형제의 어머니 코르넬리아』 노엘 할레 (1779년)

처럼 엄마에게 귀한 존재로 인정받은 경험은 아이의 자존감 형성에 지극히 중요하고 절대적이다. 다음은 책 《나를 사랑하게 하는 자존감》[1]에 소개된 내용이다:

“엄마는 아이의 거울이다. 그래서 엄마를 ‘반사 자기 대상’이라고 부른다. 엄마가 아이를 예뻐하고 좋아하면, 아이는 자신이 상대방에게 호감을 주는 사람이라고 생각하여 자존감이 생긴다. 반대로 아이가 사랑받지 못하고 천대

1 이무석, 비전과리더십, 2011년

받으면, 아이는 사람들이 자신을 싫어할 것이라고 생각하여 낮은 자존감을 갖게 된다. 코허트 박사는 이런 자존감을 마음의 핵심이 금 간 상태라고 했다. 이런 사람들은 금이 간 유리그릇처럼 작은 충격에도 자아가 쉽게 부서지고 만다. 조금만 비난받아도 자존심이 상하고, 자기를 싫어하는 눈치가 조금만 보여도 모든 것을 포기해 버리고 싶어진다. 낮은 자존감 때문이다. 이렇게 자존감은 엄마에게 달려 있다."

그림『엄마의 기쁨』에서 식탁 의자에 앉은 엄마가 좀 떨어진 곳의 아이를 유심히 쳐다보고 있다. 방금 간식을 다 먹은 듯 식탁 위 접시 두 개가 모두 비었다. 마룻바닥에 털버덕 주저앉은 아이는 한쪽 양말을 잡고는 고사리 같은 손으로 열심히 가다듬는다. 다른 쪽 양말은 바로 앞에 팽개쳐 두고는, 아이는 스스로 양말을 신어 보려고 나름 혼신의 힘을 기울여 노력 중이다.

붉은색 보자기로 머리를 둘둘 말아 올린 엄마는 의자 등받이가 안 보일 정도로 깊숙이 자리 잡고 앉았다. 오른손으로는 턱을 괴고 왼손은 무릎에 여유롭게 얹혀 놓고는, 아이의 모든 행동을 찬찬히 살펴본다. 양발의 끝은 아이를 향하지 않았고, 그나마 한 발은 받침대에 올려놓았다. 결코 조급하게 서두르거나 아이를 달달 보채지 않고, 아이의 꼼지

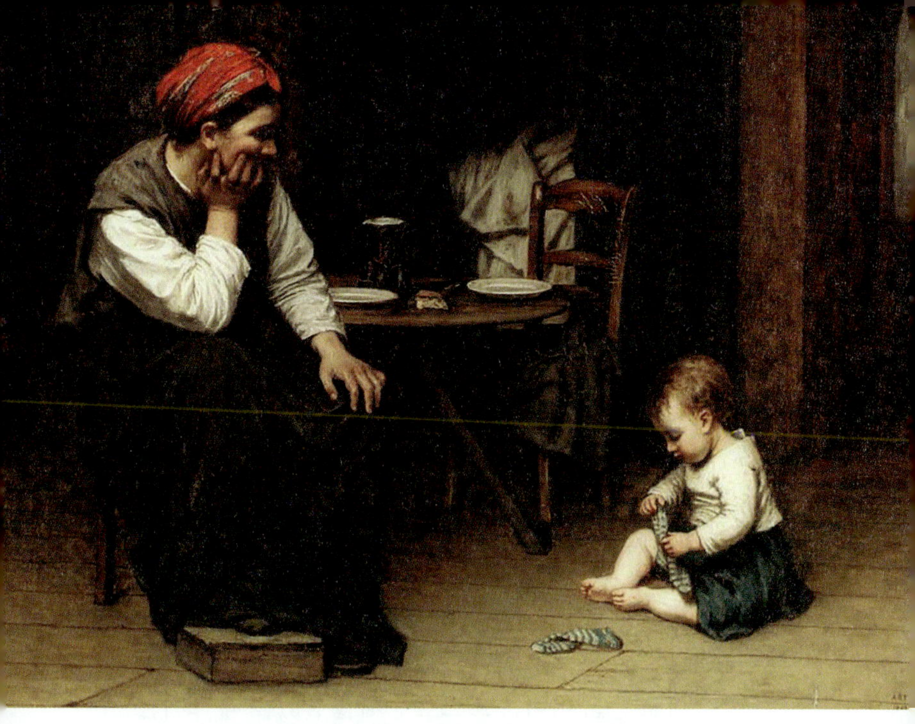

『엄마의 기쁨』 데이비드 아돌프 콘스탄트 아츠 (1868년)

락꼼지락 행동을 느긋하게 관찰하면서 끈기 있게 기다린다. 그림『엄마의 기쁨』에는 스스로 양말을 신으려고 아등바등하는 어린 딸의 귀엽고 대견스러운 모습에, 엄마는 거실 안 한가득 기쁨이다.

아이의 자존감을 높이기 위해서는, 그림『엄마의 기쁨』처럼 미숙한 아이의 행동에 부모가 조급하게 개입하지 않고 아이를 믿고 기다리는 인내가 필요하다. 그리하여 아이가 본인 스스로 이룬 성취감을 여러 차례 반복하여 경험할 수 있도록 도와주는 과정이 매우 중요하다. 역시 같은 책 《나를 사랑하게 하는 자존감》[2]에 소개된 내용이다:

"인간에게 진정으로 중요한 사람은 엄마라는 존재다. 엄마와 살면서 아이는 수백 번도 넘게 긍정적 경험과 부정적 경험을 반복한다. 이런 경험들이 쌓여서 자존감이 만들어지는 것이다. 아이를 천대하고 구박하는 엄마도 문제지만 불안하고 조급한 엄마도 문제다. 조급한 엄마는 아이가 문제를 풀 때까지 웃으며 여유 있게 기다려 주지 못한다. '아이구, 답답해!'하고 비난하거나 대신해 줘 버린다. 이것은 과잉보호다.

이런 부모를 둔 아이는 스스로 문제를 풀었을 때 느끼는 성취감을 느낄 수가 없다. 성취감을 엄마에게 번번이 빼앗겨 버리기 때문이다. 자존심의 중요한 요소가 자기 능력에 대한 자신감인데, 이런 아이는 성취감을 느끼지 못하기 때문에 자신감을 가질 수가 없다. 점점 의존적인 성향을 보이게 된다. 문제에 부딪히면 엄마의 눈치만 본다. 아이가 이럴수록 조급한 엄마는 더욱더 조급해진다. 더 과잉보호하게 되고 아이의 자존감은 더 낮아진다. 악순환이다."

---

2 이무석, 비전과리더십, 2011년

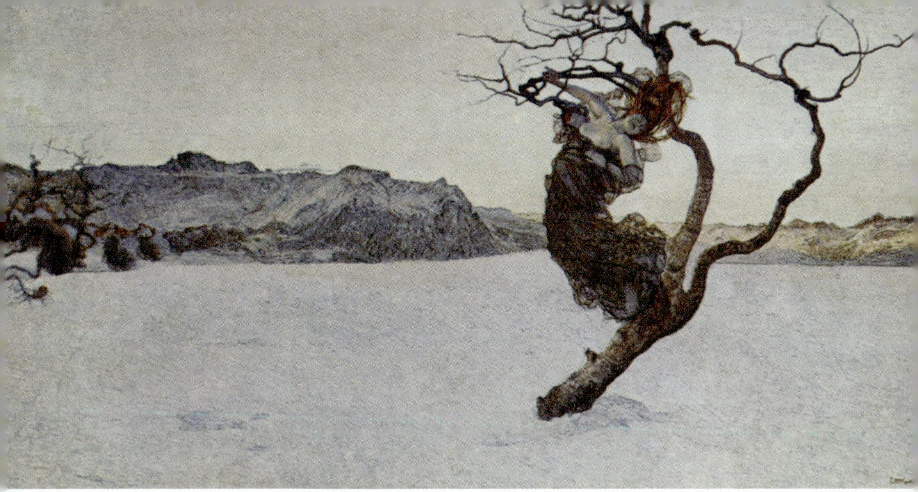

『못된 엄마들』 조반니 세간티니 (1894년)

그림 『못된 엄마들』의 온 사방이 허연 눈으로 뒤덮인 한 겨울, 전체 풍경이 황량하고 을씨년스럽다. 춥고 모진 계절의 한 가운데 잎새 하나 없이 거무죽죽하게 탈색된 나무 몇 그루가 힘겹게 서 있다. 그 중 한 나무에 마치 누에고치처럼 매달린 여인과 아이가 있다.

그림 제목 『못된 엄마들』로 미루어 보면, 여인은 엄마이고 아이는 자식이다. 아이는 엄마의 젖을 물고 있는데, 결코 엄마의 따스하고 달콤한 젖을 황홀히 즐기는 얼굴이 아니다. 아이

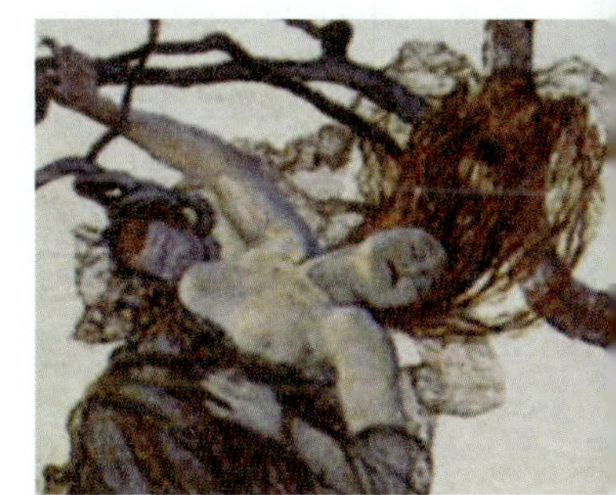

그림 『못된 엄마들』 부분

는 분노가 넘치고 넘쳐 얼굴이 울혈된 청색안青色顏이다! 아이 성장의 결정적 시기에 처절히 경험하였던 '엄마 사랑 굶주림'이 분노로 응집되어, 아이는 이빨을 날카롭게 세워 엄마의 젖꼭지를 얼굴이 사색으로 변할 정도로 야무지게 물어댄다. 마치 고치 같은 자신만의 이기적 피난처로 침잠하려던 엄마! 앙칼지게 물어대는 아이의 젖 빨기로 육체고통이 심하련만, 지난 시절 자신이 아이에게 저질렀던 업業에 짓눌린 듯 두 눈 꾹 감고 고개 돌려 애써 외면한다. 그림의 부제목은 아마도 '엄마 사랑 결핍증 아이'일 듯하다.

다음은 《역동정신의학》[3]에 소개된 내용이다:

"어렸을 때 변덕이 심하고 일관된 양육환경을 제시해 주지 못하는 어머니에게서 자란 사람은, 항상 불안정하고 이상화와 평가절하를 반복하는 대인관계를 반복하게 된다. 정작 자신은 왜 공허하고 대인관계에서 허전함을 느끼는지 잘 모른다. 이 사람의 무의식에는 어릴 적 불안정한 양육환경으로 파생된 타인에 대한 불신이 자리 잡고 있지만, 의식에서는 느낄 수 없기 때문이다."

3 글렌 O. 개바드, 하나의학사, 2008년

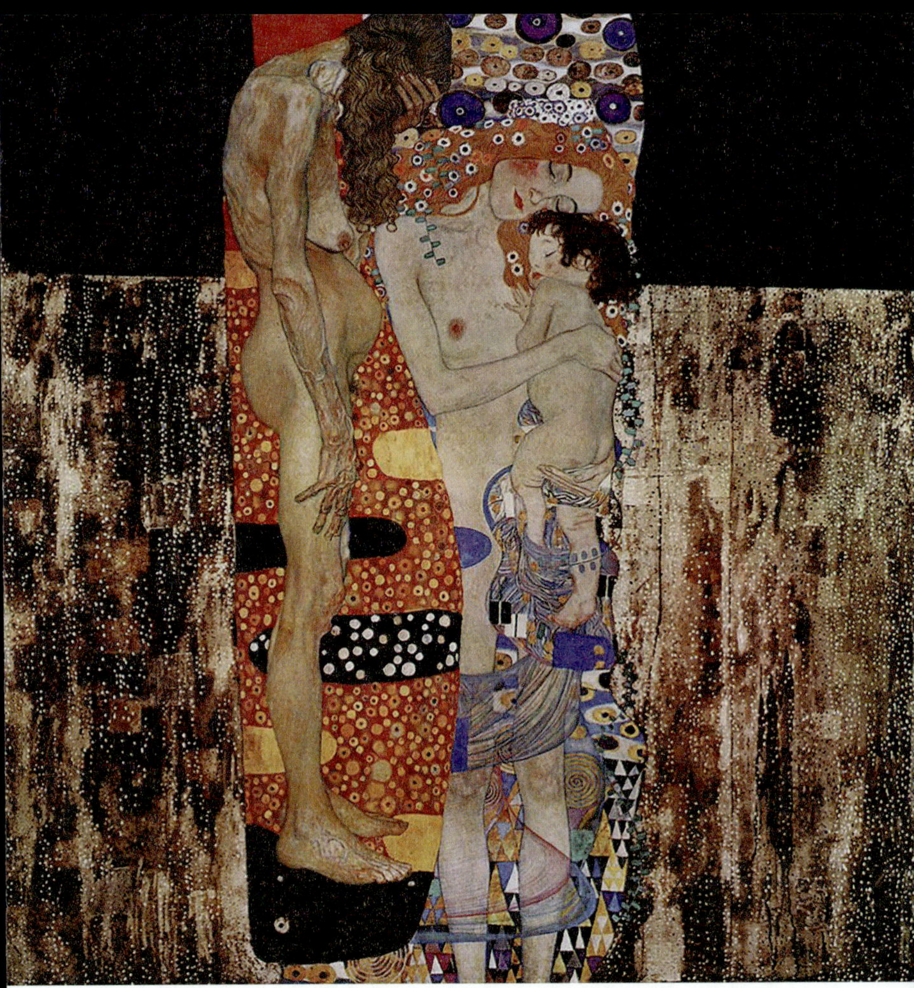

『여자의 세 시기』 구스타프 클림트 (1905년)

그림 『여자의 세 시기』에서 어린아이로서의 여자, 엄마로서의 여자 그리고 물질로 이루어진 육체의 피할 수 없는 노화현상으로 쭈글쭈글한 노파의 세 여자가 등장한다.

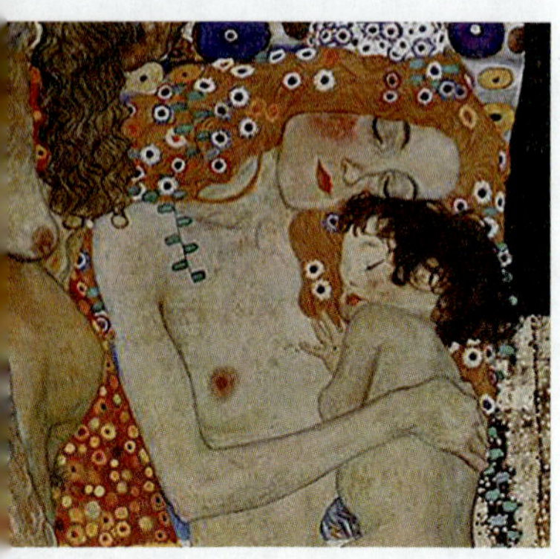

그림 『여자의 세 시기』 부분

세 여자 중 노파는 다른 두 여자와 사뭇 다르다. 노파의 몸은 정면을 향하지 못하고 옆으로 돌려세웠고, 고개는 차마 들 수 없는 듯 앞으로 푹 꺾였다. 얼굴마저도 혹시 보일까 봐 두려운지 손과 긴 머리로 몽땅 가렸다. 아마도 지난 세월 무지와 오만으로 저질렀던 자신의 행태에 대한 회한으로 당당하게 드러낼 염치가 없는 듯하다. 바로 앞 엄마와 아이를 본 노파는 자신의 내면을 향하여 절규한다: "엄마였던 저 성聖스러운 시절을 내가 왜 그렇게 우매하고 오만하게 보냈었나? 지난 세월 나의 어리석음이여!"

그림 『여자의 세 시기』에서 엄마는 자신의 존재 이유는 자신이 아니고 안고 있는 아이이며, 그 일이 지극히 귀하고 자랑스러운 듯 가슴을 활짝 열어 당당히 정면을 향한다. 엄마와 아이의 피부가 노파와 다르게 한 색조이고, 편안하게 감은 눈이 한 모습이고, 큰 만족으로 다문 입이 한 모양새이고, 기분 좋은 이완에 졸린 표정이 하나이고, 맨살로 서로 껴안은 몸은 경계 없이 하나이다. 그림 『여자의 세 시기』에서 아기와 엄마는 몸과 표정이 하나이다.

● 엄마와 아이는 한 몸

아이는 태생적으로 아빠와 엄마의 유전자를 공유한다. 아빠와 엄마 유전자의 성聖스러운 융합과정을 통하여, 아이 몸의 기본 설계도가 만들어진다. 그 설계도에 따라 아이의 앙증스러운 몸이 만들어지는데, 주목할 사실은 아이 몸을 만드는 물질의 100% 전부를 엄마에게서 받는다. 즉, 엄마와 아이 몸의 물질적 성분은 동일하다. 그리고 엄마는 아이를 출산하기 전 약 10개월 동안 몸속에 품고는, 둘이 아닌 하나, 즉 한 몸으로 지낸다. 그러한 과정을 지나면서 엄마와 아이의 몸은 물질적 모든 성품이 하나가 된다.

물질의 미시세계를 설명하는 양자 물리학에 의하면, 모든 물질은 입자와 파동의 이중성을 지닌다. 엄마 살점을 떼어 아이 몸을 만드니, 엄마와 아이 몸의 구성입자가 동일하다. 또한 아이와 약 10개월간 한 몸으로 지내니, 리듬과 패턴 즉 파동도 하나가 된다. 결국 물질로 이루어진 엄마 몸과 아이 몸은 (다소 비약하여 해석하면) 입자와 파동이 똑같다. 10개월 후 엄마 몸을 떠나 세상에 나온 아이는 비록 몸은 공간적으로 엄마와 떨어져 있지만, 아이 몸의 물질 특성상 항시 엄마와 공명한다. 그리하여 엄마 몸의 변화를 초래하는 엄마 감정의 변화는 물질적으로 엄마와 하나인 아이에게 그대로 전달된다.

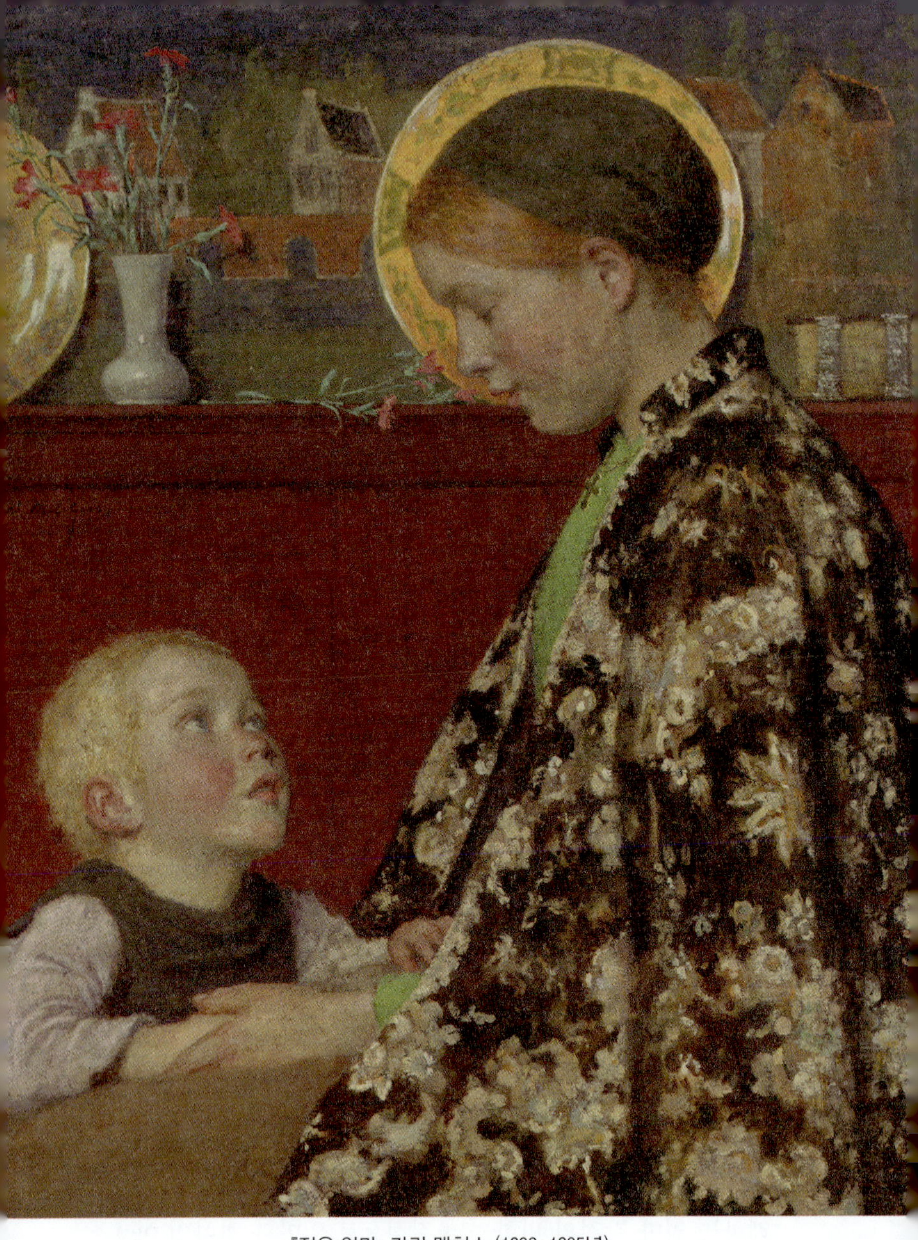

『젊은 엄마』 가리 멜쳐스 (1892-1895년)

엄마가 불안·걱정·분노·두려움 등으로 흔들릴 때마다 감정과 직결된 엄마의 몸이 흔들린다. 그러면 엄마의 몸과 공명하는 아이의 몸이 흔들리고, 결국에는 아이의 몸과 직결된 아이의 감정이 흔들릴 수밖에 없다. 만약 아이가 어떤 상황에 의하여 감정이 흔들리더라도 엄마가 감정의 흔들림 없이 고요하고 안정되어 있으면, 그러한 엄마의 몸짓이 아이 몸과 공명하여 아이의 감정을 고요하고 안정하게 만든다. 엄마와 아이는 하나다.

● 엄마는 신神적 존재이다

그림 『젊은 엄마』에서 엄마의 무릎에 덮치듯이 안긴 아이가 양손을 엄마에 맡겨 놓고 고개 들어 엄마를 쳐다본다. 순간적으로 놀란 듯 아이의 입은 벌려지고 볼도 벌겋게 상기되면서, 엄마를 향한 표정에 경이로움과 경건함이 묻어난다. 봄철 새싹처럼 밝은 연두색 상의에 페이즐리 무늬의 망토를 걸친 엄마는 등을 곧추세우고 머리는 약간 앞으로 기울이고 홍조 띤 얼굴의 눈은 살포시 감았다. 고개 숙여 맞이한 아이의 손을 부드럽게 마주 쥐고 기도하는 듯 흔들림 없이 단아하게 앉아 있다. 그러한 자세의 엄마는 벽면 가구 위 금색 바탕의 접시와 어울려져, 마치 금빛 후광에 휩싸인 것처럼 경이롭다.

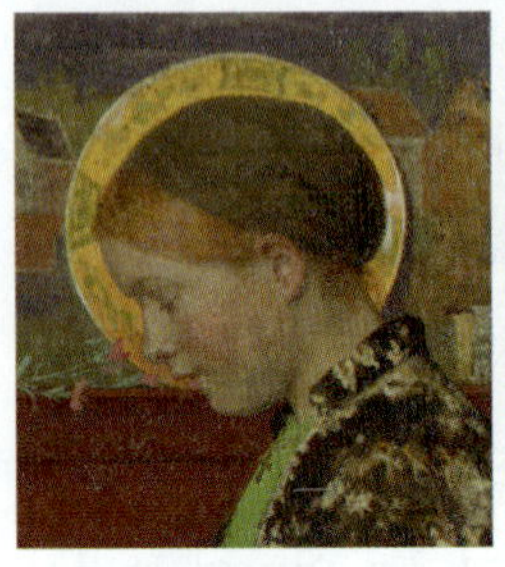

『젊은 엄마』 부분

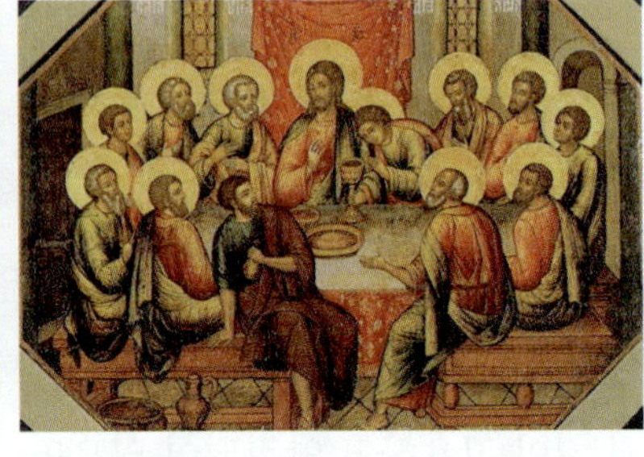

『최후의 만찬』 사이먼 우샤코프 (1685년)

그림 『젊은 엄마』에서 표현된 후광은 그림 『최후의 만찬』처럼 종교화에서는 성인聖人의 머리를 감싸는 밝은 빛이다. 후광은 기독교 및 천주교에서는 성령, 불교에서는 깨달음을 얻은 불보살을 의미한다. 그림 『젊은 엄마』에서 엄마는 후광이 빛나는 성인으로 묘사되었다. 엄마는 아이가 건강한 자아상을 지닌 인간으로 거듭나게 돌보아주고 이끌어 주는 성인이다.

아이의 성장에 엄마의 존재는 더없이 막중하고 또한 절대적이다. 엄마는 아이의 자존심과 정체성을 만들어 주고, 아이가 일평생 지니게 될 사랑과 행복의 기억과 경험을 무의식(잠재의식)에 차곡차곡 담아 주는 신神적 존재이다. 월간 정토지(2007년 6월호)에 법륜스님의 글 <가족의 힘과 행복을 품고 있는 그 이름, 어머니>가 게재되었는데, 세상

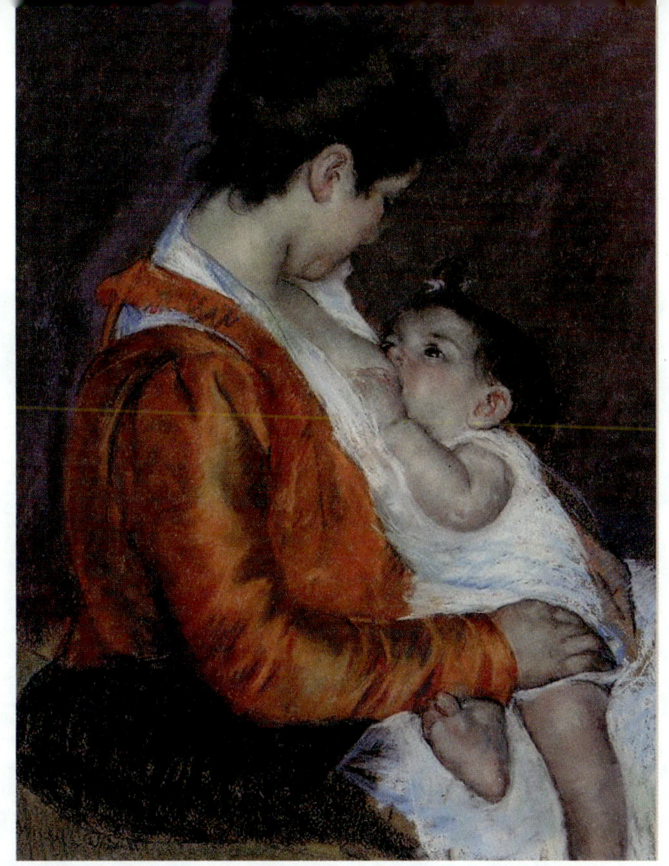

『아이 젖먹이기』 메리 커샛 (1898년)

의 엄마들께서는 전문을 꼭 읽어 보시기를 권합니다. 다음은 그 글에서 발췌한 내용이다:

> "애한테 엄마의 존재는 신이지 인간이 아닙니다.
> 여자가 인간이지 엄마는 인간이 아닙니다.
> 아이한테 엄마는 신이에요. 여신女神입니다."

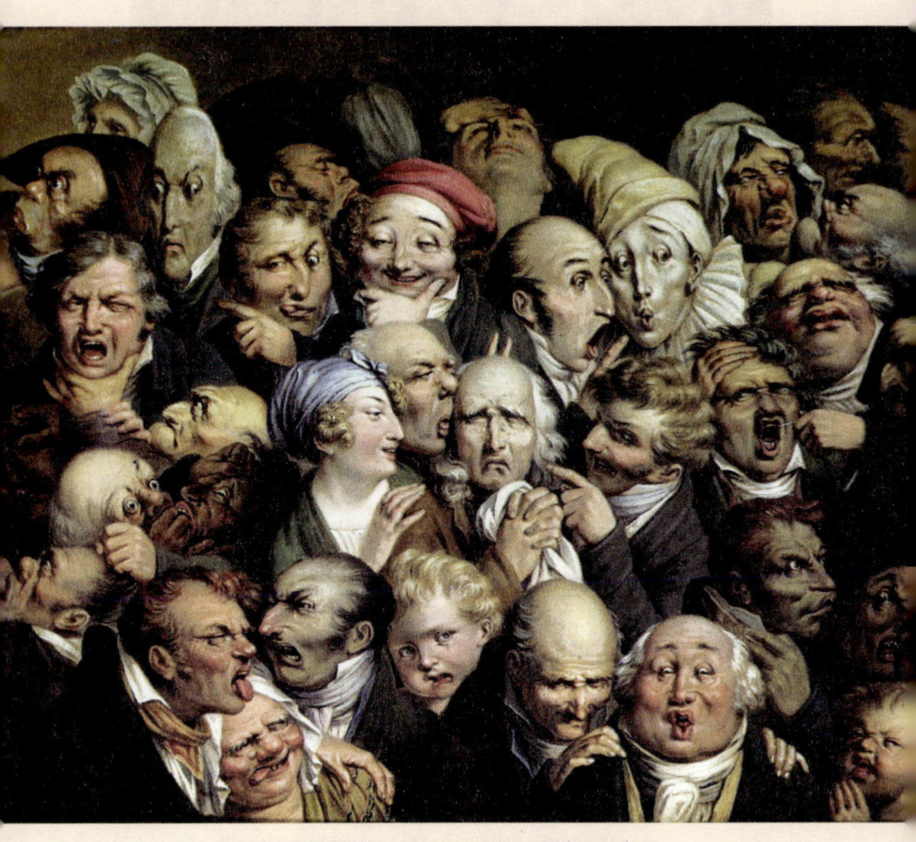

『35명의 얼굴 표정』 오노레 도미에 (19세기)

인간은 서로 다르다

질병발생의 시작은 이런저런 이유로 여러 사람과 얽혀 살면 필연적으로 유발되는 과거, 현재 혹은 미래의 사연이다. 즉, 사연의 대부분은 일상생활 중 마주하게 되는 사람들과의 만남에서 발생한다. 문제는 그 사람들이 서로 너무나도 다르다.

그림 『35명의 얼굴 표정』에는 수십 명의 사람이 실로 다양한 표정을 짓고 있다: 화내는 사람, 놀란 사람, 슬픔에 잠긴 사람, 우는 사람, 비난하는 사람, 소리치는 사람, 깔보는 사람, 빈정대는 사람, 격려하는 사람, 질책하는 사람, 공감하는 사람, 멸시하는 사람, 눈치 보는 사람, 우는 사람, 감탄하는 사람, 숙고하는 사람, 혼내는 사람, 반박하는 사람, 겁에 질린 사람, 체념하는 사람, 윽박지르는 사람, 의심하는 사람 등등.

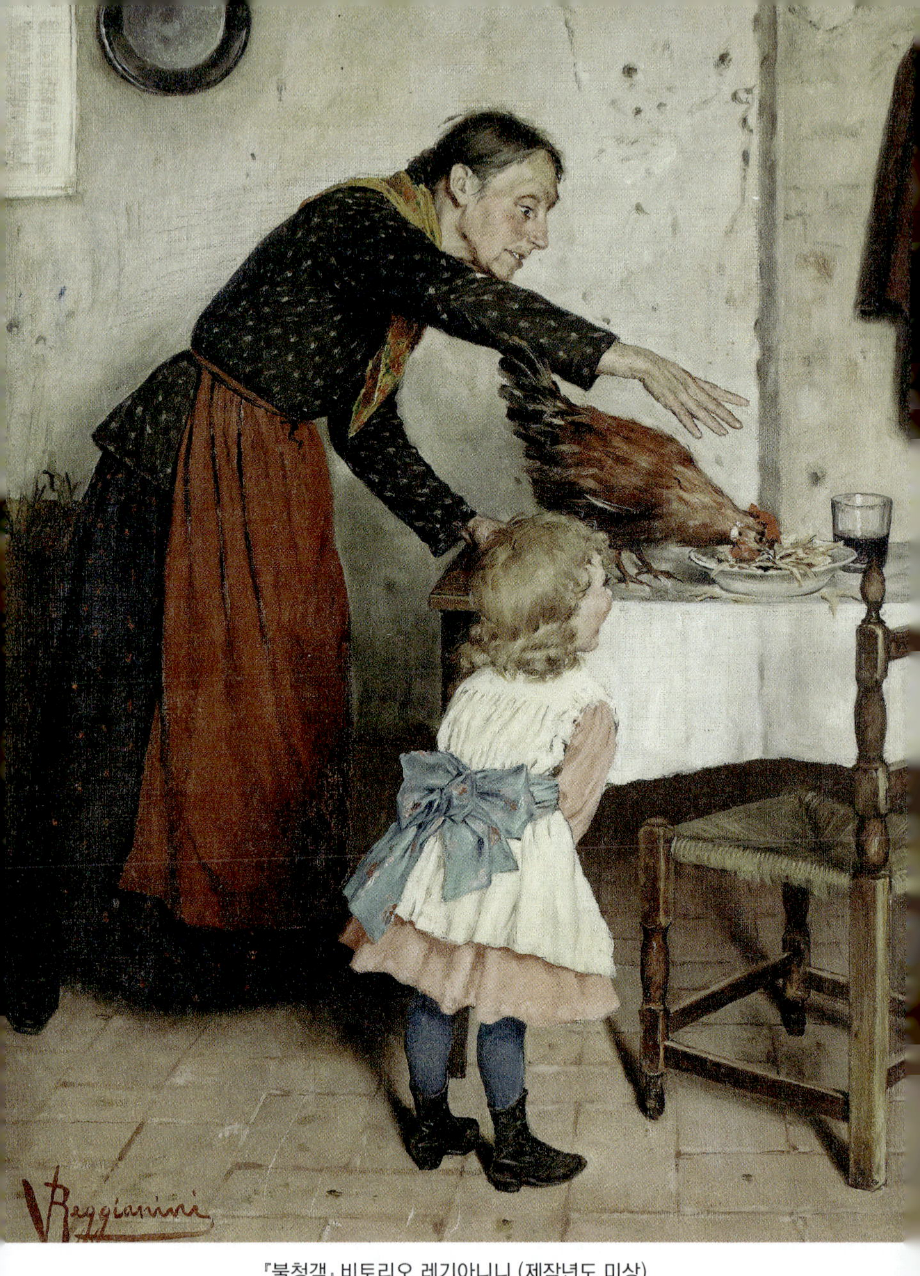

『불청객』 비토리오 레기아니니 (제작년도 미상)

생로병사하는 인간 삶은 만남의 연속이다. 어린 시절을 지나 어른이 되고 사회인으로 성장하면서 수많은 사람을 만나는데, 매 만남마다 그림 『35명의 얼굴 표정』처럼 각자의 생각과 상황이 서로 다른 다종다양의 사람을 대면하게 된다.

● 어른과 아이는 다르다

그림 『불청객』에서 식탁 위 맛난 간식을 알아본 수탉이 순식간에 식탁 위로 날아올라 화급하게 그러나 매우 맛있게 간식을 쪼아 대고 있다. 그 광경을 마주한 할머니는 화들짝 놀라 득달같이 달려와 닭을 잡으려 손을 내 뻗친다. 할머니에게는 이와 같은 상황이 결단코 즐겁지 않다. 그런데 그러한 광경을 코앞에서 딱 마주한 어린아이는 온몸을 비비 꼬며 즐거워한다. 마주한 상황은 똑같은데 어른과 아이의 반응이 전혀 색다르다.

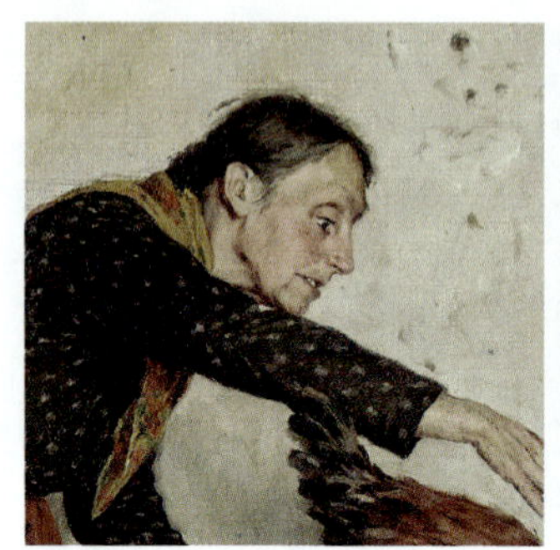
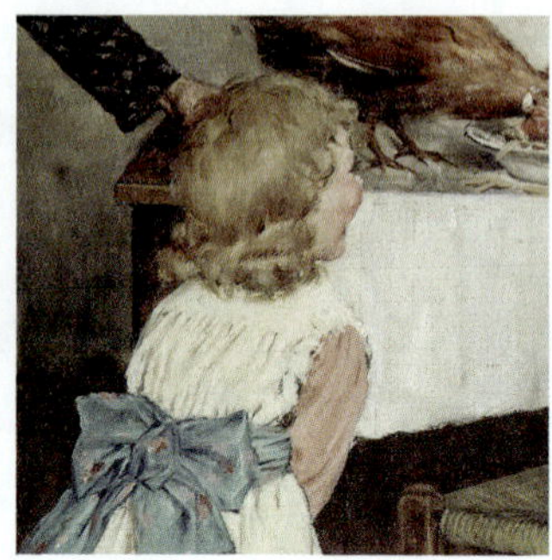

『불청객』 부분

식탁 위 간식 훔쳐 먹는 닭을 마주한 어른은, 과거의 기억과 배워왔던 기준으로 분별하고 판단한다:

"아니 이놈의 닭이, 우리 식구, 우리 아이가 먹을 간식인데 감히 훔쳐 먹다니!"
"땅을 쪼던 더러운 부리로 간식을 더럽히다니!"
"땅을 헤집고 다니던 다리로 깨끗한 식탁에 올라오다니!"
"저 수탉, 저러다 식탁 위 그릇과 잔을 떨어뜨려 박살 내겠네!"
등등……….

하지만 아이는 과거 기억이나 배웠던 기준이 없기에 현재 어른과 닭이 펼치는 광경에 호기심이 활짝 발동한다. 그리곤 깔!깔!깔! 웃음이 터져 나온다. 아이는 너무나도 재미있고 즐거워 몸을 배배 꼰다:

“우와, 닭이 땅에만 있는 것이 아니라 식탁에도 올라갈 수 있구나. 신기하다!”

“닭이 먹이를 집요하게 쪼아 대는 모습이 나하고 다르네. 무척 신기하다!”

“어, 닭을 향해 다급하게 움직이는 할머니의 모습이 이제까지와 매우 다르시다. 재미있다!”

“할머니 손에 거의 잡힐 듯한데, 닭은 그 상황을 전혀 모르고 열심히 먹기만 하네. 우와, 재밌다.”

등등……….

매 상황에 어른은 과거 기억과 지난 시절 배웠던 기준을 바탕으로 평가하여 ‘좋다, 싫다’라고 분별한다. 하지만 아이는 평가하거나 분별하지 않는다. 그저 매 상황을 있는 그대로 느낄 뿐이다. 아이는 마주하는 모든 상황에 오직 호기심만 발동된다. 어른과 아이는 서로 다르다.

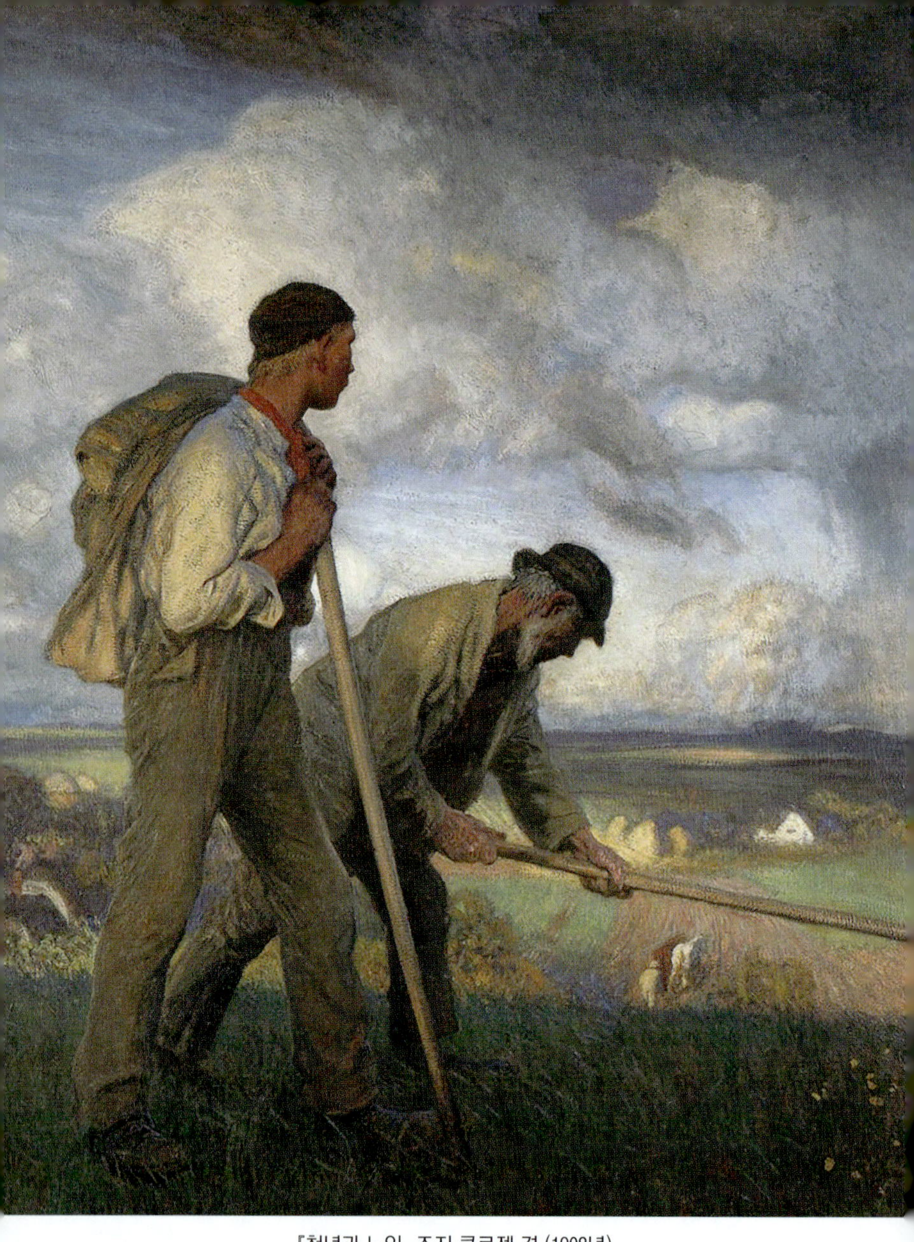

『청년과 노인』 조지 클로젠 경 (1908년)

● 노인과 청년은 다르다

그림 『청년과 노인』에서 아득히 드넓은 평야를 배경으로 두 사람이 쟁기질 중이다. 한 사람은 허연 머리, 흰 수염, 구부정한 허리와 앙상한 체구의 노인이고, 다른 한 사람은 떡 벌어진 어깨와 꼿꼿한 허리를 지닌 건장한 체구의 청년이다. 두 사람의 나이와 체구가 대조적인데, 그 상황이 더욱 대조적으로 느껴지는 것은 두 사람의 눈길과 자세이다.

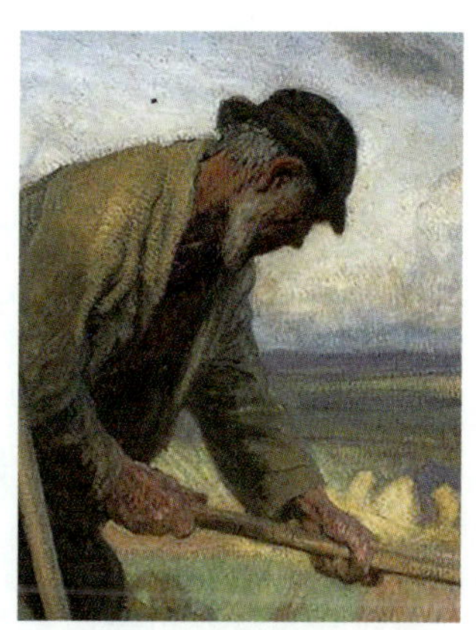
『청년과 노인』 부분

노인의 눈이 향한 곳은 곡괭이로 내려찍고 있는 땅이다. 두 발 굳건히 세우고 서 있는 그 자리이다. 온 힘을 쏟아붓는 노인의 자세에서 가족을 부양해야 하는 가장의 애절한 책임감이 묻어난다. 이 일을 오늘 중 반드시 마쳐야 하기에 양손 근육 팽팽히 조여 곡괭이를 단단히 쥐어 잡고는 힘차게 내리찍는다. 현재 곡괭이질 이외의 다른 일에 호기심을 가질 체력이 없는 것은 물론 마음의 여유는 더더욱 없다.

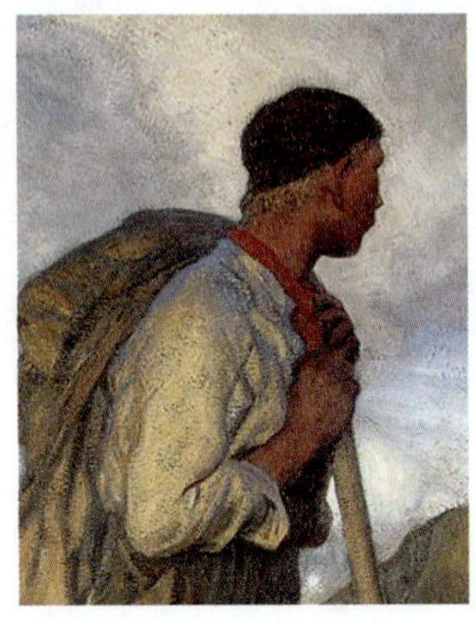
『청년과 노인』 부분

그와 반대로 청년의 눈은 본인이 서 있는 이곳이 아니라, 저 멀리 드넓은 평야를 넘어 미지의 다른 세계를 향한다. 곡괭이질 중인 침침한 이곳보다 더 밝은 저 먼 곳에 호기심이 가득하다.

그는 현재의 곡괭이질에 그다지 관심이 없다. 곡괭이를 단단히 쥐어 잡지도 않았고, 그것도 양손이 아니라 한 손만 곡괭이에 올려놓았다. 재킷이 왼쪽 어깨에 걸쳐 있는데, 열심히 땅을 파는 노인은 상의를 벗지 않아 상의를 벗을 만큼 더운 날은 아니다. 그럼에도 하는 둥 마는 둥 곡괭이질의 청년이 재킷을 벗은 것은 주체 못할 답답함이 있음이라! 포인트처럼 휘감은 빨강 목도리에서 현재의 이런 상황에 주저앉아 만족할 수 없다는 열정마저 느껴진다.

나이가 들면 노안, 퇴행성 질환, 근육감소 등 생체의 모든 기능이 쇠퇴되고 체력도 저하되어, 가장으로서 책임 범위 이외의 세상에 대한 호기심이나 새로운 꿈을 갖기 어렵다. 하지만 전도 창창한 청년은 현실에 안주하지 못하고 새로운 상황과 넓은 세상에 동경이 한가득이다. 현재보다 미래, 현재보다 더 넓은 세상, 현재보다 미지의 세계에 대한 관심이 높고 현재와 다른 세상을 꿈꾼다. 노인과 청년은 서로 다르다.

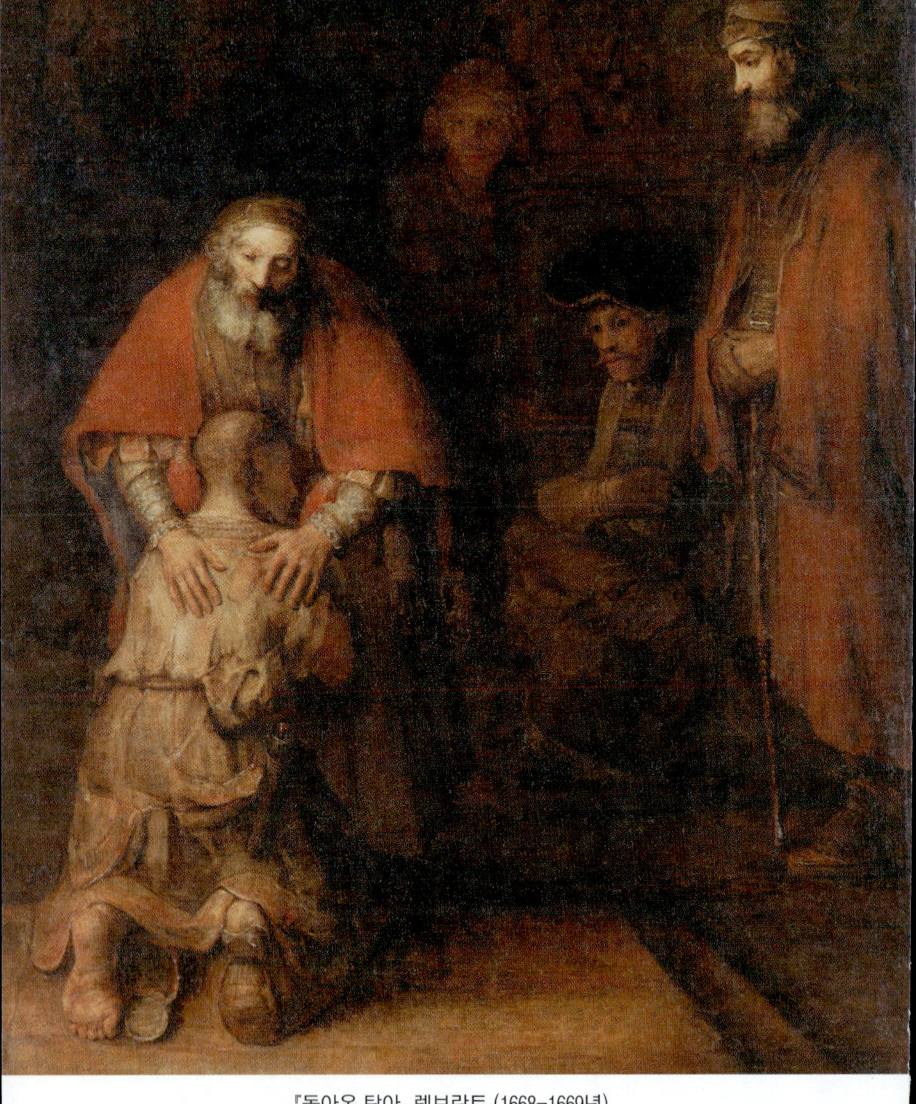

『돌아온 탕아』 렘브란트 (1668-1669년)

● 부모와 형제는 다르다

그림 『돌아온 탕아』에는 집안의 명예와 재산에 큰 손실을 입히고 도망치듯 집을 떠난 후 오랫동안 살았는지, 죽었는지 소식이 없던 아들이 마침내 집에 돌아왔다. 탕자 아들은 며칠 동안 한 끼도 못 먹었는지, 서 있지도 못하고 아버지 품에 쓰러지듯 안겨 있다. 걸친 옷은 낡고 해져 너덜너덜하고 때가 더덕더덕하다. 우측 신발의 뒤축은 온데간데없고, 신발 벗겨진 왼쪽 발바닥에 굳은살이 두툼하고 역시 때가 덕지덕지하다. 행색이 너무나도 궁색하고 자신을 돌볼 몸과 마음의 여유가 전혀 없는 모양새이다.

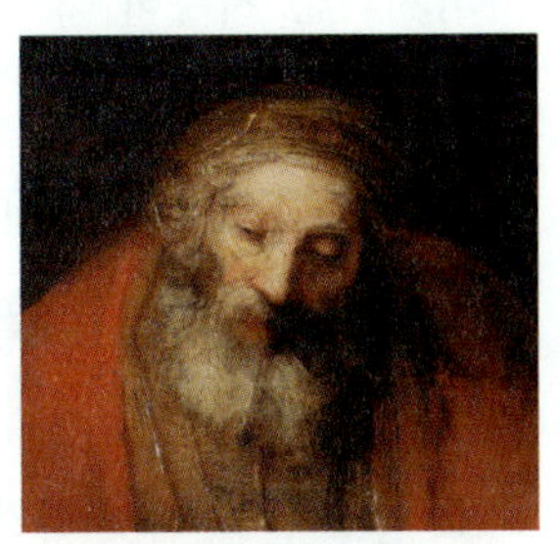
『돌아온 탕아』 부분

오랫동안 소식 없는 아들에 대한 근심으로 얼굴은 삐쩍 마르고 심신이 퀭해진 아버지! 마침내 살아서 돌아온 아들을 품에 꼭 껴안고는 아들의 등을 살갑게 다독거린다. 지난 과거 아들이 저질렀던 엄청난 잘못은 모두 잊은 지 이미 오래고, 오직 아들의 살아 있음에 안도의 한숨을 그리고 집으로 돌아왔음에 크게 감사하며 두 눈을 지그시 감는다.

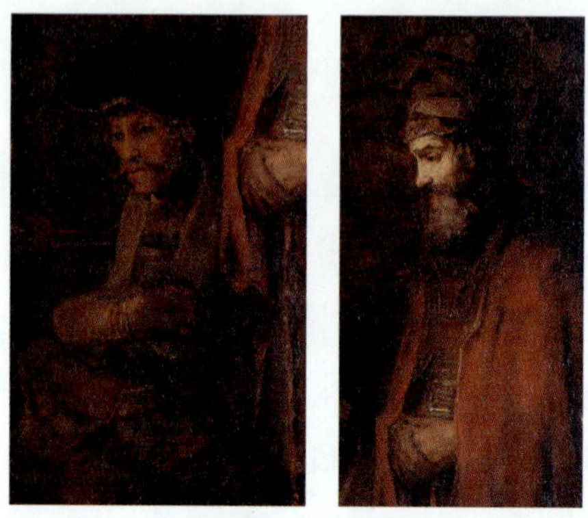

『돌아온 탕아』 부분

하지만 탕아의 이러한 모습을 바라보는 형제의 모습은 아버지와는 지극히 대조적이다. 한 형제는 오른쪽 다리는 왼 다리에 얹고, 오른손은 상의 덧옷 깃을, 왼손으로는 다리를 단단히 잡고는 자신을 짓누르듯 앉아 있다. 결코 버선발로 뛰어나가 두 손을 활짝 벌려 탕아인 형제를 반갑게 맞이하고 싶은 몸짓이 전혀 아니다. 얼굴 또한 마뜩잖은 표정이고 입도 한숨 쉬듯 약간 벌려져, "저 애가 왜 집으로 돌아왔지? 저 녀석의 버릇은 그 누구도 못 고치는데 또 어떤 사고를 치려나?" 하는 의구심이 가득하다.

또 다른 형제는 두 발 단단히 버티고 서 있는데, 걸치고 있는 망토 색이 아버지와 같아 아마도 아버님의 뜻을 가장 잘 따르는 아들인 듯싶다. 하지만 단정히 포갠 그의 두 손은 장대만을 안고 있어, 아버지의 뜻에 따라 두 팔 크게 벌려 탕아인 형제를 반갑게 맞이할 의사가 전혀 없다. 그의 건장한 육체 중 유난히 밝게 강조된 얼굴에는 웃음기가 전혀 없고 입술마저 한 일자로 굳게 닫혔다. 아버지 품에 안긴 탕자를 째려보는 눈에는 노기가 충천하여, 여차하면 안고 있는 장대를 냅다 들어 먼지가 나도록 팰 기세이다. 결코 돌아온 탕아를 불쌍히 여기거나 흔쾌히 감싸줄 마음이 전혀 없다.

부모인 아버지는 탕아의 지난 잘못에 대한 이해와 용서 그리고 재회의 기쁨이 가득하다. 하지만 대조적으로 형제들은 탕아에 대한 지난 기억을 결코 잊지 않았고, 그러한 과거 행실에 대하여 평가하고 책임을 묻고 응징하려 한다. 부모와 형제는 서로 다르다.

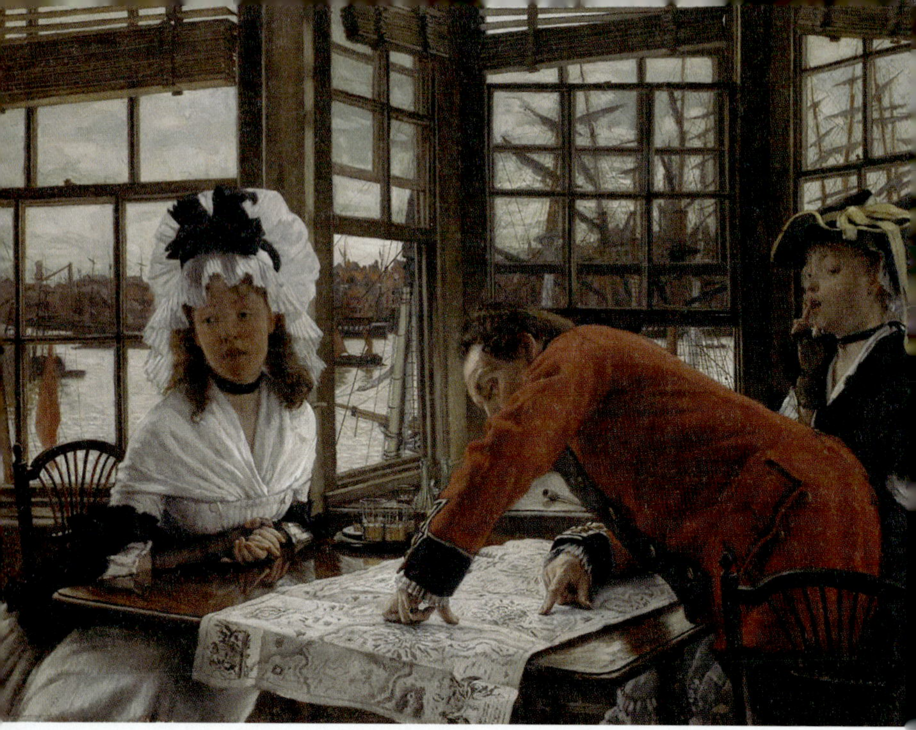

『흥미로운 이야기』 제임스 티소 (1872년)

● 남자와 여자는 다르다

그림 『흥미로운 이야기』의 장소는 항구에 위치한 남자의 집무실 혹은 손님 접견실이고, 창문 밖에는 여러 대의 군함이 정박 중이다. 해군 제복을 입은 남자가 책상 위 지도의 특정 지점을 손가락으로 가리키며, 과거 그 지점에서 일어났던 치열한 전투에 대하여 열심히 설명한다. 두 여인에게 자신의 무용담을 신나게 들려주던 남자는 자신의 이야기에 도취된 듯 살포시 눈을 감는다.

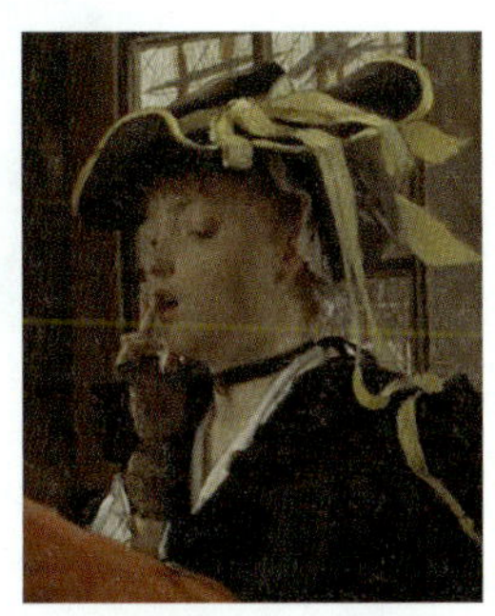
『흥미로운 이야기』 부분

그런데 남자의 이야기를 듣고 있는 두 여자의 표정과 행동이 남자와 매우 상반된다. 남자의 오른편에 있는 검은색 모자와 드레스의 여자는 남자의 이야기가 지루한 듯 눈은 거의 감겨 있다. 또한 남자의 재미없는 이야기에 집중력이 떨어지고 졸린 듯 입이 힘없이 열렸다. 나름 성의껏 설명하는 남자에 약간 미안한 듯 오른손으로 머리를 고정하곤 흩트려지려는 자세를 간신히 유지한다. 하지만 눈꺼풀에 거의 가려진 눈의 초점은 남자의 손끝이 향한 부위와 전혀 다른 곳을 향한다. 그리곤 속으로 내뱉는다:

"얘, 지금 뭐하니!"

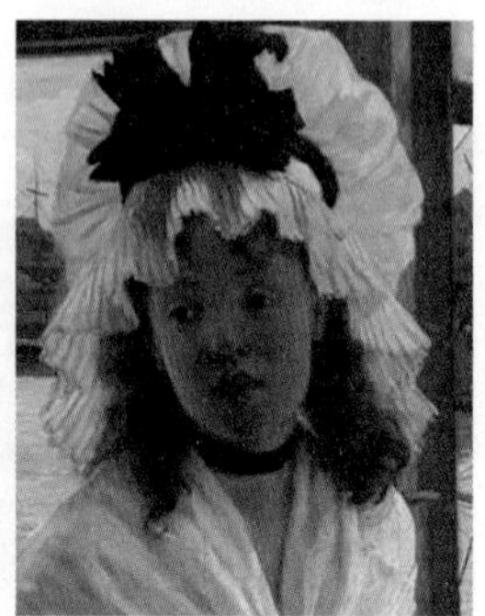

『흥미로운 이야기』 부분

책상을 중심으로 남자의 건너편 흰색 모자와 드레스의 여자는 아예 눈과 머리가 전혀 다른 곳을 향한다. 입에 침을 튀겨가며 설명하는 남자의 이야기에 일말의 관심이나 흥미가 없다. "아, 지겨워. 이 지겨운 이야기를 계속 들어야 하나?" 하는 표정이 역력하다. 그녀는 이런 종류의 이야기와 현재 상황이 그림 제목 『흥미로운 이야기』와 달리 영 재미가 없다.

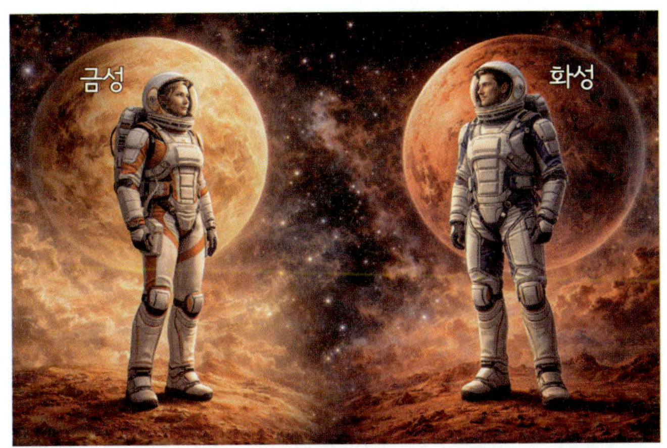

금성에서 온 여자, 화성에서 온 남자

남자와 여자는 마치 각기 다른 별에서 온 우주인과 같이 서로 너무나도 다르다. 남녀 사이의 그와 같은 차이점은 아주 오랜 옛날 야생 맹수들이 넘쳐나고 척박한 주거환경에서 살아남는 과정에서 자연스럽게 형성되었다.

당시 남자의 역할은 식량을 안정적으로 확보하는 사냥꾼이었으며 또한 외부 적으로부터 자신 및 가족의 생명을 지키는 전사였다. 남자의 모든 기능은 뛰어난 사냥꾼과 전사가 되기 위한 것에 초점이 맞춰졌다. 남자에게는 사냥과 전투에 관련된 정보와 장비가 중요하며, 정보도 사실적이고 명확한 내용만 선호하고 시각 정보에 민감하다. 왜냐하면 두리뭉실한 정보로는 자신과 가족의 생명을 보장할 수 없기 때문이다. 마주한 문제는 자신과 가족의 생존과 직결되어 있으므로, 문제의 해결 방안을 반드시 찾아내야 한다. 그러한 문제의 해결에는 주위의 어떠한 간섭도 받지 않는 자신만의 공간에 틀어박혀 오직 그 문제에만 온 정신을 모아 숙고하며, 주위의 조언이나 도움 없이 혼자 해결하려고 한다.

여자의 주된 역할은 자신의 영역을 보호하는 집 지킴이였다. 가족이 안전하고 평안하게 지낼 수 있는 보금자리를 조성하고 또한 자식의 안위와 자손의 보존을 담당하였다. 그와 같은 역할에 필요한 능력은 보금자리와 그 주변에 대한 넓은 시야와 인간관계를 끈끈하게 유지하는 것이다. 가족 구성원과의 원활한 소통을 중요시하며, 그러한 과정에 상대방에 대한 이해, 관심 그리고 공감이 긴요한 능력이며 청각, 후각, 촉각 정보에 민감하다. 보금자리와 가족의 안전을 위협하는 문제는 육체적으로 약하기에 혼자 해결하기보다는 여러 사람으로부터 도움과 조언을 적극적으로 요구한다.

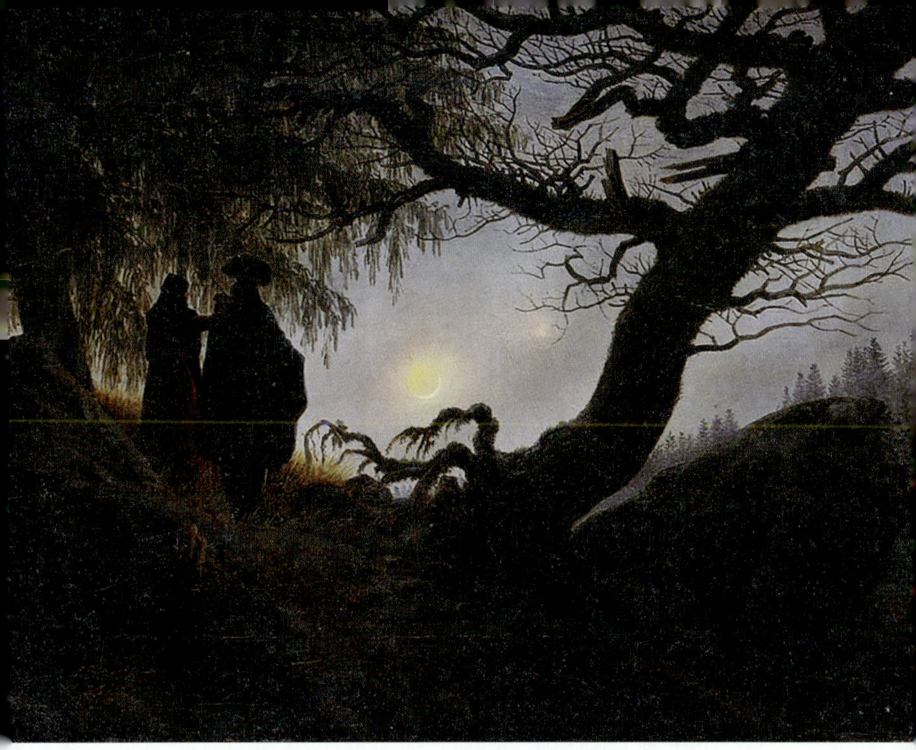

『달을 바라보는 두 남녀』 카스파 다비드 프리드리히 (1830-1835년)

남녀 차이 중 두드러진 하나는 그들은 동일한 언어를 사용하지만 해석은 각기 다르다. 단어 순서가 같고 토씨까지도 100% 동일하게 구성된 문장이더라도, 그 문장을 이해하고 해석하는 방식이 전혀 다르다. 그림 『달을 바라보는 두 남녀』에서 남자와 여자가 데이트 중 여자가 "오늘따라 달이 무척 밝다"라고 말한다. 남자는 '오늘', '달' 그리고 '밝다'라는 '사실'이 중요하고, 여자는 '무척 밝다'라는 '느낌'을 중요시한다. 여자는 '나는 오늘 기분이 무척 좋다'라는 표현이었는데, 남자는 '음력으로 보름날이 가까워졌구나' 또는 '오늘은 구름이 없구나'라고 해석한다. 남자와 여자는 서로 다르다.

인간은 똑같은 틀에서 만들어지고 똑같은 형태와 작동 방식의 기계가 절대 아니다. 성별이 다르고, 자라온 지역과 배경이 다르고, 기호식품이 다르고, 교육받은 내용이 다르고, 즐겨 사용하는 문장이 다르고, 자주 입는 옷이 다르고, 추구하는 목표가 다르다. 오욕[1]이 서로 다르고, 오욕이 충족되거나 충족되지 않을 때 반응이 서로 다르고, 마주한 상황에 대한 해석과 감정 표현이 서로 다르다. 자신의 생각만이 전부라는 사람도 있고, 자신의 생각이 전부가 아닐 수도 있다는 사람도 있다. 자신을 객관적으로 보는 사람도 있지만, 자신을 객관적으로 보지 못하는 사람도 있다. 심지어 같은 솥 밥을 먹고 지낸 가족이나 형제마저도 그리고 한 뱃속에서 태어난 일란성 쌍둥이조차도 서로 다르다. 인간은 서로 다르다.

---

1 식욕食欲, 색욕色欲, 재욕財欲, 명욕名欲, 수욕睡欲

남자 vs. 여자[2]

	남자	여자
모든 문제 및 사안에 대하여 지향하는 것은?	목표	인간관계
모든 문제 및 사안에 중요하게 생각하는 것은?	사실	느낌
상대방에 대한 본인의 역할이 무엇이라고 생각하는가?	만능해결사	기능 및 능력 향상을 위한 조언자
(실수와 실패까지를 포함한) 모든 문제와 사안에서 상대방에게 바라는 것은 무엇인가?	노력과 능력에 대한 격려와 인정	자신의 문제와 느낌에 대한 관심, 이해와 공감
본인의 마음은 어떨 때 움직이나?	누군가 자신을 필요로 할 때	누군가 자신을 사랑한다고 느낄 때
충족감은 언제 느끼나?	성과, 성공 및 성취	남들과 자신의 느낌을 함께 나누고 공유
표현하고 싶은 것은?	능률, 힘	따뜻함, 사랑, 관심
의견을 전달하는 방법은?	직설적	우회적
어떤 문제에 대하여 상대방에게 조언을 구하거나 또는 상대방이 일방적으로 조언하는 것에 대하여 어떻게 생각하는가?	자신이 무능력하다는 것을 인정하거나 또는 지적하는 것	자신의 문제에 대하여 관심, 이해와 공감을 구하는 극히 자연스러운 과정
상대방이 고민 또는 문제를 털어놓는 것에 대하여 어떻게 생각하는가?	본인에게 책임이 있다고 비난하고 공격하는 것이며, 또한 그 고민과 문제를 해결할 방법을 찾아내야 함(비호감)	호의, 애정 및 친근의 표시로 해석(호감)
이야기의 전개는 어떠한가?	논리적	비논리적(핵심과 두서가 없음)
사안 진행에서 주안점은 무엇인가?	효율성, 업적	(가능한 풍요롭게)즐기기
사안이 어떻게 진행되기를 기대하는가?	계획적, 고정적	즉흥적, 가변적
고민 및 문제 발생 시에 어떻게 하는가?	• 자신만의 마음속 또는 주거 공간에 칩거 • 해결되기 전까지 침묵하고, 주위에 냉랭하고 무관심 • 주위 사람들로부터 조언을 구하지 않고 혼자 해결하려고 함	• 주위 사람들로부터 조언과 공감을 구함 • 그동안 가슴에 묻어두었던 다른 (심지어 아무런 대책이 없는) 문제까지 모두 들추고 쏟아냄
고민 및 문제에 따른 스트레스는 어떻게 해소하는가?	잠시라도 잊기 위하여 다른 것에 몰두(예: 컴퓨터 게임, 신문 읽기, 스포츠 관람, 운동, 영화 보기, 드라이브)	다양한 감정 표현을 총동원하여 모두 털어놓고 이야기하기
좋아하는 것은?	컴퓨터, 게임기, 자동차	옷, 구두, 가방
선호하는 TV 프로그램은?	뉴스, 스포츠 중계, 다큐멘터리, 르포	드라마, 연예가중계, 예능, 패션

2 《화성에서 온 남자, 금성에서 온 여자》 존 그레이, 친구미디어, 2006년

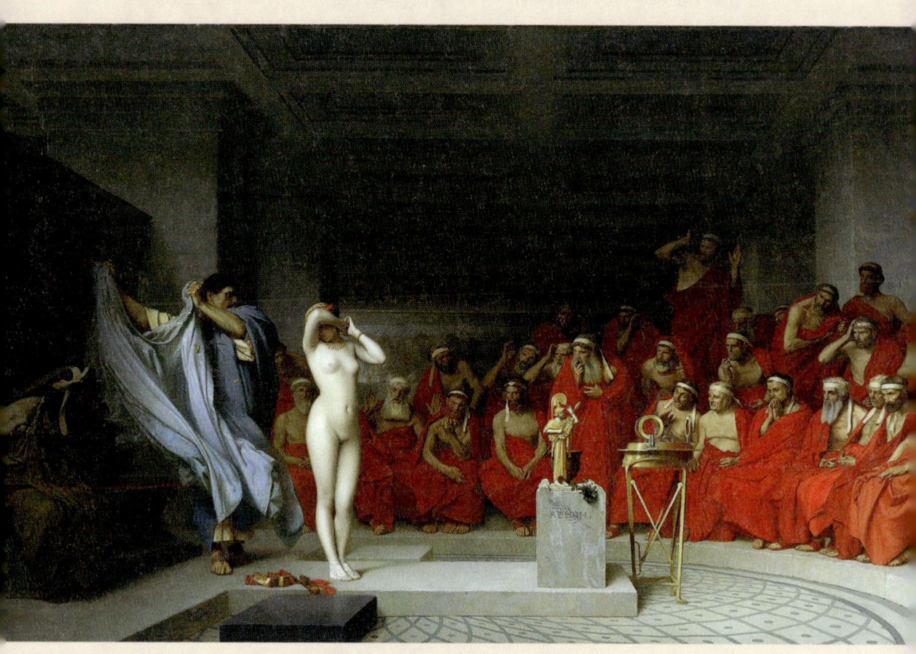

『프리네의 재판』 장 레옹 제롬 (1861년)

인간이해력 16

인간은 비이성적이다

그림『프리네의 재판』의 왼편에 남자(변호사)와 여인(프리네)이 서 있고, 오른편에는 재판관들이 계단식 의자에 촘촘히 앉아 있다. 왼편에 서 있는 변호사는 프리네의 옷을 확 벗기고 있고, 나신이 된 프리네는 부끄러움에 오른팔로 눈을 가린다. 그와 같은 광경에 근엄한 재판관들은 화들짝 놀라 본인들도 모르게 입이 쩍 벌려지고, 눈은 휘둥그레지고, 몸이 휘익 뒤틀리고, 손도 순간적으로 번쩍 올려진다. 몇몇 재판관은 혼이 빠져나가듯 주저 앉아 있거나 혹은 호기심 가득 찬찬히 관찰한다.

기원전 4세기경, 고대 그리스 아테네에 프리네라는 고급 매춘부(일명, 헤타이라)가 있었다. 그녀는 당대 최고의 미모로 당시 유명한 조각가 프락시텔레스가 아테네 여신의 조각상에 그녀를 모델로 이용할 정도였다. 프리네가 그와 같이 출중하다 보니 당시 고관대작과 권세가들의 애정

구애가 끊이질 않았다. 그 중 한 명이었던 에우티아스도 프리네에게 애정을 요구하였다가 거부당한다. 그는 애증과 질투에 눈이 멀게 되고, 엘레시우스의 신비극을 계기로 그녀에게 신성모독죄를 뒤집어 씌운다. 그 당시 신성모독죄는 사형으로 처벌하는 최고수위의 중죄였다.

그녀는 법정에 세워졌고, 그녀의 친구였던 변호사 히페리데스가 변론을 담당하였다. 변호사는 먼저 재판관들에게 논리적으로 그녀를 변론하였다. 하지만 재판관들의 이성은 그러한 변론에 전혀 동요하지 않았다. 재판관들은 신성 모독이라는 중차대한 사건에 객관적이고 냉엄한 이성의 잣대로 이미 판결을 굳힌 상태였다. 그런데 변호사는 갑자기 프리네가 걸치고 있던 옷을 확 벗겨 버린다. 그리고는 "여신상을 빛을 만큼 아름다운 이 여인을 죽여야 하겠습니까?"라고 말한다. 이것은 재판관들의 이성이 아닌 감정에 호소하기 위하여 감행한 모험이었다.

프리네 주위를 뺑 둘러쌓은 재판관들은 그녀의 완벽하게 아름다운 나신에 정신을 잃고, 객관적 판단 근거인 이성을 놓아버린다. 그리고는 본인들 내부에 웅크리고 있던 감정에 충실하여, 다음과 같은 논조로 포장하여 판결을 내린다: "저 아름다움은 신의 의지로 받아들여야만 할 정도로 완벽하다. 따라서 그녀 앞에선 사람이 만들어낸 법은 효력

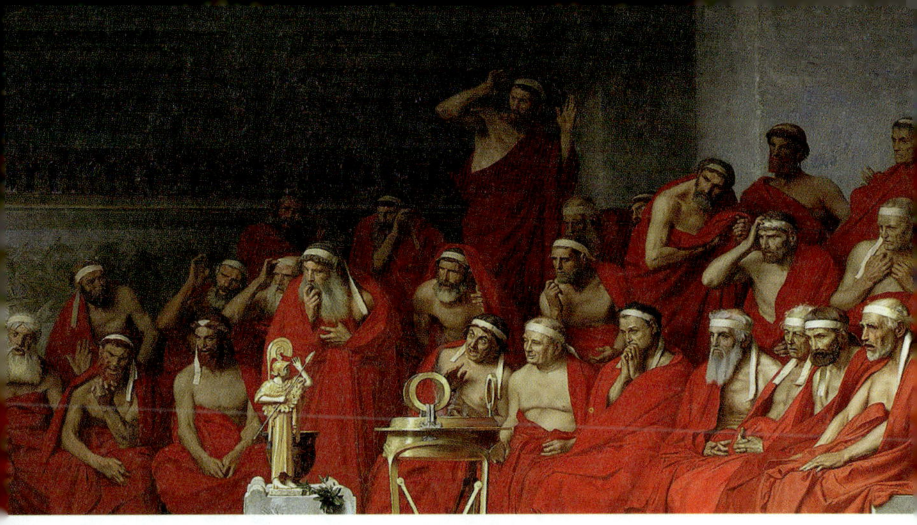

『프리네의 재판』 부분

을 발휘할 수 없다. 그러므로 무죄를 선고한다." 결국 프리네는 무죄로 판결되었다.

그림 『프리네의 재판』에서는 공적이고 객관적 법에 근거한 이성적 판단이 요구되는 법정에서, 지극히 사적이고 주관적 감정이 개입되면서 전혀 다른 판결로 결론지어진다. 인간은 어떤 결정을 내릴 때 객관적 이성보다는 주관적 감정이 우선하는 경우가 비일비재하다. 그러한 과정은 대부분 무의식적으로 진행되어 정작 결정을 내린 자신도 인식조차 못 한다. 그런데 재미있는 점은 감정에 의하여 결정지어진 판단을 외부에 발표하거나 표현할 때는, 그에 부합되는 논리와 근거만을 선별적으로 찾아 인용하고 삽입하곤 교묘하게 포장하여 다듬는다.

● 유연휘발유의 합병증

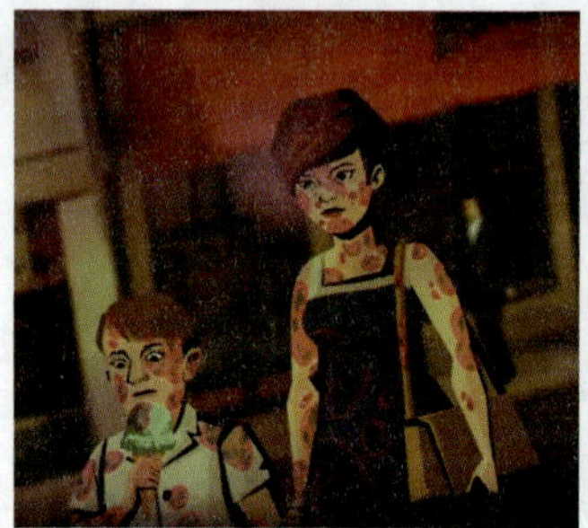
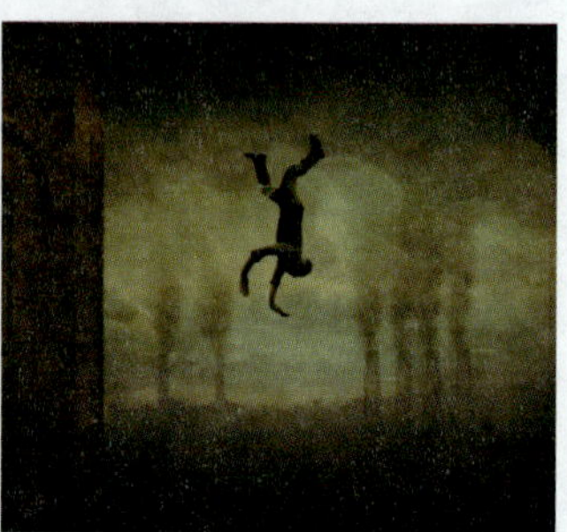

유연휘발유 합병증[1]

1921년대 미국 오하이오주의 제너럴모터스(GM) 연구원 토머스 미즐리는 휘발유에 납을 혼합하면, 이상연소(노킹)가 줄어들면서 연료의 가성비가 좋아진다는 것을 알게 된다. 이때부터 유연휘발유가 효력 좋은 연료로 홍보 및 인식되면서, 대부분의 자동차에서 유연휘발유가 사용된다. 그런데 얼마 후 연구소 및 유연휘발유 생산공장의 직원들이 납중독에 의한 환각, 정신이상의 신경증상과 심지어 자살하는 등 사망하는 환자가 속출한다.

---

1 [내셔널지오그래픽채널] 시간과 공간을 초월한 빅 히스토리, 코스모스(COSMOS: A SPACETIME ODYSSEY), 2014년

당시 미국의 젊은 과학자 클레어 패터슨은 납을 이용하여 지구의 나이를 측정하는 연구 중이었다. 그런데 그 과정에서 대기 중 납 농도가 지나치게 높다는 것을 발견한다. 그는 공기 중 납이 오염되지 않도록 초청정실을 만들어, 마침내 지구 나이가 약 45억 년이라는 것을 계산해 낸다. 그 후 대기 중 오염된 납의 근원을 연구하였고, 그 원인이 산업 전반에서 과도하게 남용되는 납, 특히 매일 타고 다니는 자동차에서 사용되는 유연휘발유라고 확인하고 이를 전문 학술지에 발표한다(1963년).

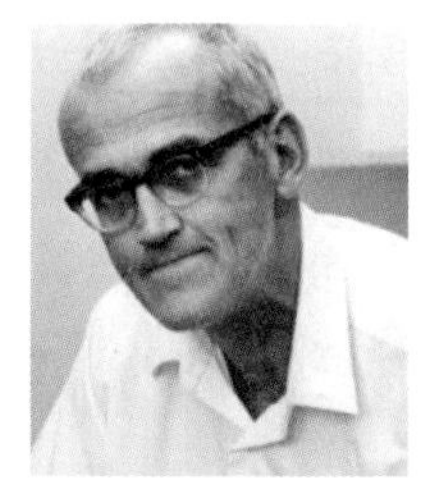
클레어 패터슨

하지만 그 당시 독물학의 권위자이며 클레어 패터슨보다 30년 선배인 로버트 키호우는 클레어 패터슨이 제기한 문제에 대하여 인정하지 않았다. 그는 해당 분야의 최고 전문가인 자신이 판단했을 때 그 분야의 애송이 클레어 패터슨의 연구결과와 주장은 뒷받침할 만한 자료가 없다고 묵살해 버린다. 그 후 클레어 패터슨은 유연휘발유 정유회사단체인 미국석유협회로부터의 연구지원이 끊기고, 그 단체의 후원을 받는 전문가 및 단체로부

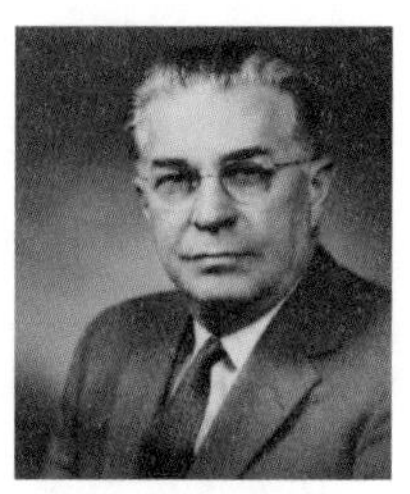
로버트 키호우

터도 압력을 받았다. 또한 납 관련 국가전문위원회에서도 배제되는 등 탄압을 받는다.

하지만 클레어 패터슨은 그러한 방해에도 굴하지 않고, 생활환경에서 납 퇴출을 위한 노력을 지속하였다. 마침내 23년 후 1986년 무연휘발유 사용을 의무화하는 납사용 규제 법안이 발표된다. 문제는 매우 안타깝게도 그 법이 제정되기 전까지 수많은 사람이 영문도 모른 채 납에 중독되고 사망하였다. 1927년부터 1987년까지 60년 동안 미국에서만 매년 약 5,000명이 사망하였으며, 어린아이 약 6,800만 명이 독성 수치 수준의 납에 노출되었다.

유연휘발유의 합병증에 대한 객관적 자료와 증거에 대하여 두 과학자는 서로 다른 결론을 내렸다. 즉, 동일한 자료와 증거에 대하여 두 과학자의 의견은 전혀 달랐다. 그림 『프리네의 재판』을 참고하면 두 사람 중 누군가는 과학의 근간인 공적이고 객관적 이성보다는 사적이고 주관적 감정에 충실하였다. 과학의 생명은 객관성objectivity과 재현성reproducibility이다. 과학자는 과학적 방법으로 관찰-실험-수집된 자료와 증거에 대하여 이성적 결론을 유추하도록 반복적으로 훈련 받는다. 그런데 그러한 과학자마저도 학자學者의 양심을 버리고, 객관적 이성보다 사적 감정을 중시하였던 비이성적 사례가 과학사에도 적지 않게 등장한다.

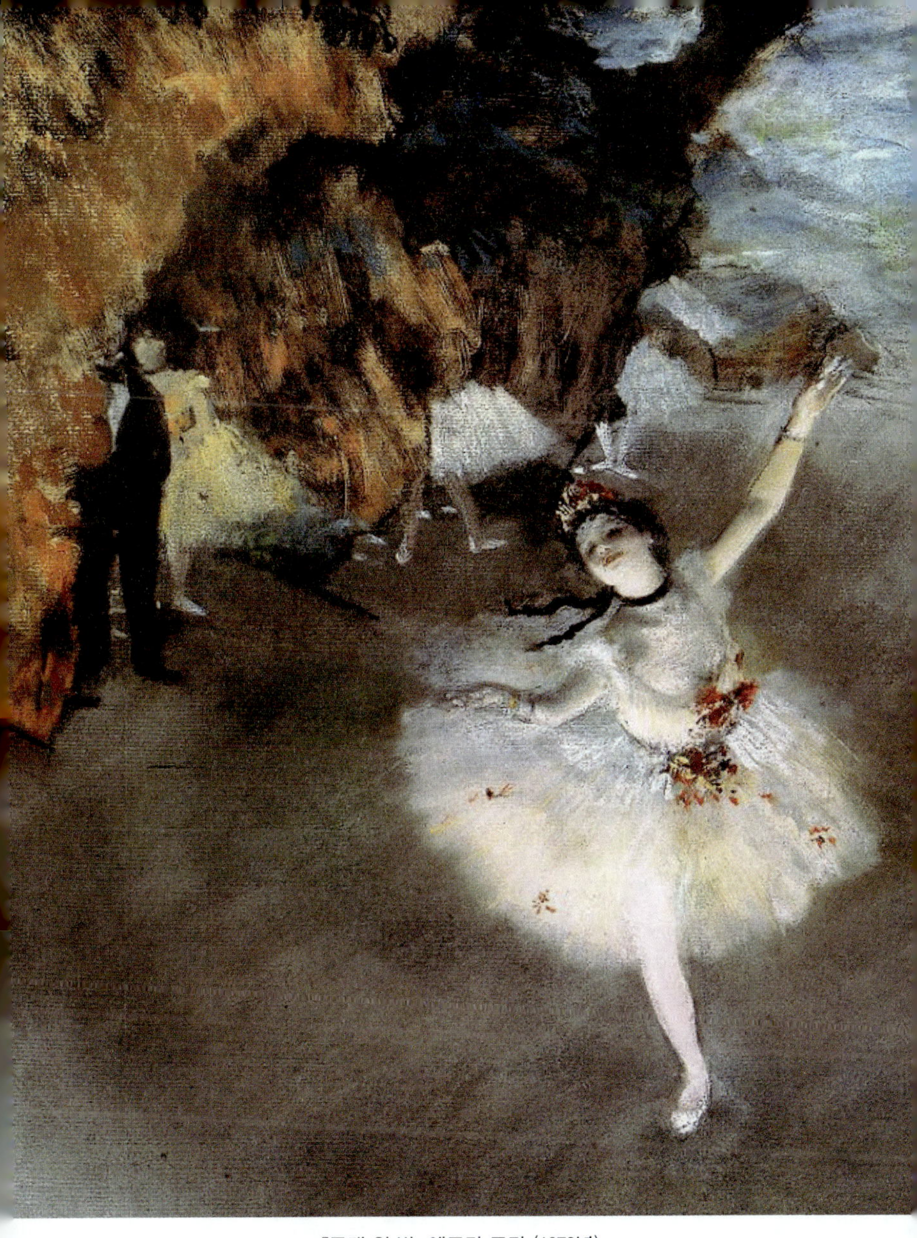

『무대 위 별』 에드가 드가 (1878년)

● 무대 위 별의 후원자

그림 『무대 위 별』에서 한 무희가 집중 스포트라이트를 받고 있다. 무희는 하늘을 품는 듯 양팔을 넓게 벌리고, 한 발로 추켜세워진 몸은 마치 나비처럼 사뿐하다. 무희의 두 눈은 이 순간을 최대한 즐기는 듯 살포시 감겼고, 흥분으로 고조된 양 볼은 빨갛게 달아올랐다. 밝은 흰색 바탕에 알록달록 꽃으로 장식된 의상의 무희는, 맑은 저녁 하늘에 떠 있는 별처럼 초롱초롱 빛난다. 무대 커튼 뒤에는 다음 장면을 준비 중인 여러 명의 무희들이 에둘러 서 있다. 무희를 향하는 그들의 몸짓은 다음 장면 준비의 설렘과 무대 위 무희에 대한 부러움으로 긴장되어 있다.

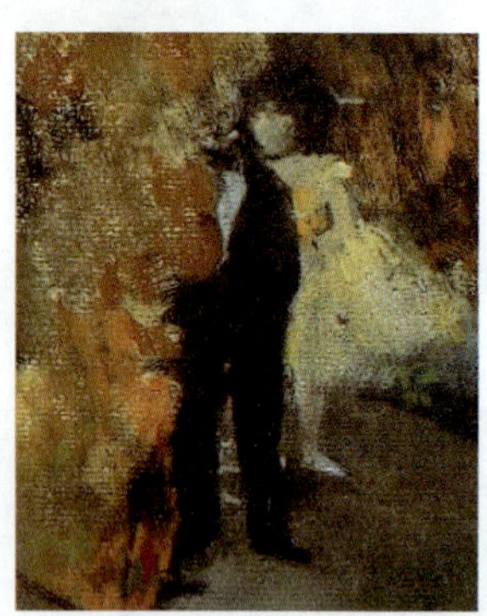

『무대 위 별』 부분

그런데 그 무희들 사이에 무대와 어울리지 않는 복장의 인물이 서 있다. 얼굴은 무대 커튼으로 가려져 있지만, 검은색 양복과 구두로 미루어 정장차림의 남성이다. 무대에 올려진 작품의 내용과는 전혀 관계없는 사람이다. 손은 바지 주머니에 찔러 넣고 곧게 뻗은 양다리로 탄탄히 받쳐 든 몸은 무대 위 별처럼 빛나는 무희를 향한다. 얼굴은 드러내 놓지 않았지만 복장과 몸짓이 무대 위 무희의 단단한 뒷배경임을 자처한다.

그는 무대 위 무희의 후원자이다. 그림의 배경지인 당시 파리에는 무용수들이 대부분 가난한 집안 출신이었다. 신흥 부자들은 그러한 무용수들에게 경제적 뒷받침을 해주었고, 그들에게는 자신이 후원하는 무용수의 수업 받는 모습을 직접 참관할 수 있는 혜택이 주어졌다. 문제는 그들은 자신들이 후원하는 십대 초중반의 무용수를 대상으로 성적 욕망을 채웠다. 성공적 사업을 통하여 재력을 갖추고, 그 재력을 바탕으로 당시 사회에 신흥 부르주아 계층의 권력가로 군림한다. 그리고는 그 재력과 권력을 이용하여 어린 나이의 가난한 무용수를 성적 노리개로 삼았다.

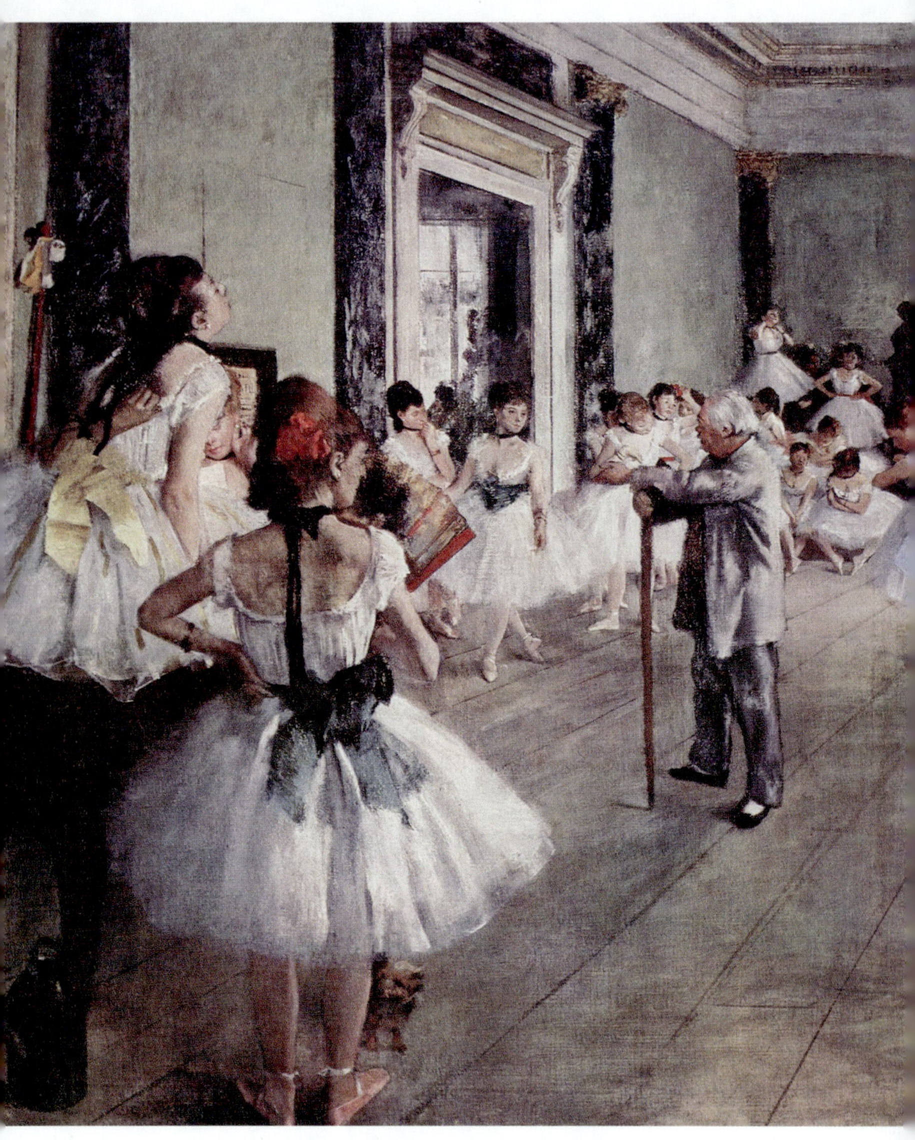

『발레 교실』 에드가 드가 (1871-1874년)

그림 『발레 교실』에는 발레를 배우는 어린 소녀들이 선생님을 중심으로 모여 있다. 열심히 발레 동작 중인 학생, 그 학생을 면밀히 관찰하는 학생, 그 학생의 동작을 따라 하는 학생 그리고 저 멀리 계단식 의자에는 갓 입학하였거나 수업을 막 끝낸 학생 여럿이 계단식 의자에 앉아 있다.

그림 『발레 교실』에서 유난히 어색한 장면은 계단식 의자의 학생들 뒤 평상복 차림의 여인들이다. 그들의 시선과 몸짓은 발레를 배우려는 모양새는 도대체 아니다. 이 사람들은 발레를 배우는 학생들의 어머니들인데, 발레 교실에 참석한 이유가 그림 『무대 위 별』과 관계가 깊다.

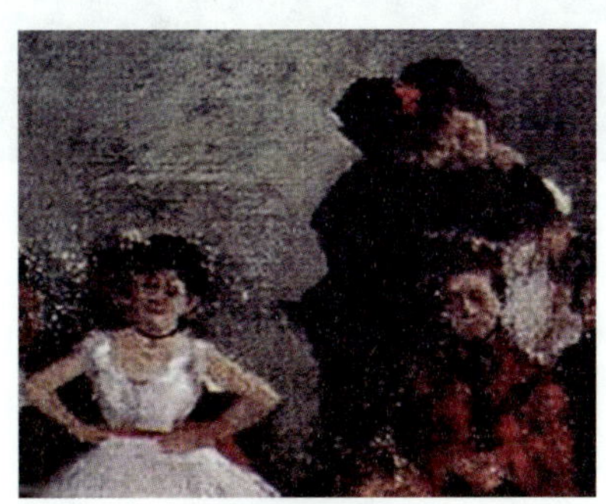

『발레 교실』 부분

나이 어린 소녀들의 어머니들은 그림 『무대 위 별』의 검은색 정장차림 뒷배들의 성적 욕망으로부터 별처럼 귀한 자식이 행여 피해당하지 않도록 보호하고자, 발레 교실까지 직접 따라 나와 지키고 있는 것이다.

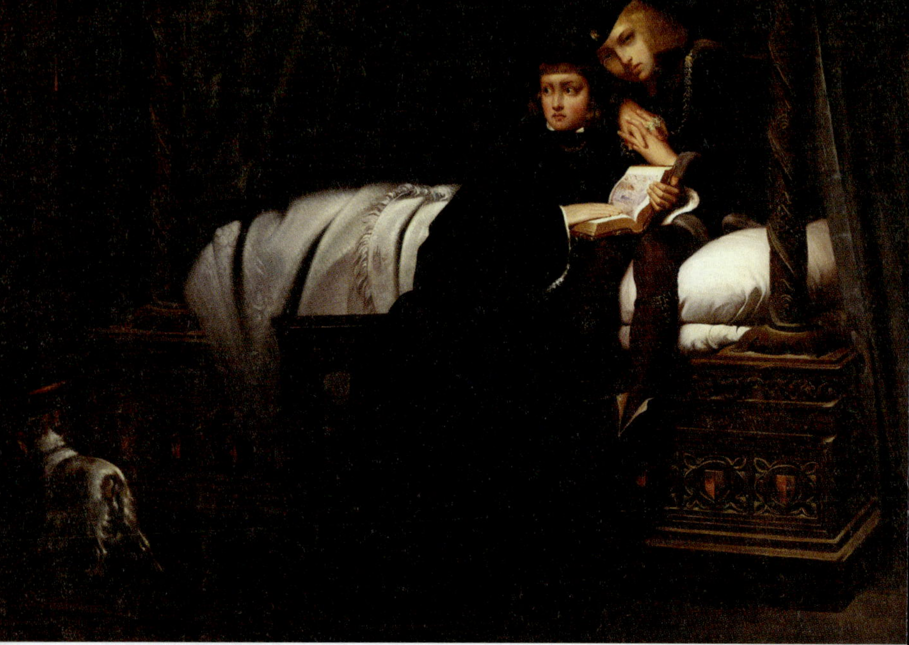

『에드워드 4세의 아이들』 폴 들라로슈 (1831년)

● 가족마저 살상하는 명예욕

그림 『에드워드 4세의 아이들』에 촛불 하나 없는 어두운 배경 속 침대에 돌보아 주는 어른 없이 달랑 두 아이만 있다. 그 아이들은 잠옷이 아닌 평상복 차림으로 잠자리에 들어갈 복장이 아니다. 한 아이의 손에 책이 들려 있지만, 두 아이 모두 책에는 집중하지 못한다. 침대에 걸터 앉은 아이는 눈에 초점이 없고 깊은 상념에 잠겨 있다. 책을 든 아이는 얼굴을 돌려 강아지가 바라보는 방향을 주시하는데, 눈이 마치 놀란 토끼모양으로 두려운 표정이다. 두 아이 모두 적막강산 속 외로움, 불안, 공포에 떨고 있다.

그림 좌하단의 강아지는 두 아이 방향이 아닌 반대 방향을 향해 있는데, 꼬리가 다리 사이에 묻혀 있다. 강아지는 반갑거나 즐거우면 꼬리를 바짝 세우고 세차게 흔들어대는데, 그림처럼 다리 사이에 묻혀 있는 것은 불안과 두려움의 상황이다. 아이들의 표정과 강아지의 모양새는 방 바깥에서 점점 다가오는 상황이 결코 호의적이지 않음을 뜻한다.

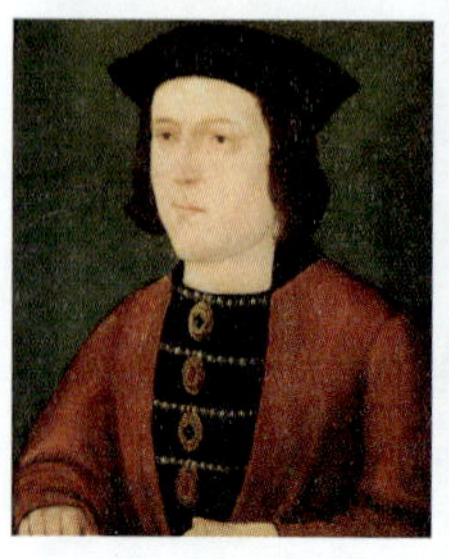
에드워드 4세

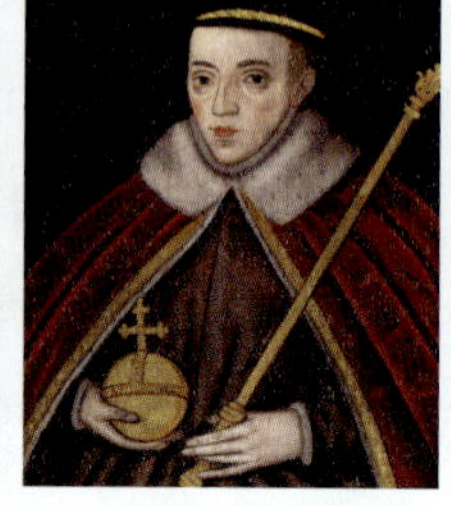
에드워드 5세

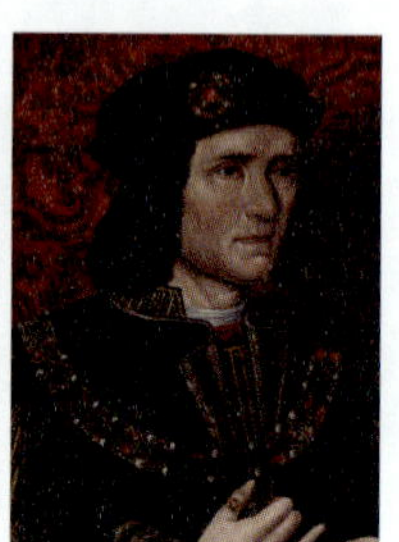
리처드 3세

영국의 에드워드 4세가 40세에 요절하면서, 그의 아들 에드워드 5세가 고작 13살의 나이에 왕권을 이어받는다. 하지만 곧바로 왕권다툼에 휘말렸고, 에드워드 4세의 동생 리처드 3세가 마치 수양대군이 조카 단종에게 그러했던 것처럼 왕권을 찬탈한다. 그리고는 에드워드 4세의 두 아들(에드워드 5세, 리처드 왕자)을 런던탑에 가두고는 종국에는 살해한다.

그림『에드워드 4세의 아이들』에서는 런던탑에 갇혀 죽음을 기다리는 에드워드 4세의 두 아들을 표현하였다. 당시 에드워드 5세(그림에서 침대에 걸터앉은 아이)는 13살이었고 동생 리처드 왕자(그림에서 책을 들고 있는 아이)는 그보다 어린 9살이었다. 삶이 무엇인지도 모르는 두 아이는 삼촌의 명예욕에 제물이 되어 인생의 꽃도 피워보지 못하고 죽음을 맞이한다.

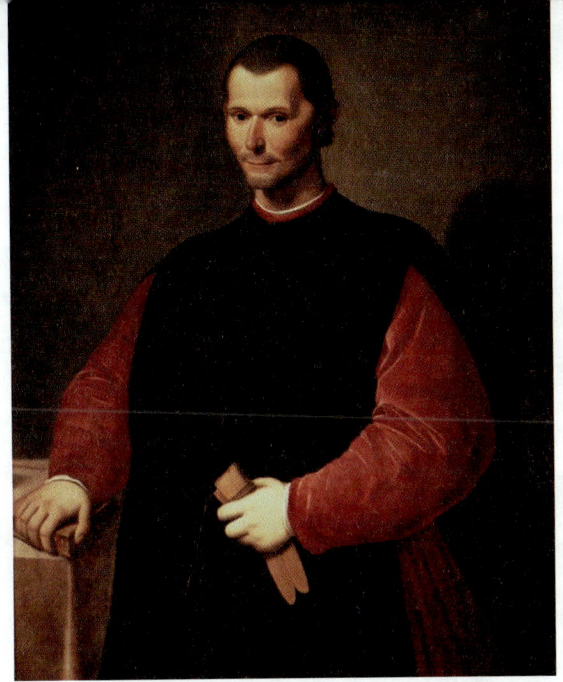

『니콜로 마키아벨리』 산티 디 티토 (16세기)

명예욕에 휩싸인 인간은 같은 피를 나누고 한솥밥을 먹고 살갗을 부딪치며 살았던 형제, 자손 더 나아가 부모와도 등을 돌리고, 심하면 살육 분쟁하는 비이성적 행동을 불사한다. 도덕적 삶과 전혀 다른 방식으로 운영되는 정치의 잔혹한 면을 다룬 《군주론》을 저술하였던 마키아벨리는 비이성적 인간을 이해하는 데 도움 되는 다음의 말을 남겼다:

> "인간은 간사하고 조그만 이익에도
> 신의를 저버리고 이기적이며 교활하며
> 목적을 위하여 수단과 방법을 가리지 않는다."

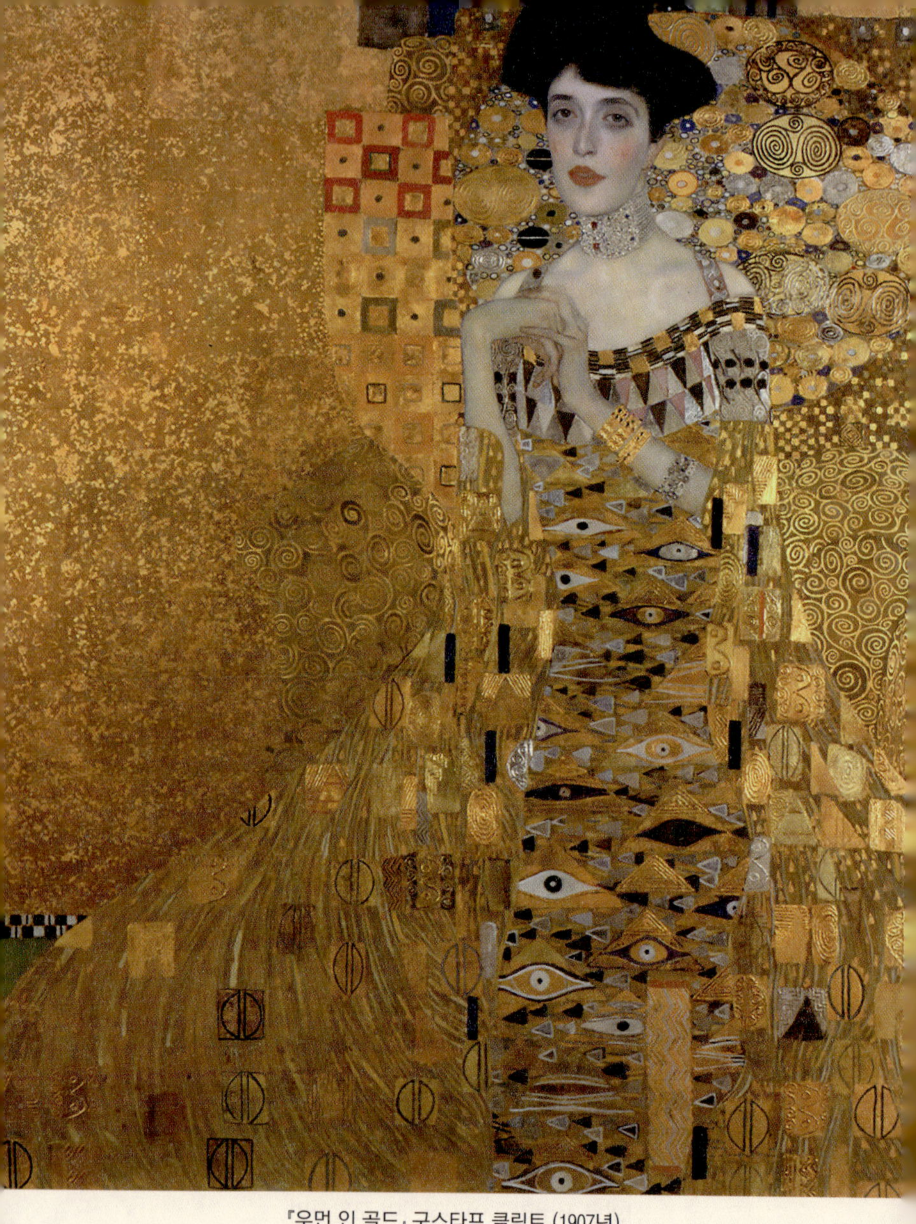

『우먼 인 골드』 구스타프 클림트 (1907년)

인간이해력 17

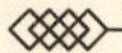

인간은 언제든 동물화animalization 될 수 있다

온통 금빛으로 반짝반짝 빛나는 그림 『우먼 인 골드』에는 황금이 주는 화려함과 부유함이 한가득이다. 이 그림은 황금빛 에로티시즘의 화가 구스타프 클림트가 이탈리아 라벤나 성당의 황후 테오도라 모자이크에서 영감을 얻어 그린 최절정의 작품이다. 태양의 힘과 기독교의 신성함을 나타내는 황금을 입히고 에로티카erotica를 상징하는 여러 문양을 넣어, 당시 오스트리아 비엔나의 풍요로움과 관능적 분위기가 아르누보art nouveau 식으로 표현되었다.

그림 『우먼 인 골드』의 실제 모델 아델레 블로흐-바우어(1881-1925)는 오스트리아의 부유한 유대인 금융가의 딸로 태어났다. 18세 때 자신보다 17살이나 많은 체코 태생의 유대인계 부호인 페르디난트 블로흐와 결혼한다. 아델레는 상류사회의 살롱 모임을 주도할 정도로 경제적 및 지적으로 풍요로웠으나, 여러 차례의 임신에도 아이를 갖지 못하여 여성으로서 상처가 있었다. 애처가였던 남편은 당시 유명 화가 구스타프 클림트에게 부인의 초상화를 의뢰하여 제작된 그림이『우먼 인 골드』이다.

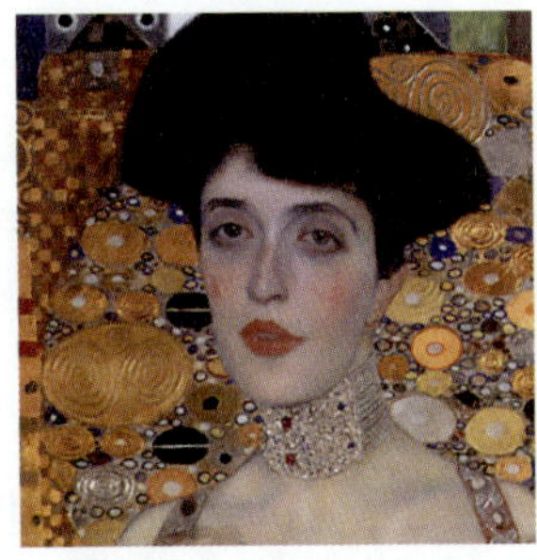

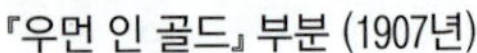

『우먼 인 골드』 부분 (1907년)

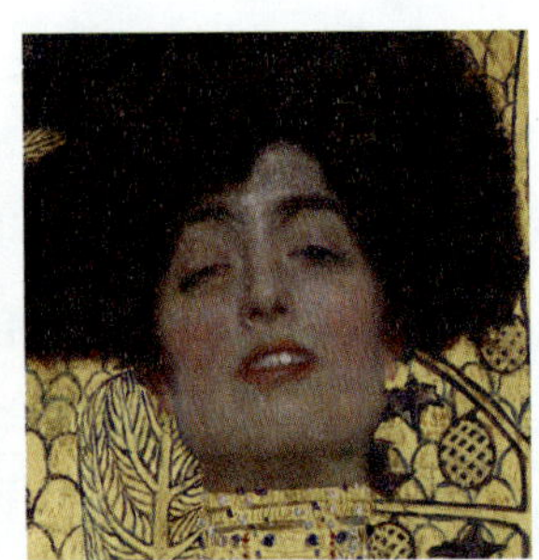

『유디트 I』 부분 (1901년)

그런데 모델의 얼굴 표정이 그림의 황금 가득 풍요함이나 뇌쇄적 에로티즘과 달리 다소 생뚱하다. 깊은 만족이나 환희가 없이 밋밋하여, 6년 전 동일 모델로 그렸던『유디트 I』의 얼굴과는 무척 다르다. 그림『유디트 I』에서는 눈은 게슴츠레하니 초점이 없고 콧구멍과 입이 살포시 열려, 황홀경에 흠뻑 빠진 표정이었다. 반면에 그림『우먼 인 골드』에서는 눈을 크게 뜨고 또렷하며 입은 모아져 열리고 두 손도 다소곳이 모아져, 무엇인가 골똘히 생각하는 표정이다.

그림 『유디트 I』에서는 몰아지경의 몽롱한 상태인데, 그림 『우먼 인 골드』에서는 어떤 생각을 꽉 붙잡고 불안해 하는 표정이다. 그녀의 표정에서 이와 같은 느낌이 배어나는 것은 이후 전개되는 이 그림과 얽혀질 사연과 오스트리아 비엔나 시민의 비인간적이며 동물적인 광기를 미리 예상하였기 때문일까?

● 영화 <우먼 인 골드>

2015년에 개봉되었던 영화 <우먼 인 골드>는 이 그림에 얽힌 실화를 배경으로 제작되었다. 영화의 도입부에서 초상화 작업 중 화가 구스타프 클림트가 불안한 표정의 아델레에게 그 원인을 물어보았고, 그녀는 "앞날(미래)"이라고 답한다. 그리고는 그녀의 대답이 의미하는 오스트리아 나치 정권의 등장과 비엔나 시민의 집단 광기로 벌어지는 유대인 탄압의

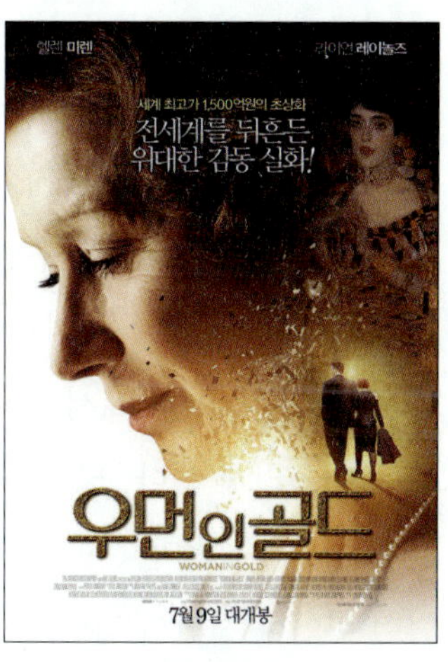

영화 〈우먼 인 골드〉

내용이 전개된다. 비엔나에 입성하는 독일군을 광적으로 환영하는 오스트리아 시민들을 불안과 두려움으로 쳐다보는 아델레의 조카 마리아 알트만 부부, 유대인 학대 및 재산 강탈, 나치 정권의 비인간적 폭력 앞에 위협받고 해체되는 가족, 생존을 위하여 부모와의 생이별, 극적인 비엔나 탈출 과정 등이 숨 막히게 이어진다.

영화의 주된 내용은 마리아 알트만에게 상속되었으나 히틀러 나치정권 시절 강탈당했던 그림 『우먼 인 골드』를 소유한 오스트리아 정부를 상대로, 그림의 환수를 위하여 8년 동안 진행되었던 기나긴 법정 투쟁이다. 오스트리아 정부는 그림 『우먼 인 골드』의 반환을 거부하였고, 이에 당시 미국에서 살고 있던 마리아 알트만은 친구 아들인 풋내기 변호사와 함께 그림 반환소송을 제기한다. 미국 대법원과 오스트리아 법정에까지 이어진 오랜 기간의 소송싸움 후 결국 승소하여, 그림 『우먼 인 골드』를 되돌려 받는다.

그러한 소송 과정 중 마리아 알트만은 과거 가족의 안락한 둥지였던 비엔나에서 겪었던 뼈아픈 기억과 감정을 다시금 떠올리게 된다. 당시 오스트리아 나치정권 지도층의 반유대주의 세뇌와 선동에 의하여 살기 등등한 칼춤을 추었던 비엔나 시민의 집단 광기! 한때 동고동락하며 어울려

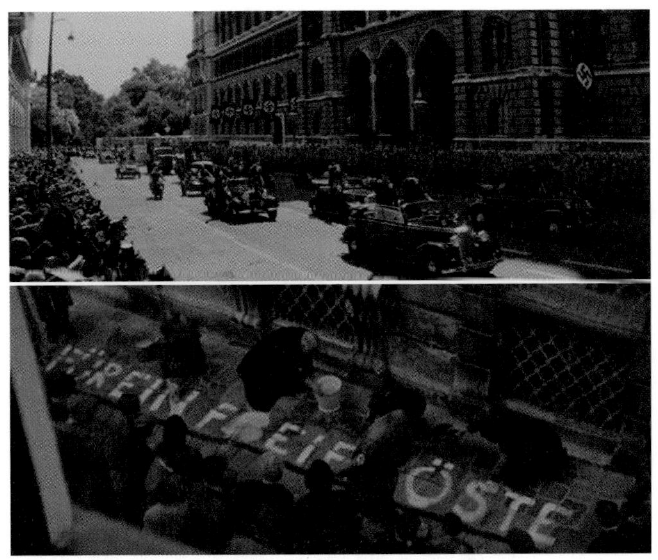

영화 〈우먼 인 골드〉 한 장면

지냈던 비엔나 사람들은, 유대인에 대한 반감과 재산강탈 및 폭력을 아무런 죄의식 없이 자행한다. 결국 마리아 알트만 가족을 포함한 많은 유대인 가족들은, 사회적 지위와 재산을 잃게 되고 생존 위협과 죽음의 공포를 겪는다. 종국에는 부모님과 생이별 후 미국으로 탈주하였고, 결코 씻지 못할 가슴 아픈 기억을 간직한 채 살아간다.

● 사람과 동물의 차이

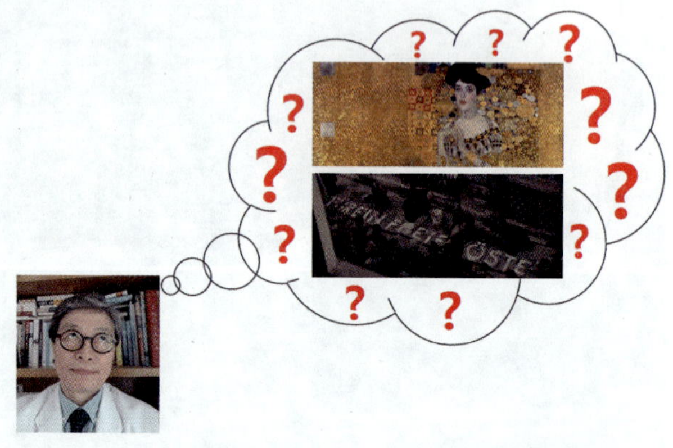

그림 『우먼 인 골드』에 얽힌 내용을 보면서, 개인적으로 다음 두 가지 내용이 무척 궁금하였다. 첫째는 어떻게 평범하였던 독일 국민을 설득하고 교육하고 세뇌하여, 총알과 포탄이 난무하는 전쟁터로 내몰고 더 나아가 수백만 명의 죽음을 초래한 2차 세계대전으로 몰아넣었을까? 전쟁은 자신의 죽음은 물론 가족도 몰살될 가능성을 전제한다.

만약 타국이 독일을 침공하여 국가의 생존이 걸린 상황이었다면, 나라를 지키기 위한 전쟁이기에 피할 수 없다. 하지만 2차 세계대전은 독일이 주변국을 침범하면서 시작되었고, 유럽-아프리카-러시아로 확전되면서 수백만 명이 목숨을 잃었고 수천만 명을 전쟁 이재민으로 만들었다.

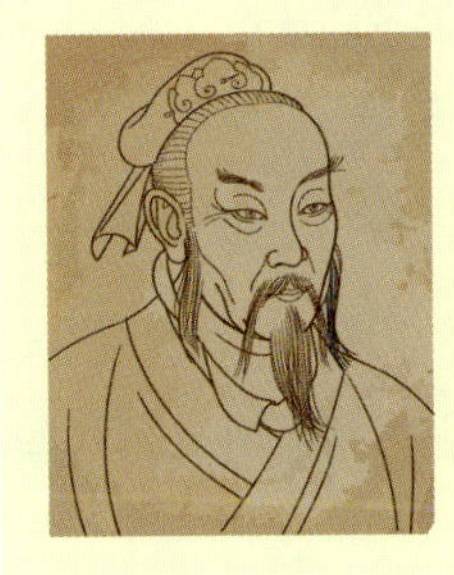

불쌍히 여기는 마음이 없으면 사람이 아니고
(無惻隱之心非人也)
부끄러운 마음이 없으면 사람이 아니며
(無羞惡之心非人也)
사양하는 마음이 없으면 사람이 아니고
(無辭讓之心非人也)
옳고 그름을 아는 마음이 없으면 사람이 아니다
(無是非之心非人也)

맹자와 사단설四端設

두 번째 궁금증은 평범하였던 독일 국민을 어떻게 설득하고 교육하고 세뇌하여, 유대인을 증오하게 만들고 인류 역사상 비인간성의 최극단 잔학행위인 홀로코스트holocaust를 일말의 주저함도 없이 자행하도록 만들었을까? 유대인 학살의 기록물과 영상 자료는 인터넷상에 차고 넘치도록 많다. 하지만 너무너무 잔인하여 인간으로서 차마 눈 뜨고 볼 수가 없고 글로 표현하기도 무섭다. 홀로코스트를 행하는 그들도 분명 인간인데, 어떻게 저토록 잔인하게 변하였을까?

맹자는 인간으로서 지녀야 할 성품으로 불쌍히 여기는 마음惻隱之心, 부끄러움을 아는 마음羞惡之心, 사양하는 마음辭讓之心, 옳고 그름을 아는 마음是非之心을 강조하였다. 만약 그러한 마음이 없다면 동물animal과 다름이 없다고 하였다. 인간이 어떻게 설득당하고 교육당하고 세뇌당하면, 불쌍히 여기는 마음, 부끄러움을 아는 마음, 사양하는 마음, 옳고 그름을 아는 마음이 완전히 말살되어, 목적을 위해서는 상대방은 물론 부모나 자식도 몰라보는 동물처럼 행동하고 양심의 가책을 느끼지 못할까?

● 독일 괴벨스에 의한 인간의 동물화

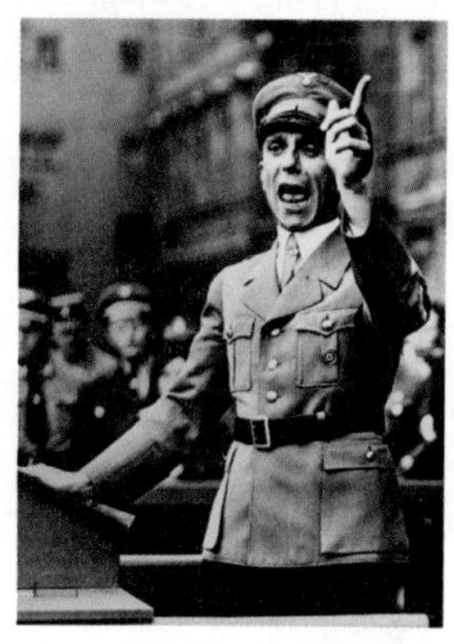

파울 요제프 괴벨스

평범했던 독일 국민을 설득-교육-세뇌하여 아돌프 히틀러를 교주처럼 맹신하도록 만들고, 마치 아무것도 보지 못하는 맹인으로 만들어, 나치당이 정권을 쟁취할 수 있도록 전략을 구사한 사람은 파울 요제프 괴벨스이다. 당시 선전(공보)장관이었던 그는 교묘하고 무자비한 선동정치로 당세를 확장하고, 독일 국민을 전쟁터로 몰아 붙였다. 또한 평범하였던 독일 국민을 인간애가 전혀 없는 편협하고 무자비한 인종주의 행동대로 탈바꿈시켜, 헤아릴 수 없는 많은 사람들에게 평생 지울 수 없는 고통의 기억을 남겼다.

그러했던 그가 인간에 대하여 남긴 어록이다:

> "거짓말은 처음에는 부정되고 그 다음에는 의심하지만 되풀이하면 결국에는 믿게 된다."
>
> "이성은 필요 없다. 감정에 호소하라."
>
> "분노와 증오는 대중을 열광시키는 가장 강력한 힘이다."
>
> "승리한 자는 진실을 말했느냐 따위는 추궁당하지 않는다."

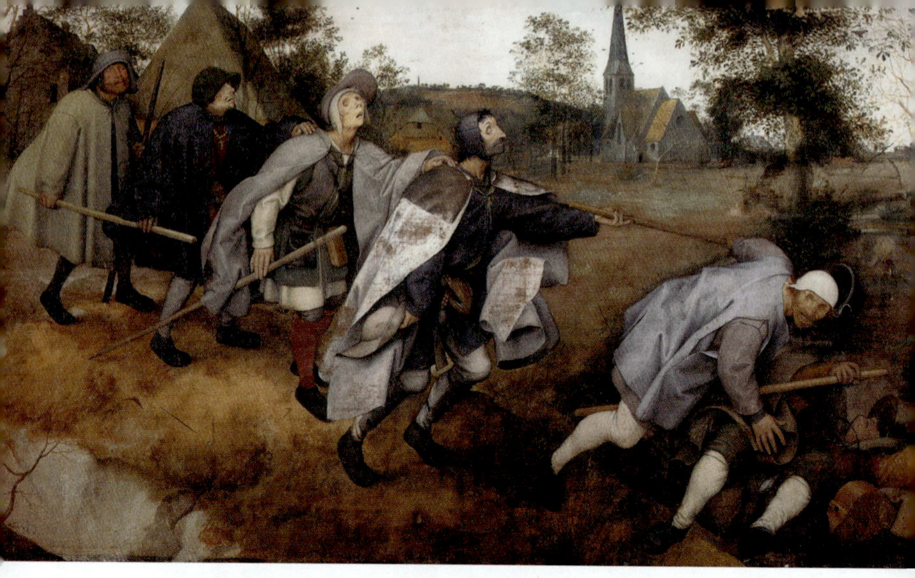

『맹인이 맹인을 인도하는 우화』 피테르 브뢰헬 (1568년)

그림 『맹인이 맹인을 인도하는 우화』에서 여러 명의 맹인이 한 줄로 다리가 건너고 있다. 모두 다 앞을 보지 못하는 맹인이라, 앞 사람의 인도에 자신의 모든 것을 맡기고 행진할 수밖에 없다. 뒷사람이 팔을 뻗어 앞사람의 어깨에 손을 걸치거나 또는 적당한 길이의 나무막대로 서로의 존재를 연결한다. 행여 행렬에서 이탈되어 곤란한 상황에 빠질까 두려워 앞사람의 행보에 온 신경을 곤두세운다. 눈으로는 아무것도 볼 수 없으니, 그저 앞사람을 믿고 따르는 수밖에 다른 방책이 전혀 없다.

그런데 대열의 맨 앞사람이 행진의 방향을 잘못 잡았고, 결국에는 다리 아래로 떨어진다. 행렬의 제일 앞에 위치한 맹인은 뒤따르는 맹인 전체를 이끄는 리더이다. 전체 안위를 책임진 매우 엄중한 임무를 부여받았지만, 본인도 맹인인지라 앞을 전혀 보지 못한다. 나름 소신대로 발걸음을 옮겼는데, 발을 잘못 내디뎌 다리 아래로 추락한다. 리더의 상황이 그리되었으니, 리더를 철벽처럼 믿고 따르는 나머지 맹인들 모두가 머지않아 곤경에 빠질 처지이다.

그런데 시궁창에 빠진 맹인 리더를 따라가는 나머지 맹인들의 모습이 극히 인상적이다. 뒤쪽 네 명의 맹인들은 아직 맨 앞쪽에서 벌어진 상황을 아직 눈치채지 못하였다. 그저 앞 사람의 어깨 또는 막대기를 굳게 잡고, 자신의 앞 사람이 인도하는 대로 순순히 따라간다. 그냥 바로 앞 사람의

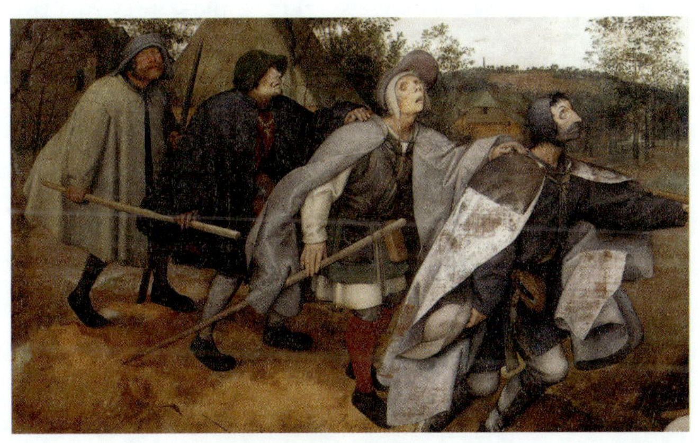

『맹인이 맹인을 인도하는 우화』 부분

걸음걸이에만 온 신경을 집중하고 열심히 따라갈 뿐이다.

그들이 가장 두려워하는 것은 이 무리의 대열에서 낙오되는 것이다. 혹시라도 행렬 중 앞 사람의 어깨나 막대기를 놓쳐 내쳐지게 될까 봐 불안하여 온몸의 긴장을 늦출 수 없다. 네 명 모두는 자신들의 리더가 안전한 길로 인도하리라는 믿음에 한 치의 의심도 없이 앞으로 나간다. 리더의 방향 결정에 어떠한 비판이나 토를 달지 않고 그대로 뒤따른다. 종국에는 네 명 모두 하천으로 추락할 운명임을 알 리 없는 그들은, 리더를 충실히 따르는 행진을 멈추지 않는다. 눈이 가려진 맹인들의 리더에 대한 맹목적 믿음!

독일 나치 정권의 괴벨스는 평범했던 독일 국민을 그림『맹인이 맹인을 인도하는 우화』의 맹인처럼 리더(아돌프 히틀러)에게 맹목적 믿음을 갖도록 만들었다. 더 나아가 어떠한 상황에서도 리더에 대한 맹신이 흔들리지 않도록 설득하고 교육하고 세뇌하였다. 그러한 과정에 "언론은 정부의 손안에 있는 피아노가 되어야 한다"면서 모든 언론, 문화, 예술을 통제하고는, 앞에서 소개한 어록대로 진행하여 독일 국민을 그림『맹인이 맹인을 인도하는 우화』처럼 장님으로 만들었다. 그리곤 그들을 무리 지어 행진시켰고 또한 그들이 그러한 행렬에서 제외되는 것을 두려워하게 만들었다.

● 악의 평범성the banality of evil

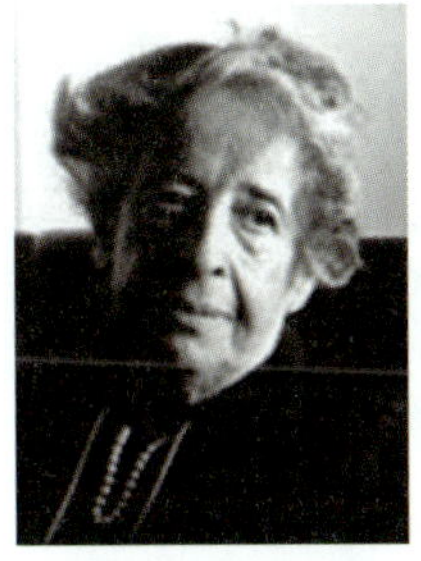

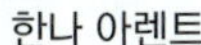

한나 아렌트

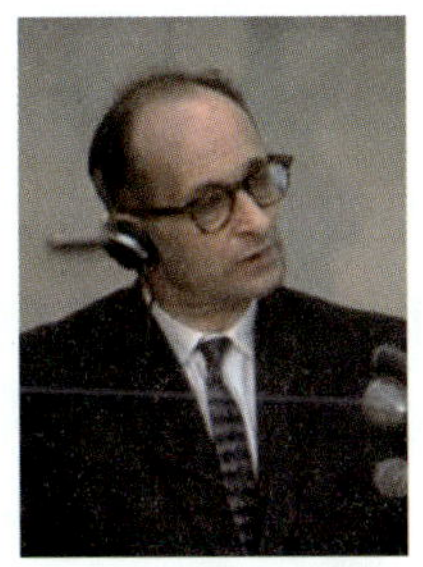

아돌프 아이히만

미국 기자였던 한나 아렌트는 1961년 이스라엘 예루살렘에서 진행되었던 홀로코스트 범죄자 아돌프 아이히만의 법정공판을 취재하였다. 그녀는 재판의 진행 과정을 5차례에 걸쳐 보고서 형태로 『뉴요커』지에 기고한다. 그녀는 '평범했던 사람이 왜 그와 같이 끔찍한 악행을 거리낌 없이 저지를까?'는 바로 생각없음thoughtlessness이 그 원인이라고 지목한다. 즉, 아돌프 아이히만이 잔혹한 악행의 명령에 복종하고 또한 동조한 것은, 자신의 행위로 야기되는 결과에 대한 비판적 사고의 결여, 즉 생각없음 때문이라는 것이다.

수많은 학살을 자행한 나치의 아이히만은 개인적으로는 평범한 사람이었다고 전해진다. 그런 사람이 어떻게 엄청난 학살을 자행할 수 있는가에 대한 의문에서 출발해서 결론을 내린 것이 바로 악의 평범성이다. 즉, 자기가 습관처럼 행하는 일에 생각이 없고 의문을 제기하지 않는 평범한 사람은, 부당한 권위에도 의문을 제기하지 않고 그 권위에 동조되어 언제든 악을 저지를 수 있는 잠재성을 지니고 있다는 것이다.

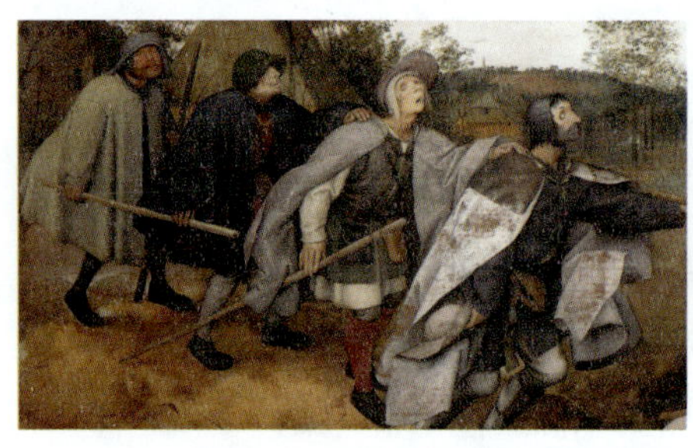

『맹인이 맹인을 인도하는 우화』 부분

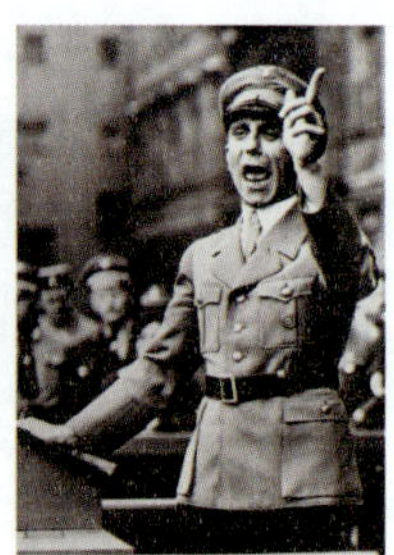

파울 요제프 괴벨스

그림 『맹인이 맹인을 인도하는 우화』는 맹신과 생각없음의 인간 모습을 보여준다. 인간의 맹신과 생각없음은 극심한 경우에 과거 참혹한 역사 홀로코스트에서 알 수 있듯이, 자신이 저지른 인종 청소의 악행이 무슨 일인지도 전혀 인식하지 못한다. 또한 그러한 악행을 소중한 임무로 받아들이는 동물화된 괴물인간animalized monster으로 변질시킨다.

● 인간의 동물화는 언제든 가능!!!

너무나도 무섭게 맹신과 생각없음의 동물적 괴물인간은 설득-교육-세뇌로 언제든지 만들어질 수 있다는 사실이 괴벨스의 관련기록 및 한나 아렌트의 보고서가 말해준다. 더한층 심각한 사실은 최첨단 과학 시대인 현재에도 또한 더욱 발전될 미래에도 동물화된 괴물인간들이 언제든지 재출현될 수 있다는 점이다. 심히 우려스럽고 또한 매우 두려운 인간의 본성이다.

괴벨스 관련 참고문헌인 『괴벨스, 대중 선동의 심리학』은 1,055페이지에 달하여 마치 벽돌처럼 두툼하다. 국내에서 2006년 출판되어 매년 1,000권 이상 꾸준히 대한민국의 전국 팔도에서 구매되었다. 인간의 본성을 이해할 수 있는 책이 여러 독자에게 소개되고 공유된다는 것은 고무적인 일이다.

다만 지난 인류 역사에서 괴벨스의 대중 선동정치에 의하여 동물화된 괴물인간들이 저질렀던 만행은, 결단코 앞으로는 또다시 되풀이되지 말아야 할 인간 말살 비간인성 잔혹행동의 극치였다. 이에 그 책들이 역사학이라는 순수학문의 참고문헌으로만 혹은 후회 없는 삶을 배우려는 반면교사의 자료로만 혹은 인간 이해의 마음공부를 위한 자료로만 사용되기를 진심으로 바란다.

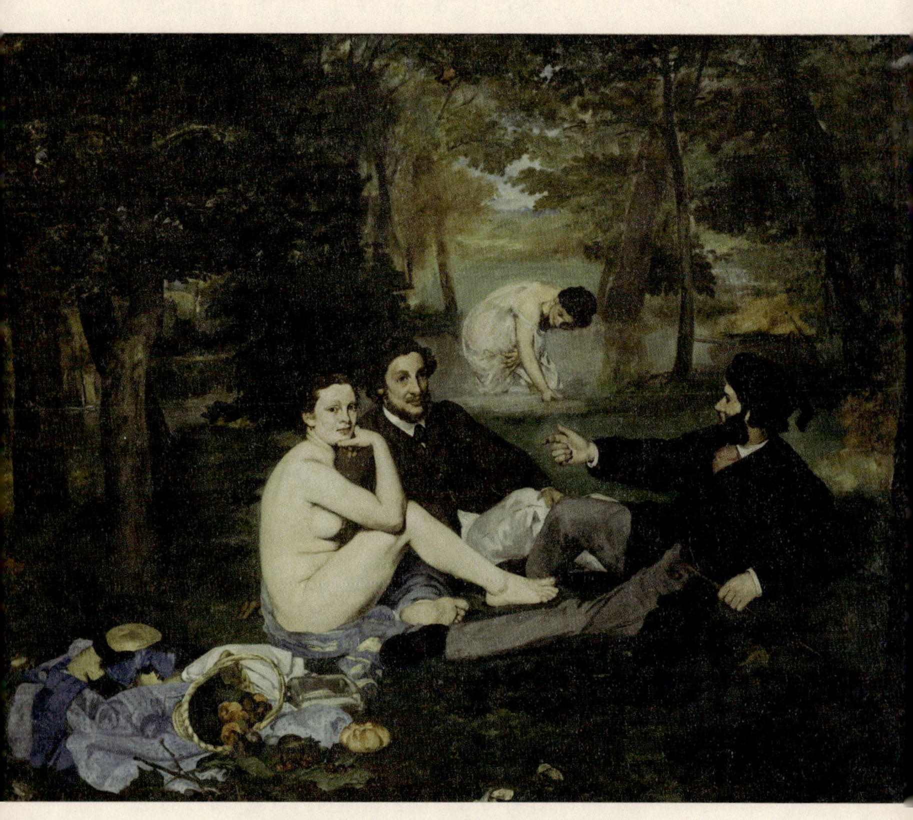

『풀밭 위의 점심식사』 에두아르 마네 (1863년)

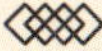

승자의 늪, 아만이즘amanism

그림 『풀밭 위의 점심식사』는 야외 한적한 곳에서 남녀의 소풍 모임이다. 두 남자는 상하 말쑥한 복장과 차림용 지팡이까지 갖춘 정장차림으로, 당시 신흥계층으로 대두되었던 부르주아 계층의 남자들이다. 그런데 두 여자의 차림이 남자들과 너무나도 대비된다. 두 여자는 모두 누드이다. 한 여자는 어깨를 거의 드러내고 안이 훤히 비치는 얇은 속옷만 입고 있다. 다른 여자는 더더욱 인상적이다. 옷을 모두 벗은 전라의 상태이다. 그것도 해가 중천에 떠 있는 벌건 대낮에!

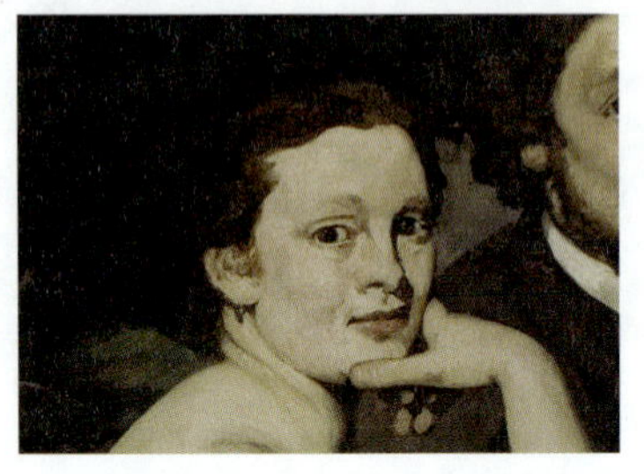

『풀밭 위의 점심식사』 부분

전라 여인의 모습에서 한층 더 당돌한 것은 관객을 향하여 당당히 정면을 바라보는 시선이다. 그녀의 표정은 자신의 현 모습에 일말의 부끄러움이나 수치심도 없고 당당하다.

이 그림이 당시 처음 발표되었을 때 사회적으로 엄청난 파문을 불러왔다. 그 시절에 그림에 전라로 등장하는 여인은 모두 신화나 상상 속에 아름답고 이상적인 신이거나 님프nymph였다. 그런데 이 그림의 여인은 당시 실재하였던 현실 인물이었다. 더 나아가 더군다나 그녀는 기존의 그림에 등장하는 이상적 여인과는 전혀 다른 여인이었다.

그림 『풀밭 위의 점심식사』의 설정과 표현 방식은 당시로서는 기존의 틀을 완전히 벗어난 파격 그 자체였다. 이 그림은 당시 공식 작품 발표회인 살롱 심사에서 탈락하였다. 기존 회화방식을 고수하던 당시 권위자들은 기존의 틀에 반하는 이 작품을 결코 용납하지 않았다. 그들에게는 이 작품은 지나치게 낯설고 도전적이었다.

당시 권위자들은 기존의 방식을 순순히 따르지 않는 화가 마네에게 엄청난 혹평과 비난을 쏟아 놓았다. 그들은 전통을 뛰어넘는 화가 마네의 혁신적 방식과 창조성을 이해하지 못하였다. 결국 이 작품은 정식 살롱에서 발표하지 못하고 낙선전에 겨우 전시할 수 있었다. 그런데 그림에서 교훈 혹은 숭고한 주제를 찾으려던 당시의 대중들도 역시나 이 작품을 이해하지 못하였고 충격과 분노에 휩싸였다.

발표 당시 그와 같이 혹독한 평가를 받았던 이 그림은 후배 화가들에게 새로운 영감을 심어준 기념비적 작품으로 기록된다. 전통적 양식을 뛰어넘어 야외 회화의 새로운 해석을 보여주었던 이 그림은, 인상파 출현에 중요한 모티브가 되었고 모더니즘modernism의 효시가 되었다.

훗날 여러 예술가들은 그림 『풀밭 위의 점심식사』를 재해석하여 마네에 대한 존경심을 표현하였는데, 파블로 피카소도 재해석한 다수의 드로잉과 회화작품을 남겼다. 보수적인 권위자들로부터 거부당한 마네로부터 새로운 미술 인상파가 태어났으며, 훗날 그를 인상주의의 아버지라 불렀다.

● 아만이즘amanism: "내가 옳다", "내가 최고다"

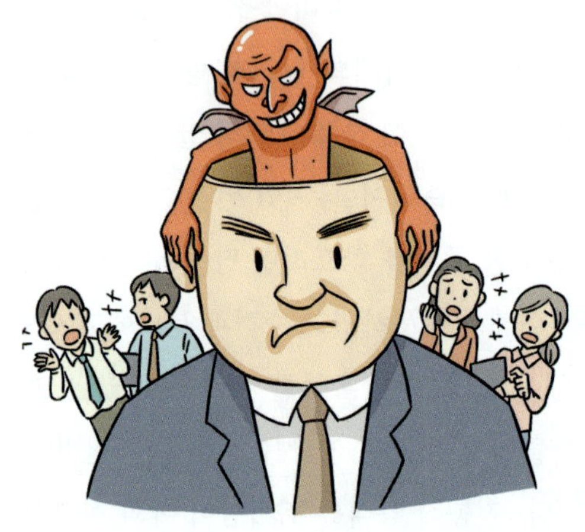

아만이즘

미숙했던 개인이 정규 및 비정규 과정의 배움을 통하여 세상에서 살아갈 능력을 얻게 되고, 그 능력의 도움으로 인간의 오욕이 충족되고 특히 재력과 권력을 탄탄히 갖추게 되면 (자신도 모르게) 형성되는 야누스Janus적인 나! 재력과 권력이 충만해진 야누스적인 나는 자신에게 만족과 기쁨을 준다.

하지만 다른 한편에서는 본인이 인식하지 못하는 사이 "내가 옳다!", "내가 최고다!"라는 아만이즘을 형성한다. 문제는 아만이즘은 당사자의 귀를 막아 다른 사람과의 소통을 방해하고, 시야를 좁게 만들어 타인의 창의적 의견과 아이디어를 보지 못하게 가리고, 상대방에 대한 배려와 공감 능력을 떨어뜨린다. 이러한 현상이 점점 심해지고 고착화되면서, 기쁨을 주었던 그것이 이제는 도리어 갈등을 일으키고 곤경에 빠뜨린다.

어떤 사안을 평가하고 결정하는 권위와 권력을 가진 사람이 아만이즘에 휩싸이면, 자신의 식견과 다른 새롭고 창의적 생각과 의견을 평가절하하거나 무시해버린다. 더욱 심한 경우에는 관련 분야에서 그 존재 자체를 지워 버린다.

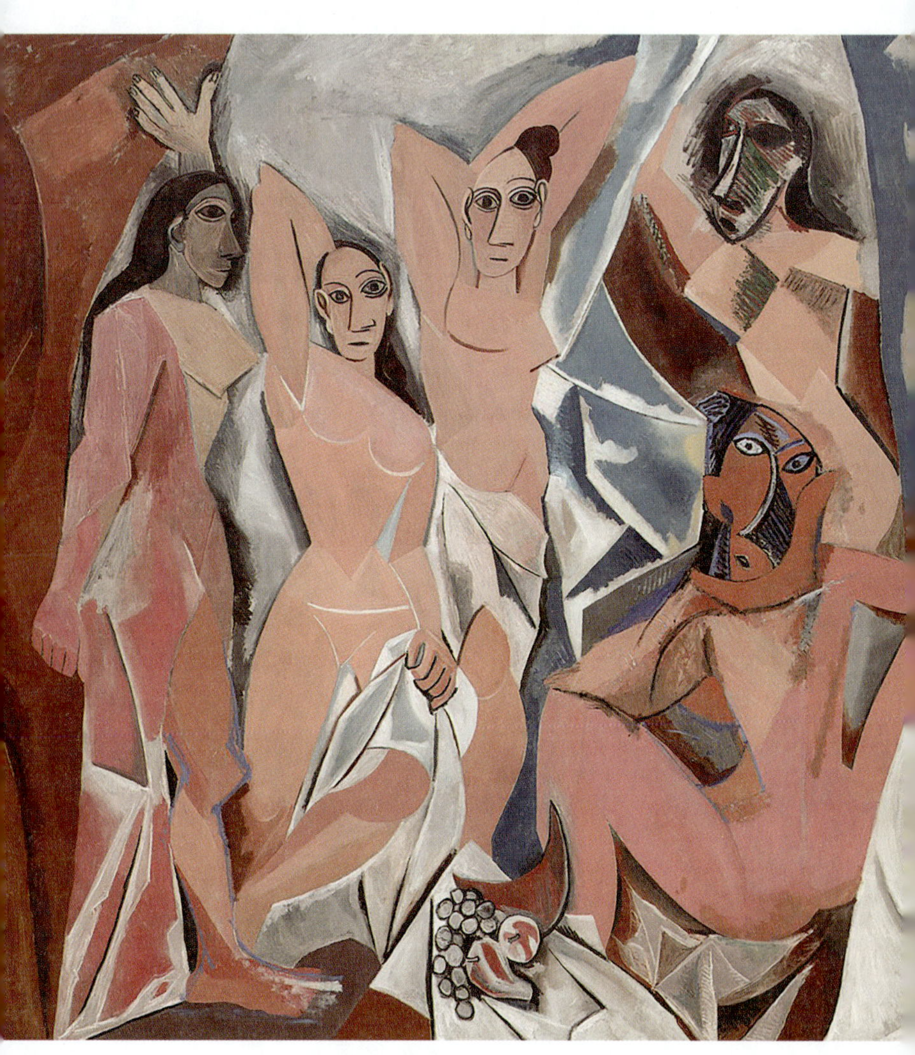

『아비뇽의 처녀들』 피카소 (1907년)

현재까지도 많은 주목을 받는 파블로 피카소의 그림 『아비뇽의 처녀들』에는 기존 틀을 한참 벗어난 비정형적이고 그로테스크한 인물들이 등장한다. 기존 미술에서는 사람의 모습은 가능한 보이는 모습 그대로 사실적으로 묘사하였다. 하지만 파블로 피카소는 겉에서 보이는 모습보다 인간 내면의 모습을 기하학적으로 표현하였다. 비정상적으로 큰 눈, 정면과 옆 모습의 동존, 각진 얼굴 라인 등 도무지 기존 미술에서 보여주었던 정형 모습이 아니다.

그림 『아비뇽의 처녀들』의 발표 당시 기존 틀에 고착된 동료 화가와 비평가들에게서 인정받지 못하였고, 심지어 신랄한 비판까지 받았다. 하지만 현재 이 그림은 입체파의 효시로 높게 평가된다.

● 과학사에도 아만이즘

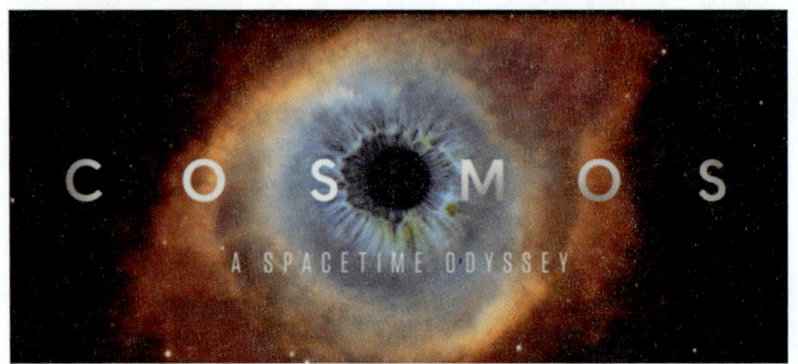

시간과 공간을 초월한 빅 히스토리, 코스모스[1]

가장 이성적이고 객관적이어야 할 과학 역사에도 그림 『풀밭 위의 점심식사』, 『아비뇽의 처녀들』 등과 같은 사건이 많았다. 기존 방식으로 해결되지 않았던 문제를 창조적 방식으로 연구하고 그 결과를 발표하였는데, 당시 학계를 주름잡고 있던 기존 권위자들에 의하여 거부되고 인정받지 못하였다. 그와 관련된 내용들이 지난 2014년에 TV 방송되었던 과학 다큐멘터리 <시간과 공간을 초월한 빅 히스토리, 코스모스>에 잠깐씩 소개된다.

---

1 내셔널지오그래픽채널, 2014년

그 다큐멘터리는 1980년대 칼 세이건의 〈코스모스〉를 30여 년 만에 업그레이드 리메이크하여 총 13편으로 다시 만들었다. 현재까지 인류가 이룩한 모든 과학(물리학, 화학, 천문학, 의학 등)의 발전 과정이 최첨단 영상 기술과 진행자 닐 타이슨의 화려한 해설로 훌륭하게 꾸며졌다. 시리즈의 마지막 〈제13화 창백한 푸른 섬〉에 인류가 침팬지 수준에서 은하계와 우주의 존재를 알게 되고, 태양계 넘어까지 우주선을 보낼 수 있게 만들어준 5개의 규칙이 소개된다.

첫 번째가 '권위를 의심하라'이다. 진행자 닐 타이슨은 "현재 〈시간과 공간을 초월한 빅 히스토리, 코스모스〉를 진행하는 자신(닐 타이슨)을 포함해 누군가(기존 전문가)가 말했다는 이유로 진실이 될 수는 없다"라고 역설한다. 다시 말해서 당 시대의 대가이고 권위자의 의견이라 하더라도 의심하라고 강조한다. 이를 뒤집어서 말하면 당 시대 각 분야의 대가와 권위자도 기존 틀에 묶여 있어, 시야가 좁아지고 귀가 닫힐 가능성이 상존한다는 의미이다.

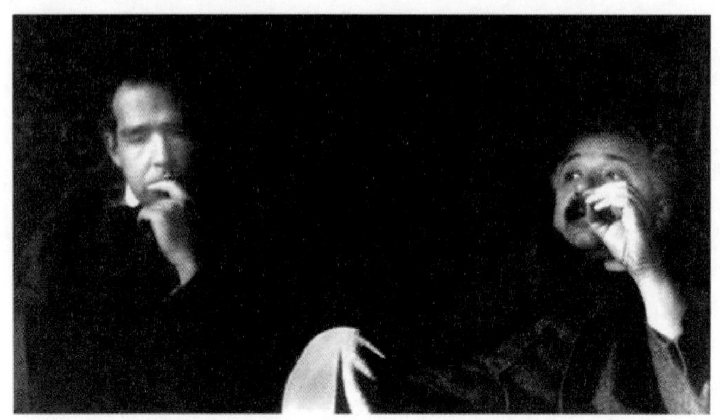

사진 『닐스 보어(좌)와 아인슈타인(우)』 폴 에렌페스트 (1925년)

그리곤 다른 무엇보다도 중요한 규칙을 추가로 소개한다: "자신이 틀렸을 수도 있음을 명심하라. 훌륭한 과학자(뉴턴, 아인슈타인 등)도 인간이기에 틀릴 때가 있다." 독창적 연구로 크게 성공한 권위자와 대가라도 자신의 틀에 고착되면, 동료, 특히 후학의 전혀 새로운 연구에 대하여 이해하지 못하고 무시할 수 있음을 강조하였다. 왜냐하면, 인간이기에!!!

노벨물리학상을 받았고 상대성 이론으로 물리학의 새로운 지평선을 열었던 아인슈타인은, 닐스 보어가 발표한 양자역학에는 의견을 달리하고 받아들이지 않았다. 현재 양자역학은 물리학의 또 다른 새로운 지평선을 열어준 학문으로 널리 인정받고 있다.

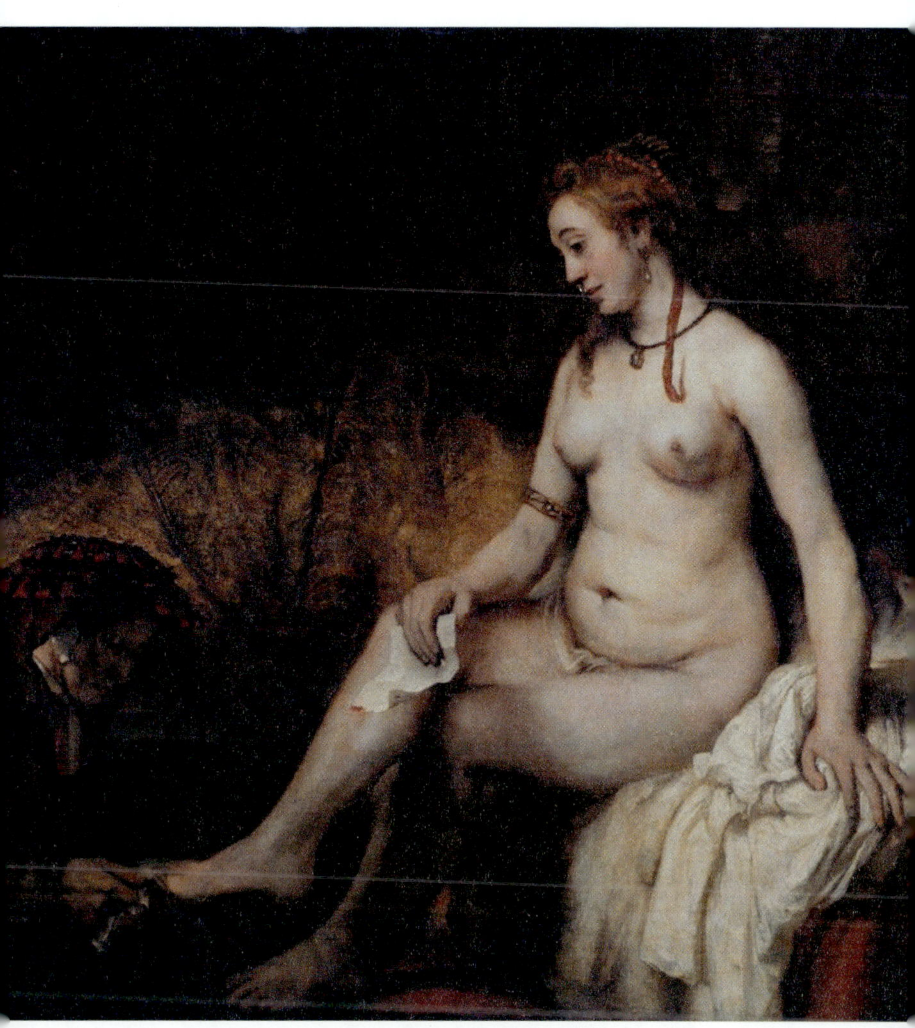

『목욕하는 밧세바』 렘브란트 (1654년)

● 밧세바 신드롬Bathsheba syndrome

그림 『목욕하는 밧세바』에서 어둠이 짙게 드리워진 밤 밧세바가 목욕 중 잠시 쉬고 있다. 그림 왼쪽 아래 어두운 배경 속 하녀는 밧세바의 발가락을 세심히 다듬고 있다. 하녀의 시선은 오직 발가락에만 향하고 입은 굳게 닫혀 있다. 무척 무거운 분위기이다. 하녀의 분위기가 밧세바의 얼굴 표정에도 그대로 이어진다. 밧세바의 눈은 하녀를 쳐다보고 있지만, 멍하니 초점이 없다. 입술은 하녀의 입처럼 굳게 닫혀 일자형이다. 결코 미소나 웃음기를 머금은 얼굴이 아니며, 어찌해 볼 수 없는 근심만이 얼굴에 한가득이다.

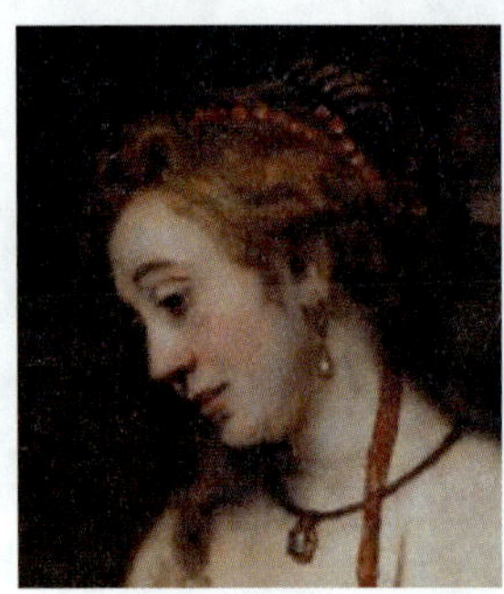

『목욕하는 밧세바』 부분

그러한 분위기는 몸 전체에서도 그대로 드러난다. 밧세바의 어깨는 축 늘어지고, 힘 빠진 상체를 왼팔로 겨우 받치고 있다. 오른쪽 허벅지 위 올려진 팔도 역시 힘이 없다. 밧세바의 오른손에 편지가 들려 있다. 편지는 펼쳐져 있고 접혔던 부분이 있어, 아마도 편지 내용을 이미 읽은 듯하다. 밧세바의 얼굴 표정과 자세 그리고 하녀의 표정이, 그 편지에는 불안과 걱정의 내용이 쓰여 있다는 것을 암시한다.

여성이 한밤중에 편지를 읽은 후 발가락을 다듬으며 정성껏 목욕하는 행위는, 누군가와의 만남을 위한 몸치장 과정이다. 만약 만남이 흥분과 즐거움이 기대된다면, 준비하는 과정에서부터 흥분과 즐거움이 시작된다. 그런데 이 그림에서는 그와 같은 흥분과 즐거움이 없다. 결코 정상적이고 즐거운 만남이 아니다.

그림 『목욕하는 밧세바』가 담고 있는 내용은 성경에 나오는 이스라엘의 다윗왕와 유부녀 밧세바와의 스캔들이다. 다윗왕은 재임 중 강력한 이스라엘 제국을 건설하는 등 수많은 치적을 쌓았다. 우연히 휘하장수 우레아의 아내 밧세바가 목욕하는 장면을 훔쳐보고는, 욕정을 조절하지 못하고 밧세바를 궁으로 불러들여 불륜을 범한다. 그리고 충성스럽고 용맹한 장수 우레아는 최전방 전투지로 보내서 결국 전사하게 만든다.

다윗왕은 하나님에 대한 깊은 신앙심, 거인 골리앗을 조약돌로 넘어뜨린 용사, 성경의 시편을 쓴 시인, 음악가 및 정치가로 성경에서 가장 이상적인 인물이며 리더였다. 그런데 삶의 최고 정점에서 밧세바와의 스캔들로, 결국에는 인간으로서 그리고 리더로서 커다란 결점을 남겼다.

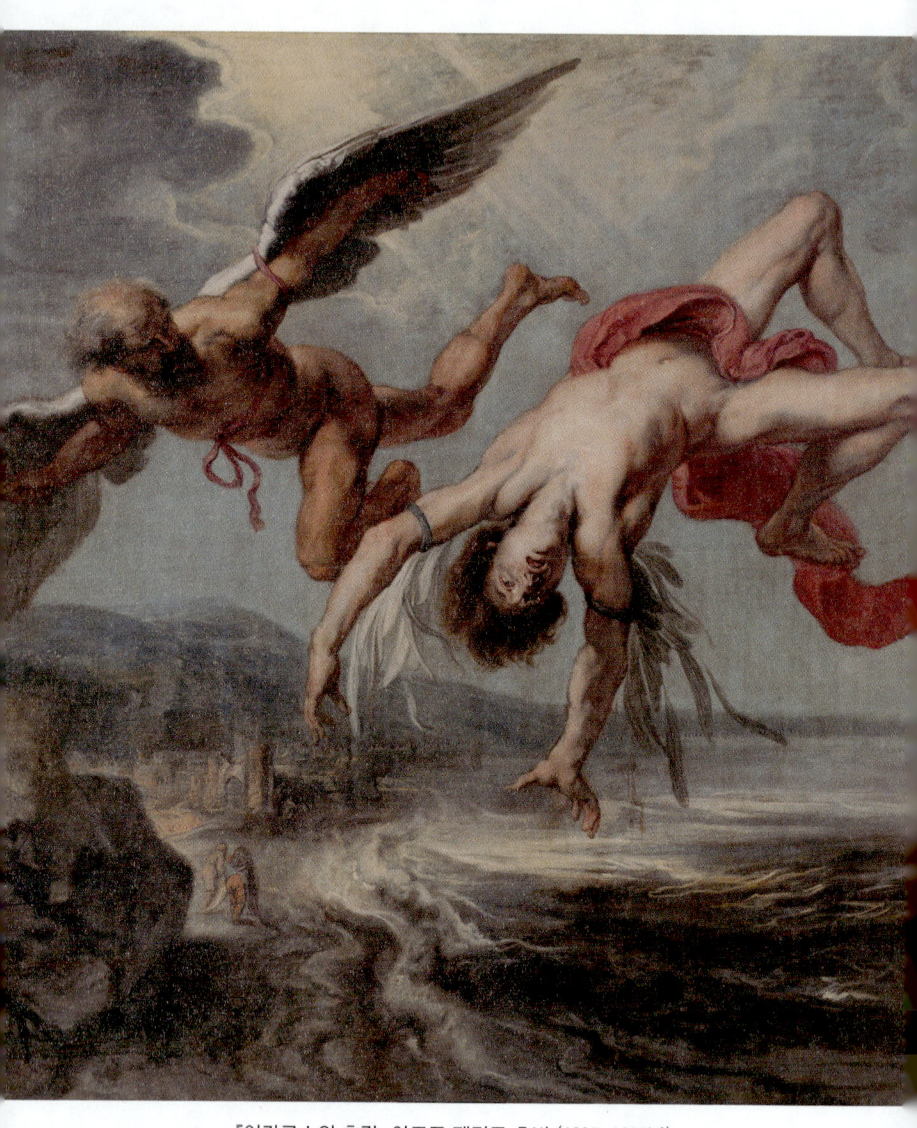

『이카로스의 추락』 야코프 페테르 호비 (1635–1637년)

성공한 리더 및 고위 공직자에게 발생하는 도덕성 결핍 현상을, 다윗왕과 밧세바의 스캔들에 빗대어 밧세바 신드롬이라 한다. 다윗왕처럼 막강한 힘과 영향력을 가지게 된 리더는 자신이 모든 상황(재원, 인력, 정보 등)을 통제할 수 있다는 과도한 자신감에 도취되어 현실감을 잃게 된다. 그리고 자신은 지도자이기 때문에 일반적 윤리 기준이 적용되지 않는다는 오만과 도덕적 인지 부조화 상태에 빠지게 된다.

극심한 경우에는 자기중심적 유혹과 도덕적 타락에 빠져 자신은 물론 리더 및 고위공직자의 힘과 영향력에 압도된 상대방도 그림『이카로스의 추락』처럼 절망의 나락으로 빠뜨린다. 절대 권력자의 아만이즘이 빚어 내는 밧세바 신드롬!

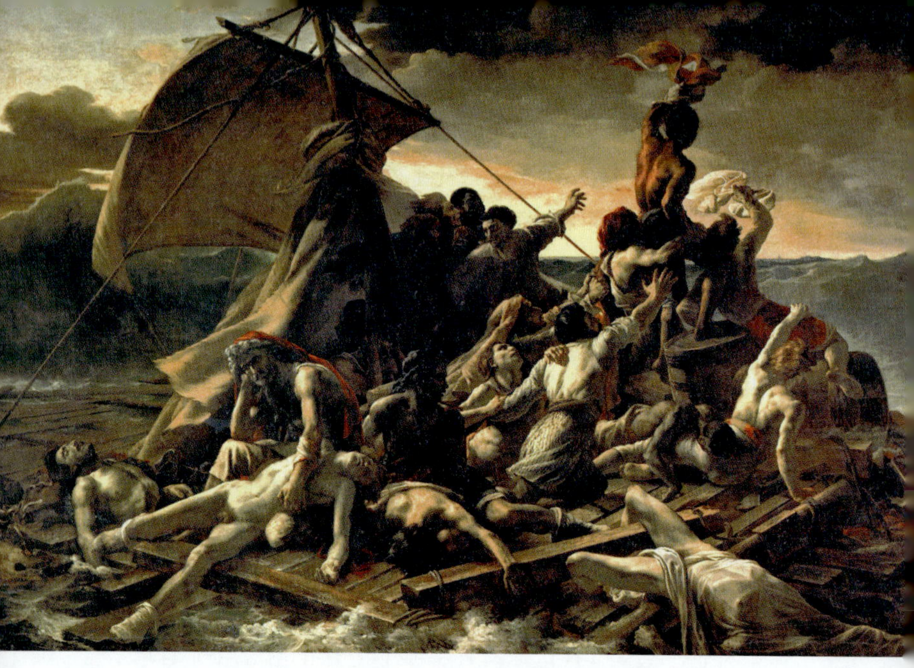

『메두사호의 뗏목』 테오도르 제리코 (1819년)

● 수많은 생명을 앗아간 선장의 아만이즘

그림 『메두사호의 뗏목』은 두 개의 삼각형 구도로 사람들이 모여 있다. 돛대를 중심으로 왼쪽의 삼각형 구도에는 절망, 포기, 비탄, 죽음의 사람들이 배치되었다. 지평선 위 쪼끄만 점 같은 범선을 보고 손에 쥔 옷을 애절하게 흔드는 흑인 소년 중심의 오른쪽 삼각형 구도에는 희망, 환희, 감동, 생명의 사람들이 배치되었다. 그리고 두 삼각형 구도 사이에는 절망에 빠진 사람들에게 마침내 구조선이 오는 감격의 소식을 전하는 사람이 있다.

그림 『메두사호의 뗏목』은 1816년 7월 2일 난파된 프랑스의 프리깃함 메두사호에서 일어난 실제 사건을 재현하였다. 1816년 6월 프랑스는 영국으로부터 식민지를 돌려받기 위해, 아프리카 세네갈로 총 4척의 원정함대를 파견했다. 지휘함인 메두사호에는 총독 가족과 함께 육군 사병, 수병, 선원, 식민지 개발 정찰대 등 400여 명이 타고 있었는데, 안타깝게도 목적지에 도착 전 배가 난파되었다. 구명보트가 충분하지 않아 총독 가족, 선장, 장교, 수병, 선원, 일부 승객 등 230여 명만이 여섯 개의 구명보트를 타고 대피하였다.

나머지 152명의 육군 장교와 사병, 선원, 승객 등은 좌초한 범선의 돛대를 잘라 급조된 뗏목에 올라탔다. 원래 뗏목은 구명보트와 밧줄로 매달아 육지까지 끌고 가려고 했었

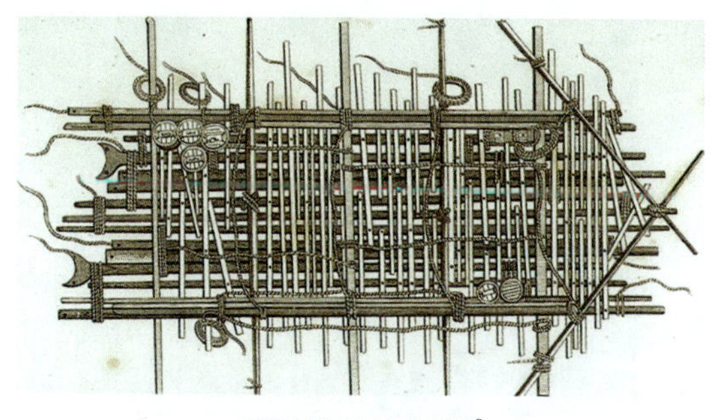

메두사호의 실제 뗏목[2]

---

2 출처: https://en.wikipedia.org/wiki/The_Raft_of_the_Medusa

다. 그런데 보트에 타고 있던 어느 사람이 뗏목과 연결된 밧줄을 풀어버려, 뗏목에 있던 152명은 망망대해에 버려졌다.

그들에게 준비되었던 식량이라곤 몇 통의 물, 포도주, 비스킷뿐이었다. 그들은 극심한 기아와 탈수, 지독한 추위, 죽음의 공포에 시달렸다. 파도에 쓸려나가고 극한 상황에 따른 내부 반란과 폭동 그리고 광기가 표출되면서 죽음이 속출한다. 난파된 지 13일 만에 원정함대의 아르귀스호에 구조되었는데, 이때까지 생존한 사람은 겨우 15명에 불과하였다. 그마저도 5명이 추가로 사망하여 최종 생존자는 단 열 명이었다.

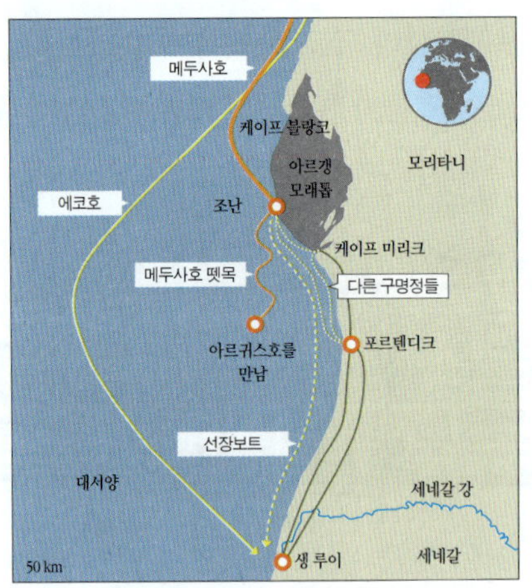

메두사호 조난 당시의 상황[3]

---

3 《메두사호의 조난》 H. 사비니 · A. 코레아르, 리에종, 2016년

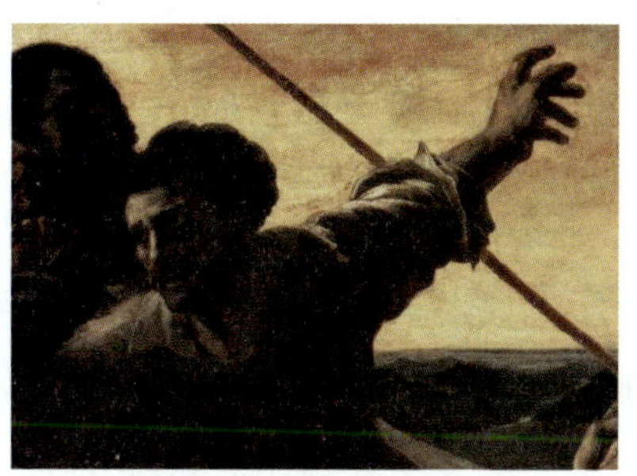

『메두사호의 뗏목』 부분

당시 프랑스 정부는 이 사건을 은폐하려 하였으나, 뗏목에서 살아남았던 두 명(광산기사와 군의관)의 생존자에 의하여 신문 및 책으로 알려지면서 사건의 전모가 폭로된다. 그림에서 두 삼각형 구도 사이에서 구조의 감동 소식을 전하는 사람이 사건을 알렸던 군의관이다. 이 내용을 접한 화가 테오도르 제리코는 사건의 진상을 알리기 위해 그림 『메두사호의 뗏목』을 완성한다.

당시 프랑스는 워털루에서 패전한 나폴레옹의 몰락 후 왕정복고 시대였으며, 루이 18세 정부는 왕당파 일원들에게 일종의 정치적 보상을 쏟아 낸다. 그러한 과정 중 원정대의 총지휘관인 프리깃함 메두사호 선장의 임명도 왕당파의 일원이었던 쇼마레 자작에게 주어진다. 문제는 그는 과거 시민혁명 후 현직에서 물러났던 낙하산 선장이었다.

파도와 포탄이 난무하는 바다에서 자신과 부하들의 생존을 위하여, 며칠씩 뜬눈으로 지새우고 고민해본 현장 경험이 지난 20년 동안 전혀 없었던 비전문가였다.

원정함대의 총지휘관은 휘하의 배 3척들과 보조를 맞추면서 항해해야 하는데 그리하지 않았다. 또한 선박들의 무덤으로 악명 높은 아르갱 모래톱 근처에서도, 항해 규범의 위치 측정 및 항진방향 조절 등을 게을리하여 결국 메두사호는 좌초된다. 그리곤 안전장치도 없이 급조된 뗏목에 수많은 사람을 태워 종국에는 끔찍한 인명 피해를 초래했다.

당시 배에는 지난 수십 년간 나폴레옹 함대에 소속되어 해상 전투 경험이 풍부하였던 베테랑 장교들이 동승하고 있었다. 하지만 선장은 그들의 의견에 귀를 닫고 무시하였다. 선장은 자신의 방식으로 성공하였고 또한 그 방식으로 세네갈 원정함대의 총지휘관이 되었다. 선장은 자신의 판단과 방식을 고집하였고, 결국 선장의 아만이즘으로 140여 명의 무고한 생명이 목숨을 잃었다.

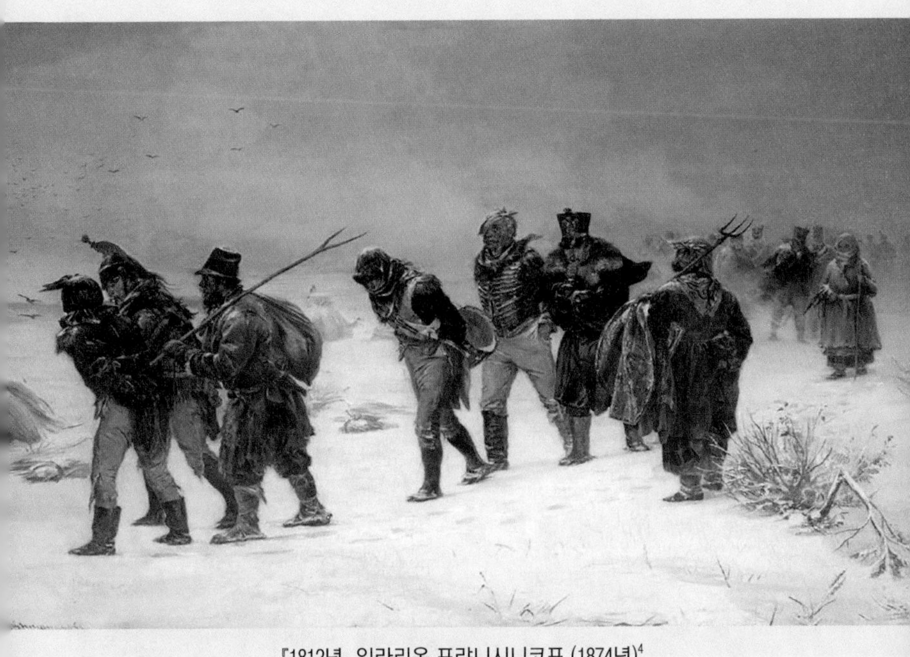

『1812년』 일라리온 프랴니시니코프 (1874년)[4]

4 나폴레옹은 1812년 60만여 명의 병사를 이끌고 러시아를 침공하였지만 참패하였다. 40만여 명은 사망하였고, 10만여 명은 그림 『1812년』처럼 포로로 잡혔다.

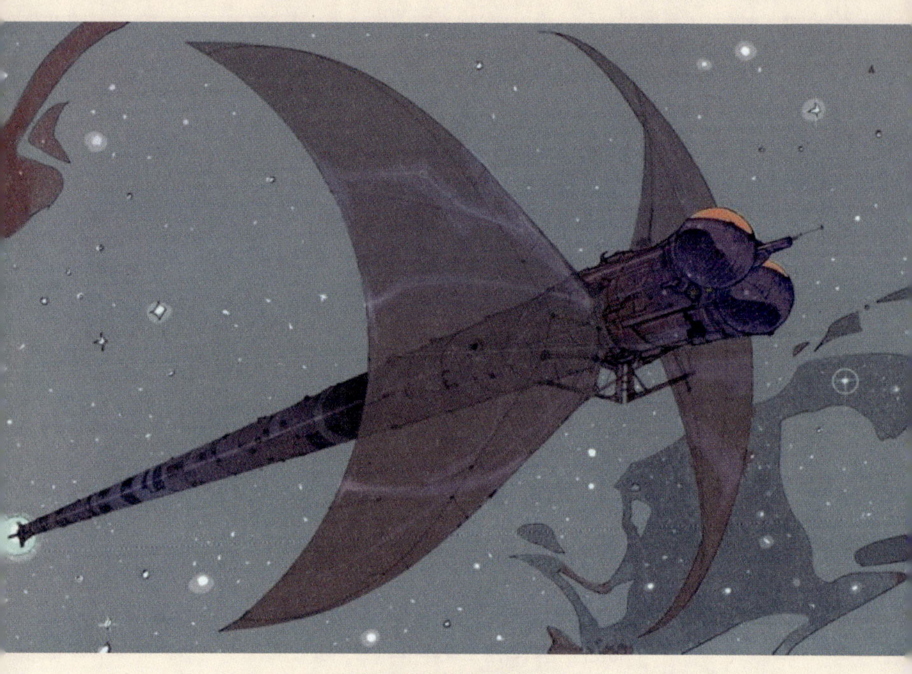

『우주선 파피용호』 뫼비우스
[출처: 《파피용》 베르나르 베르베르, 열린책들, 2007년]

인간이해력 19

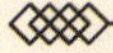

인간의 본성은 바뀌지 않는다

베르나르 베르베르의 소설 《파피용》에 나오는 내용이다:

"그녀의 세계는 전쟁이었다.
그녀의 세계는 종교적 맹신이었다.
그녀의 세계는 맹목적인 테러였다.
그녀의 세계는 끊임없는 환경 오염이었다.
그녀의 세계는 인구 과잉이었다.
그녀의 세계는 가난과 기아와 빈곤이었다.
이런 상황 속에서 전 세계적으로 새로운 부유층이 출현했다.
이들은 다수의 고통을 외면하며 파렴치하게 살아남았다."

소설에서는 그와 같은 지구 상황을 벗어나 인간답게 살 수 있는 다른 행성을 찾아 떠나는 모험에 14만 4천 명이 합류한다. 그들은 하나 같이 선하고 비폭력인 사람들이다. 전쟁, 종교적 맹신, 테러, 환경오염, 인구 과잉, 부의 격차

등 지구를 황폐하게 만든 인간의 탐욕과 오만이 없는 순결한 사람들이다. 특히 정부도 없고, 군대도 없고, 종교도 없는 사회를 건설하는 원대한 프로젝트에 의기투합한 사람들이다. 드디어 우주선 파피용호가 지구를 떠나 1,000년 이상의 우주 항해를 시작하고, 우주선 안에서는 이 항해의 목적에 충실한 공동체 삶이 영위된다.

그런데 얼마간 시간이 흐른 후 우주선 안에서는, 그들로 하여금 지구를 떠나게 만든 사건들이 일어난다. 연인에게 버림받은 남자가 그 연인을 살해하는 사건이 처음 발생하고, 그 후 지구에서 행해졌던 일들(규칙, 헌법, 경찰, 의회의 구성)이 재현된다. 시간이 흘러 선한 뜻을 지니고 지구를 떠났던 탑승자 1세대는 생명이 다하여 사라지고, 우주선 안은 천국 도시와 지옥 도시로 나뉘면서 전쟁과 평화를 반복한다. 나중에는 종교도 발생하고 결국에는 종교 전쟁도 일어난다.

최종적으로 지구를 떠나온 지 1,251년 후 지구에서 2광년 떨어진 행성(JW 103683)에는 단 두 사람(여자 엘리자베트-15, 남자 아드리앵-18)만이 착륙한다. 그러나 두 사람은 의견 다툼 후 갈라서고, 엘리자베트-15는 사망한다. 혼자 남게 된 아드리앵-18은 자신의 갈비뼈 일부를 잘라내어, 인공 태아 배양 후 여자아이 에야Eya를 탄생시킨다.

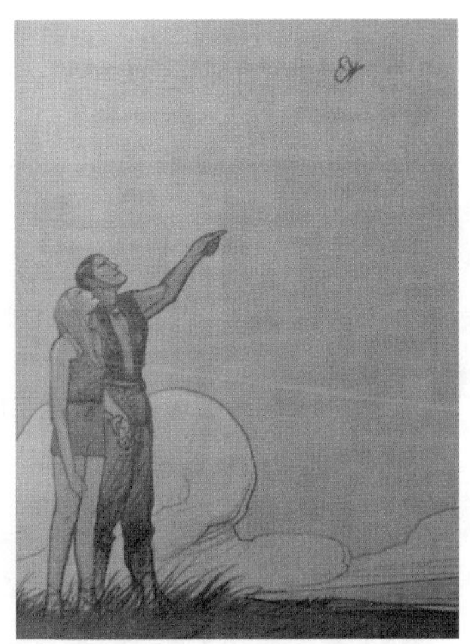

[출처: 《파피용》 베르나르 베르베르, 열린책들, 2007년]

에야가 자라서 성인이 되었을 때 아드리앵-18은 다음과 같이 말한다:

> "먼 미래에, 우리 자손들이 다시 수백만, 아니 어쩌면 수십억이 되어 이 지구(새로운 행성 JW 103683) 전역에 살게 될 때, 전쟁과 환경 오염, 종교적 광신주의, 인구 과잉으로 병들었던 우리가 떠나온 세계와 비슷한 세계를 다시 만들게 해서는 안 돼."

《파피용》에서는 오욕과 칠정의 본성에 휩싸인 인간들이 바글바글대는 지구를 떠나 1천 년 이상 우주를 날아가 새로운 행성을 찾았지만, 결국 인간 본성은 바뀌지 않는다는 것을 우주 탐험의 스토리로 보여주었다.

● 지난 역사에서 그리고 현재에도 반복되는 인간의 본성

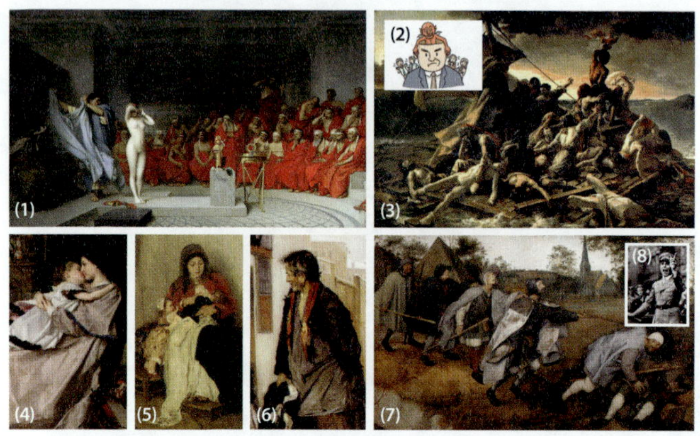

인간의 다양한 본성:
(1) 『프리네의 재판』, (2) 아만이즘, (3) 『메두사호의 뗏목』,
(4) 『모성애』 부분, (5) 『새엄마』 부분, (6) 『제발, 들어가지 마세요』 부분,
(7) 『맹인이 맹인을 인도하는 우화』, (8) 파울 요제프 괴벨스

앞의 여러 장에서 소개하였던 인간의 다양한 본성, 즉 생존을 위한 투쟁-도피 반응에 충실하며, 오욕에 쉽게 흔들리고, 비이성적이며, 아만이즘에 휩싸이고, 언제든 동물화될 수 있는 본성은 쉽게 바뀌지 않는다. 그와 같은 인간의 모습은 현재에도 주변에서 언제든 손쉽게 찾아볼 수 있다. 또한 단지 출연 배우와 촬영 세트만 다를 뿐 수십 년간 비슷하게 반복되는 TV 드라마-영화 등의 단골 주제이기도 하다. 더욱이 우리가 매일 보고 듣는 신문-TV-라디오 뉴스에서 어김없이 등장하는 톱 기사의 내용이다.

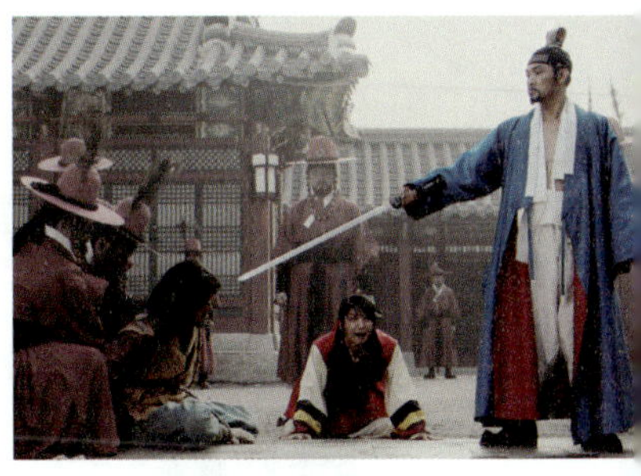
영화 <왕의 남자>

역사는 여러 인간들이 뒤엉켜 이루어지므로, 역사의 내면은 곧 인간의 모습이며 인간이해의 중요한 학습자료이다. 대한민국의 역사에서 국민과 나라를 분열시키는 사심私心 가득한 일부 위정자 및 정치가를 반복적으로 확인할 때마다, 국민의 한 사람으로서 심한 분노와 실망을 반복적으로 느꼈다.

그들은 맹자의 사단四端이나 공심公心과 인본주의humanism가 아니라, 비인간적 논리에 대한 맹신과 아만이즘으로 나라를 분열시켰다. 또한 피폐해지는 민초들의 삶과 위협받는 국가의 안위와 번영에는 아랑곳하지 않으며, 심한 경우에는 상대방의 목숨까지도 서슴없이 거두어 간다.

비슷한 상황이 반복되면서 국력과 국부가 극도로 쇠진하고 빈약해졌다. 결국 힘의 논리가 지배하는 세계 질서에서 중국, 러시아, 일본 등 주변 강국들로부터 빈번한 침략을 자초하였다. 더 나아가 북한의 6.25 남침에도 속수무책으로 당하여, 국민은 철저히 짓밟히고 수많은 목숨을 잃었으며 온 나라는 완전히 황폐화되었다.

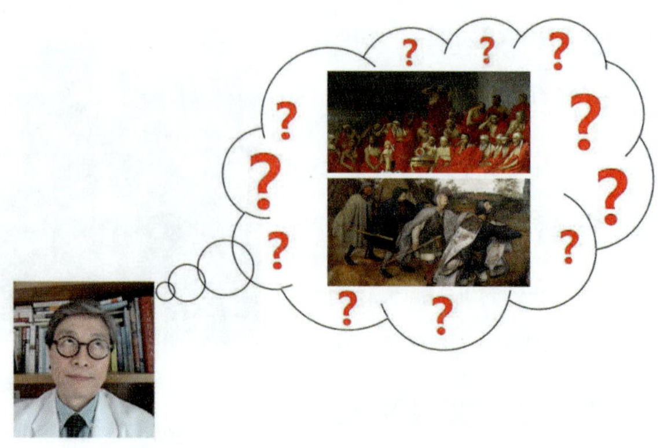

그렇다면 이와 같은 상황에 처한 이유가 과연 무엇이었을까? 현대처럼 휴대폰이나 통신망이 없어 서로의 의견을 충분히 나누지 못해서 그러했을까? 혹은 비행기와 자동차와 같은 빠른 이동 수단이 없어 의견 차이를 조정할 시간이 없었기 때문일까? 혹은 컴퓨터 및 인터넷을 이용하여 최신의 정보를 얻을 수 없었기 때문일까? 혹은 그 당시의 교육 수준이나 지식정보량이 현재와 비교하여 상대적으로 낮아서 그렇게 되었던 것일까?

하지만 현재에도 비슷한 상황들이 회사라는 작은 조직부터 대한민국 전체의 큰 조직에서 그리고 세계 각국에서 여전히 반복되고 있으니, 과학의 발달이나 교육 수준 혹은 지식정보량 차이와는 관계가 없는 것 같다.

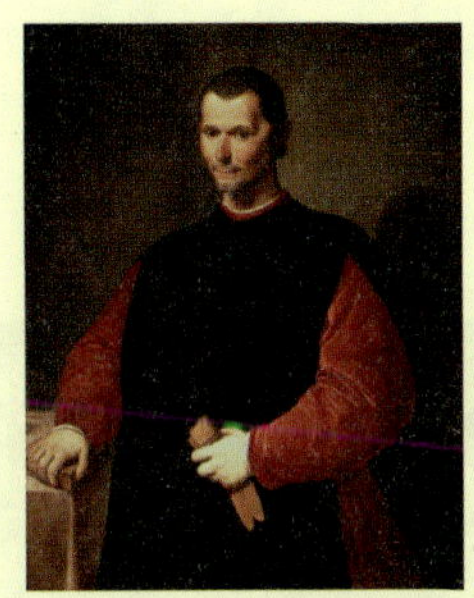

"미래를 내다보고자 하는 자는
과거를 돌이킬지어다.
인간사는 선대의 그것을 닮게 되나니.
이는 그 사건들이
그때 살던 사람이든 지금 사는 사람이든
동일한 성정을 지닌 사람들에 의해
창조되고 생명을 얻었기 때문이며,
그로써 그것들은 같은 결과를
얻게 되는 것이다"

『니콜로 마키아벨리』 산티 디 티토 (16세기) 및 마키아벨리의 어록

역사학의 석학들은 "역사를 잊은 국민과 국가에는 미래가 없다"라고 말하고는, 다음의 말을 덧붙인다: "역사는 반복된다." 막심한 재산과 시간의 탕진은 물론 피해받은 사람들의 깊은 상처 등 이미 지난 과거에 수없이 반복하여 충분히 경험하였지만, 비슷한 상황이 21세기 현재에도 또다시 반복되고 있으며 아마도 미래에도 계속 반복될 것이다.

소설 《파피용》에서 그리고 지난 역사와 현재의 여러 사실에서 보여주듯이, 과학 문명이 더욱더 발달하고, 삶의 수단이 더욱더 편리해지고, 경제적으로 더욱더 윤택해지더라도 인간의 본성은 변하지 않는다.

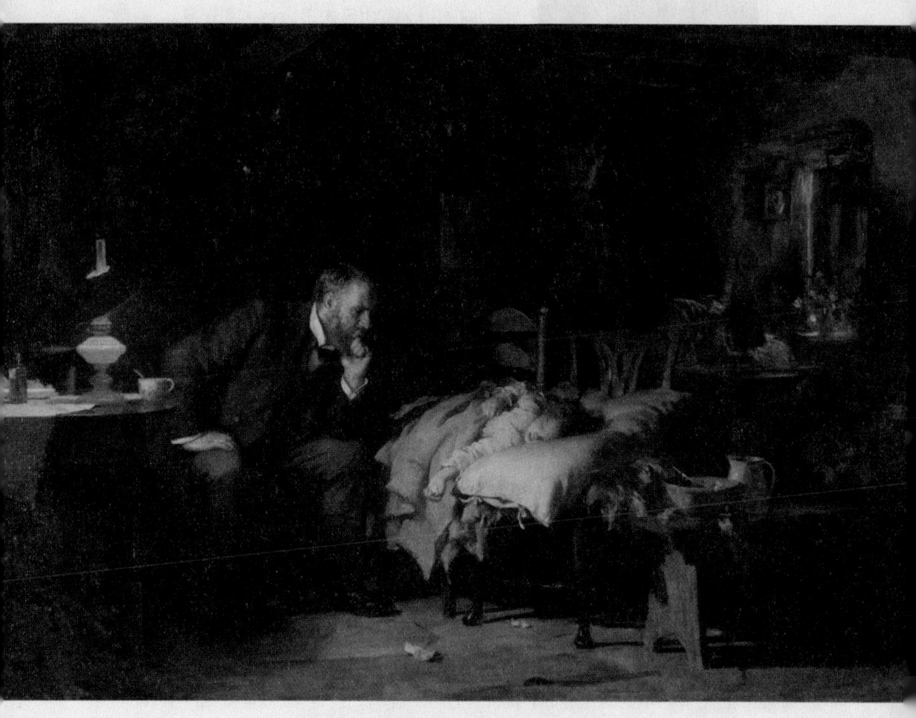

『의사』 새뮤얼 루크 필데스 (1891년)

인간이해력 20

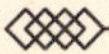

질병발생과정 (일명, 질병발생쳇바퀴)

그림 『의사』에서 점점 깊어지는 아이의 병색에 애간장이 끊어지는 부모님 옆 창문 넘어 새벽이 밝아 오고 있다. 지난 밤을 꼬박 새운 의사는 "이 아이의 질병 원인은 무엇일까?", "치료에 왜 반응하지 않을까?"라 고민하고 또 고민한다.

이 장에서는 지난 1-19장 내용을 종합하여 내과內科적 관점에서 '질병이 발생하는 과정'을 간략하게 소개한다. 질병발생은 전문분야 및 관점에 따라 다양한 방식으로 소개되고 있다. 여기에서 소개하는 질병발생과정(일명, 질병발생쳇바퀴)의 키포인트는, '인체는 물질이고 반복자극에 손상(염증)되며 장기간 지속되면 종국에는 질병이 발생한다'이다.

질병은 외부 및 내부 화학물질의 반복자극으로 발생하는데, 인간은 일생 동안 그와 같은 반복자극의 상황을 피하기 어려운 외부 및 내부 환경적 특성을 지니고 있다.

● **일생 동안 다양한 인간을 만나야 한다.**

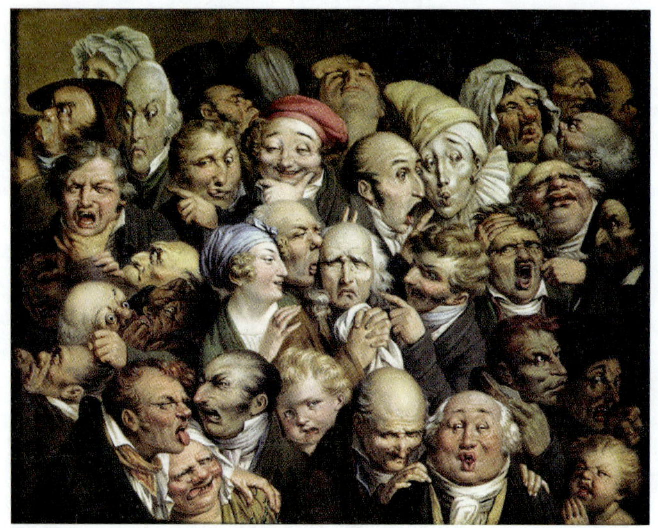

『35명의 얼굴 표정』 오노레 도미에 (19세기)

그림 『35명의 얼굴 표정』에는 실로 너무나도 다양한 사람들이 등장한다. 인간은 무인도나 깊은 산 속에서 홀로 살지 않는 한 일생 동안 그림 『35명의 얼굴 표정』의 사람들보다 훨씬 더 다양한 생각과 상황의 사람들을 만나게 된다.

● 인간은 비이성적이다.

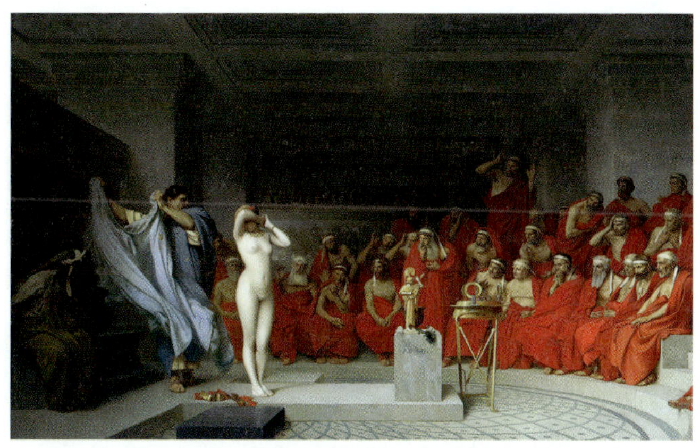

『프리네의 재판』 장 레옹 제롬 (1861년)

인간은 그림 『프리네의 재판』에서처럼 공적이고 이성적 판단이 요구되는 사안에도 지극히 사적이고 주관적 감정을 개입한다. 최종 결론을 내릴 때 객관적 이성보다는 주관적 감정이 우선하는 경우가 흔하다. 하지만 외부에 표현하거나 공식 발표할 때는 해당 사안에 부합하는 논리와 근거를 의도적으로 인용하여 삽입하곤 교묘하게 포장하여 다듬는다.

● 인간은 생각 없는 괴물thoughtless monster로 변할 수 있다.

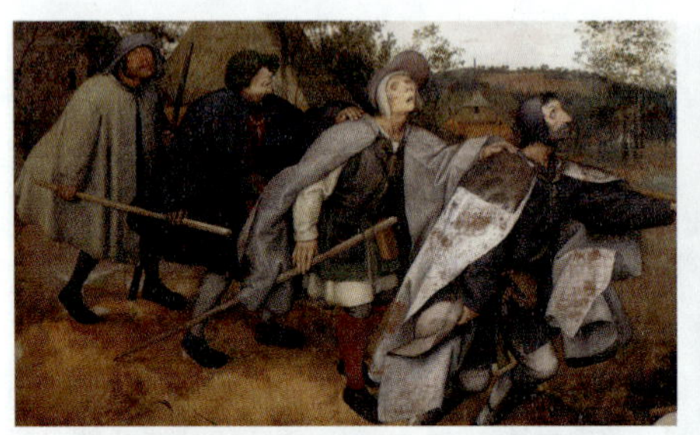

『맹인이 맹인을 인도하는 우화』 부분

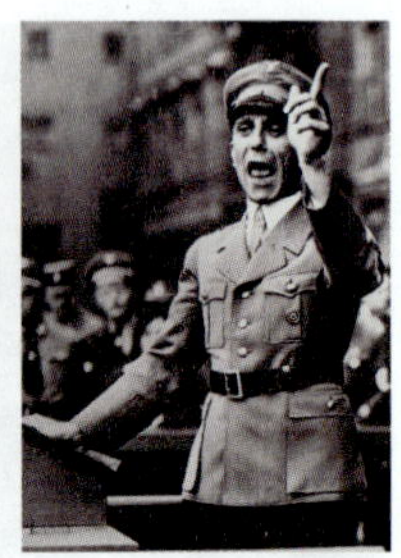

파울 요제프 괴벨스

그림 『맹인이 맹인을 인도하는 우화』에서처럼 상대방의 의견과 지시에 (아무 생각 없이) 곧이곧대로 믿고 따르게 동물화시키는 사람 혹은 단체(집단)를 만나기도 한다. 모든 언론-문화-언론이 통제되고 번식 욕구를 자극하는 미인(미남)계 혹은 생존 도움의 재물(뇌물) 혹은 생존 위협의 폭력(고문)이 가중되면, 이성적 생각을 전혀 하지 못하고 과거 독일 나치가 저질렀던 홀로코스트와 같은 잔혹 행위를 (아무 생각 없이) 소중한 임무로 받아들이는 괴물인간으로 변질되기도 한다.

● 인간의 본성은 쉽게 바뀌지 않는다.

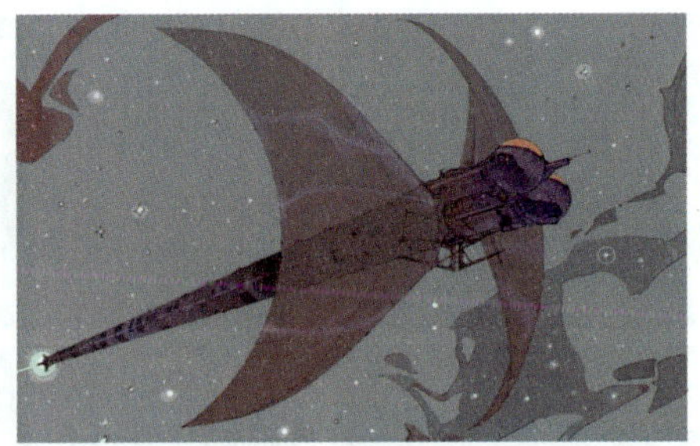

『우주선 파피용호』 뫼비우스[1]

매일 보고 듣는 신문-TV-라디오에는, 생존을 위한 투쟁-도피 반응에 충실하고, 오욕의 유혹에 쉽게 흔들리고, 비이성적이며, 아만이즘에 휩싸이고, 언제든 순식간에 동물화되는 인간의 모습이 어김없이 등장한다. 또한 막심한 재산과 시간의 탕진은 물론 피해받은 사람들의 깊은 상처 등 이미 지난 과거에 수없이 반복하여 경험하였지만, 비슷한 상황이 현재에도 또다시 반복되고 있으며 미래에도 또다시 반복될 것이다.

지난 역사와 현재의 여러 사실에서 보여주듯이, 과학 문명이 더 발달하고, 삶의 수단이 더 편리해지고, 경제적으로 더 윤택해지더라도 인간의 본성은 변하지 않는다.

---

1 《파피용》 베르나르 베르베르, 열린책들, 2007년

● **그러한 사람들과 엮이는 사연을 피하기 어렵다.**

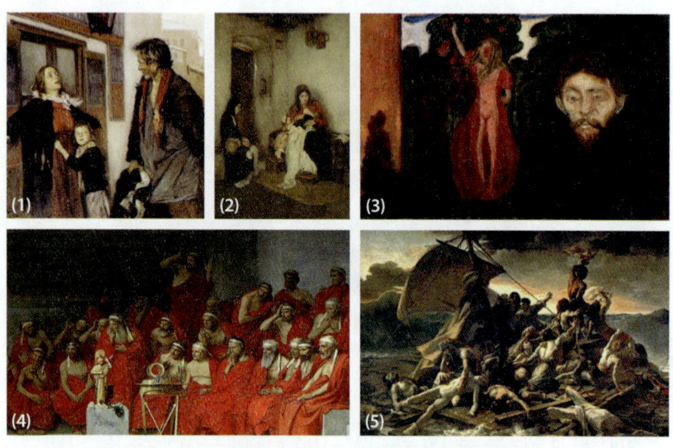

인간 삶 중 겪게 되는 다양한 사연들:
(1)『제발, 들어가지 마세요』 부분, (2)『새엄마』, (3)『질투』,
(4)『프리네의 재판』 부분, (5)『메두사호의 뗏목』

인간은 일생 동안 자라온 배경, 인지 방식, 가치관, 추구하는 목적 그리고 판단-표현의 방식이 서로 다른 사람들과 함께 살아가고 또한 간혹 비이성적이고 동물화되고 야만이즘에 휩싸인 사람들과 엮이게 되면서 사연이 발생한다.

특히 전혀 예상하지 못한 혹은 예상하였지만 통제하기 어려운 사연을 마주하는 것은 인간의 삶에서 자연스럽고 또한 필연적이다.

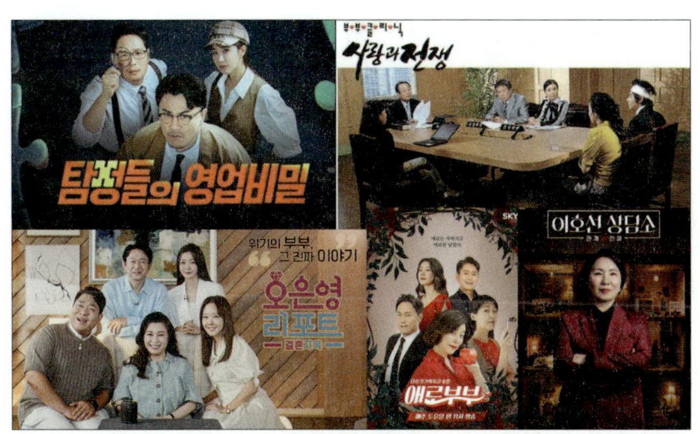

다양한 사연을 소개하는 TV 프로그램

채널A 〈탐정들의 영업비밀〉, KBS-2TV 〈부부클리닉: 사랑과 전쟁〉, MBC 〈오은영리포트-결혼지옥〉, 채널A-ENA 〈다시 뜨거워지고 싶은 애로부부〉, *tvN* STORY 〈이호선 상담소〉 등에는 각계각층의 여러 사람들이 실제 생활에서 경험하였던 사연들이 진행자의 자세한 설명과 함께 가감 없이 혹은 드라마 형식으로 각색하여 소개된다.

과거에 방영된 그리고 현재 절찬리 방영되는 여러 TV 프로그램에서 알 수 있듯이, 이 세상에 태어난 이상 여러 사람들과 얽혀 살면서 겪게 되는 사연은 절대 피할 수 없다.

● 어린 시절 겪었던 깊은 상처의 사연은 오랫동안 기억된다.

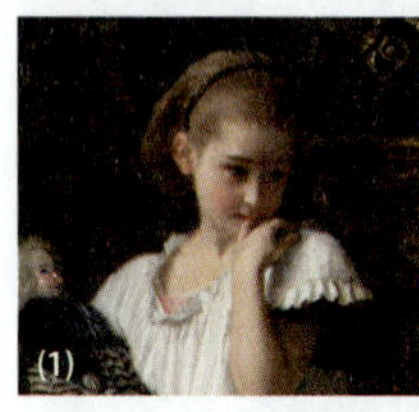
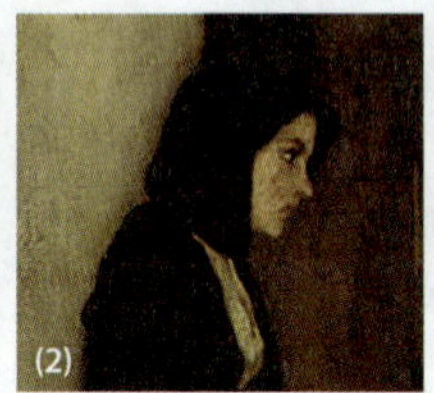
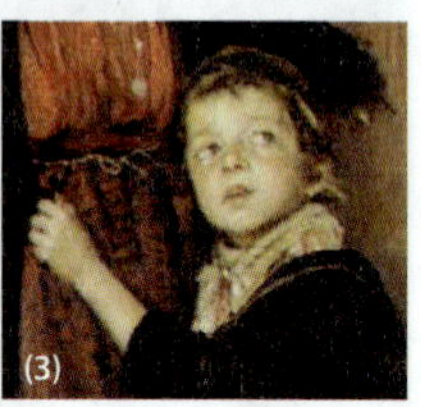

어린 시절의 다양한 상처:
(1)『모성애』 부분, (2)『새엄마』 부분, (3)『제발, 들어가지 마세요』 부분

어린 시절에 겪은 신체적, 언어적, 정신적 및 성적으로 건강하지 못한 경험은 공포, 두려움, 불안, 절망, 우울, 분노의 부정적 감정을 유발한다. 그와 같은 경험과 감정은 마음속(내면)아이에게 평생 잊지 못할 깊은 상처로 남아, 마치 암석에 새겨진 글씨처럼 단단히 각인된다.

● 사연을 마주하면 필연적으로 감정이 발생한다.

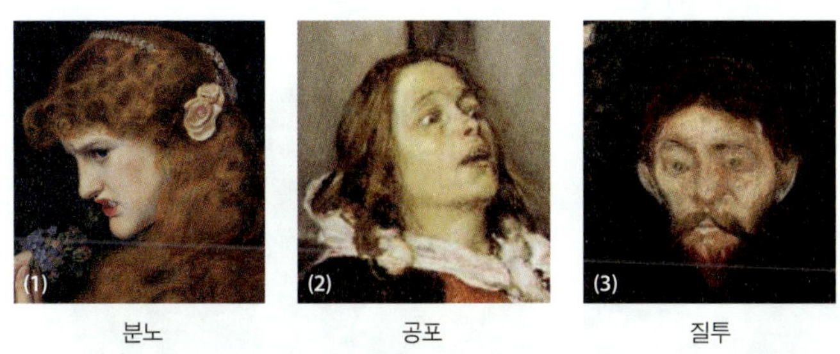

분노 공포 질투

다양한 감정:
(1) 『사랑의 어두운 면』 부분, (2) 『제발, 들어가지 마세요』 부분, (3) 『질투』 부분

사연을 마주하면 과거 감정 경험의 기억 및 학습 경험을 참고하여, 그 사연이 본인의 생존, 자존, 번식에 위협적인지 혹은 우호적인지를 분별하고 판별한다. 그리고는 곧바로 미움, 공포, 불안, 분노, 질투, 기쁨, 슬픔 등의 감정이 발생한다.

● 과거 기억의 상기 혹은 미래에 대한 걱정만으로도 (현재 시점에서) 곧바로 감정이 발생된다.

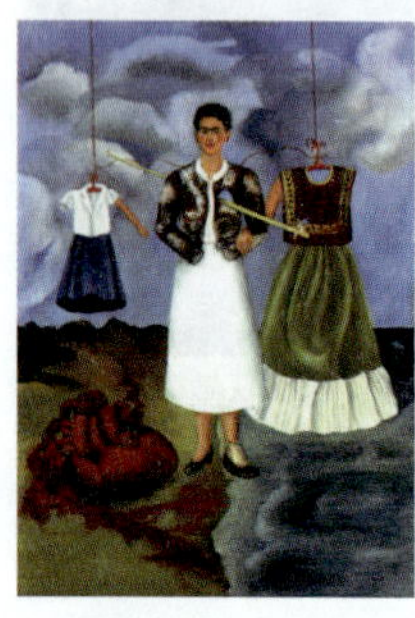

『기억(심장)』 프리다 칼로

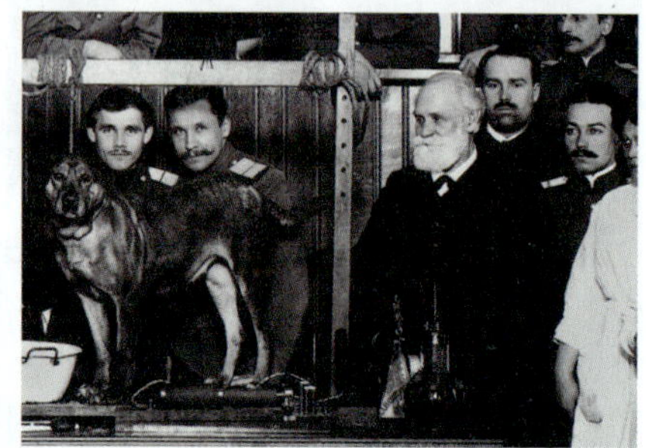

파블로프의 조건반사 실험

과거 기억 혹은 미래 걱정은 시점이 이미 지난 과거이거나 미래 상황이기에, 현재 오감으로 직접 느끼거나 확인할 수 있는 구체적 형체도 없다. 하지만 과거 기억 혹은 미래 걱정은 마음속으로 되새길 때마다 뇌에서는 곧바로 현재의 실제 상황으로 인식된다. 그리곤 과거 상황(사연)에서 경험하였던 혹은 미래 상황에 예상되는 감정이 바로 그 즉시 현재 시점에서 똑같이 재현된다.

● 사연에 뒤따르는 감정으로 습관고리가 반복 작동된다.

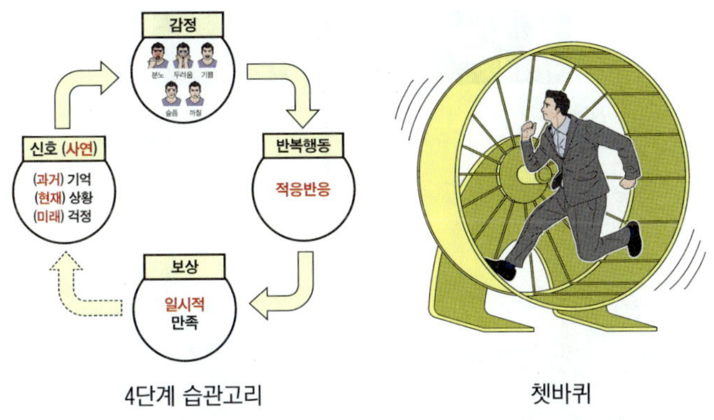

4단계 습관고리

쳇바퀴

과거 기억, 현재 상황 혹은 미래 걱정의 사연은 4단계 습관고리의 신호로 작용한다. 사연에 대한 분석-분별-평가-판단(분·분·평·판) 후 감정이 유발되고, 그 감정에 대응하고 해소하기 위하여 반복행동(적응반응)을 취한다. 그 행동(적응반응)을 통하여 신호로 유발되었던 감정의 긴장이 일시적으로 해결되면서 만족에 따른 보상을 얻는다.

일상생활 중 동일한 혹은 비슷한 사연을 마주할 때마다 마치 다람쥐 쳇바퀴 돌리듯 무의식적이고 자동으로 4단계 습관고리를 반복하고 또 반복한다.

● 습관고리는 곧바로 적응반응을 작동시킨다.

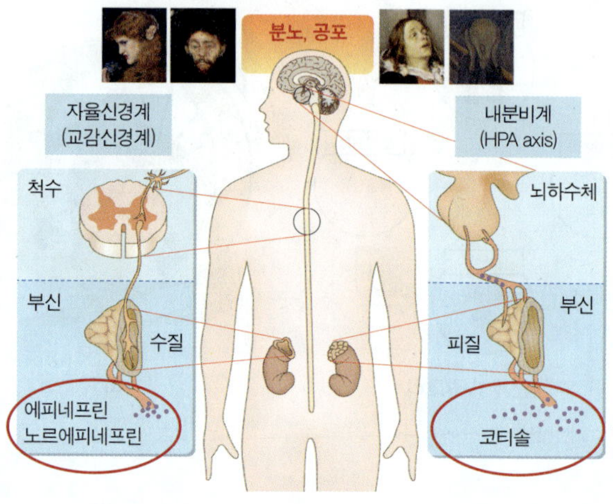

적응반응

습관고리의 반복행동은 단 1초의 지체도 없이, 모든 인간이 태어날 때부터 인체에 프로그램화된 적응반응을 작동시킨다. 곧이어 자율신경계(교감신경계)와 내분비계(HPA axis)가 자동으로 활성화되면서, 스트레스 호르몬(에피네프린, 노르에피네프린, 코티솔)이 폭발적으로 분비된다.

● **적응반응으로 인체자극 화학물질이 반복하여 (외부) 유입 및 (내부) 생성된다.**

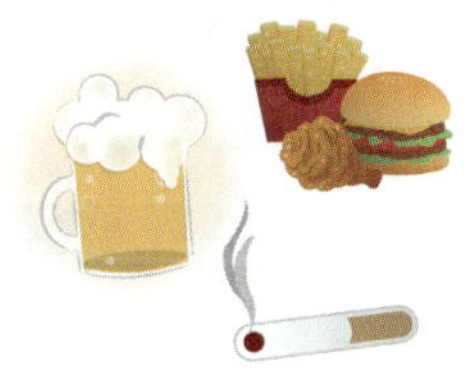

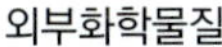
외부화학물질

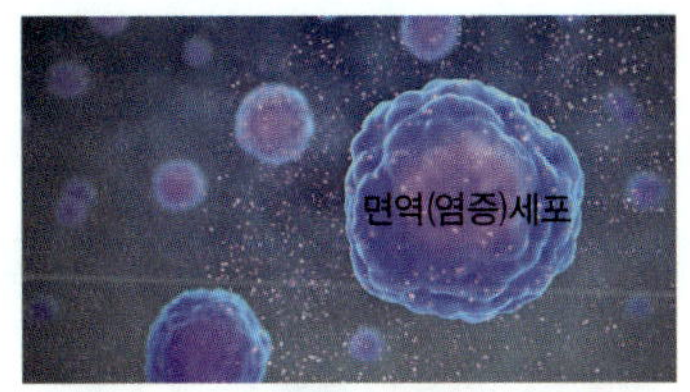

내부화학물질

스트레스 호르몬(에피네프린, 노르에피네프린, 코티솔)은 다음의 두 가지 연계반응을 흡사 핫라인처럼 곧바로 활성화시킨다.

하나는 (마치 오래전 수렵-채취 시절 갑자기 맹수 혹은 적을 만났을 때 사지근육을 이용한 투쟁-도피 반응의 대안 행동으로) 음식, 술, 담배 등의 외부화학물질을 체내로 반복하여 유입한다. 다른 하나는 전신에 상존하는 면역(염증)세포를 자극하여 내부화학물질을 대량으로 생성한다.

● 육체는 물질이며 반복자극에 손상된다. 반드시!

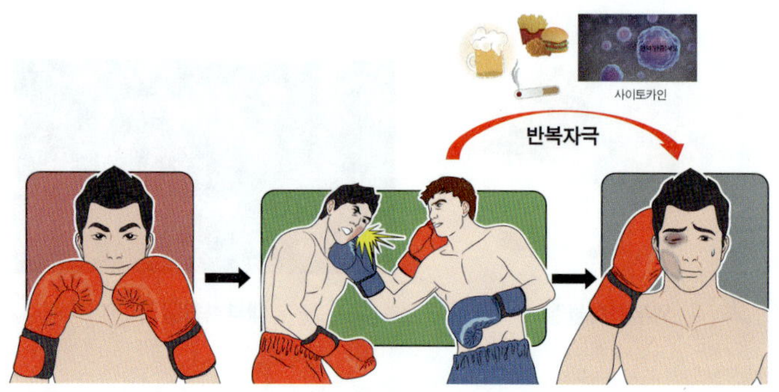

권투 시합 전-후 얼굴 변화

적응반응 후 인체에 필요한 또한 대사 처리할 수 있는 양보다 과량으로 유입된 외부화학물질(술, 담배, 과량의 음식 등)과 인체 내에서 과도하게 생성된 내부화학물질은 인체를 반복자극하여 손상시킨다. 인간의 몸은 반복자극에 손상되는 물질의 특성을 벗어날 수 없다. 절대로!!!

● 반복자극에 의한 손상은 (닌자忍者처럼 행동하는) 염증을 유발한다.

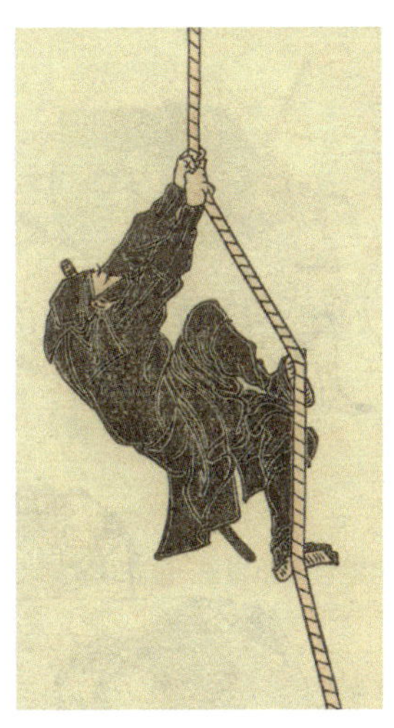

『닌자』 가쓰시카 호쿠사이 (제작년도 미상)

외부유입 혹은 내부생성된 화학물질의 반복자극은 인체의 보호-방어기전인 염증을 유발한다. 문제는 외부-내부 화학물질이 적정하게 조정되지 못하고 과량으로 유입-생성되면, 염증은 인체 유해반응으로 돌변한다.

더 나아가 인체 오감이 전혀 의식하지 못하는 저등급 염증으로 진행되면서, 마치 음습하여 상대방을 소리 없이 제압하는 닌자처럼 은밀히 인체의 손상을 악화시킨다.

- **인체 손상(염증)이 장기간 반복되면 종국에는 질병이 발생한다.**

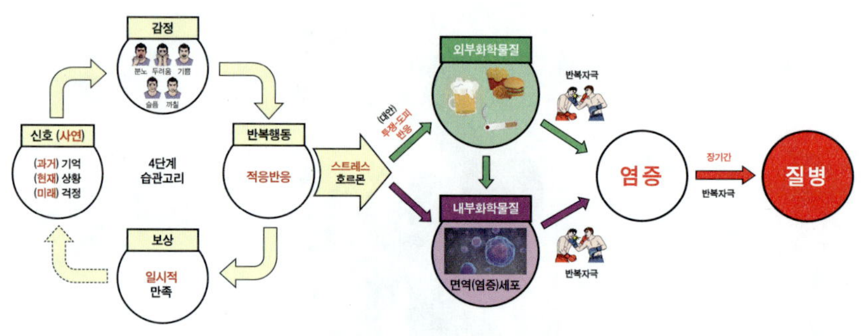

질병발생과정(일명, 질병발생쳇바퀴)

외부 및 내부화학물질의 자극이 중단되지 않고 오랫동안 반복되고 지속되면, 인체는 손상(염증)에서 회복되지 못하고 종국에는 질병으로 진행된다. 인간의 몸은 (매우 안타깝지만) 장기간 반복되는 자극을 꿋꿋이 견뎌 낼만큼 충분히 견고하지 못하다.

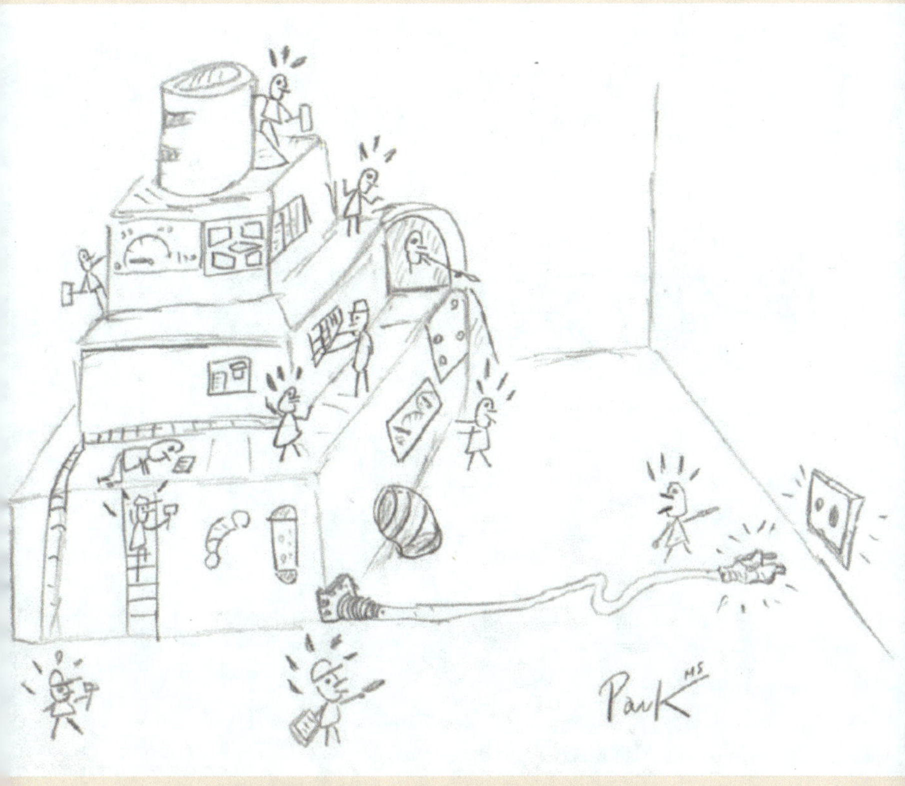

『만법귀일萬法歸一』 박민수 (2011년)

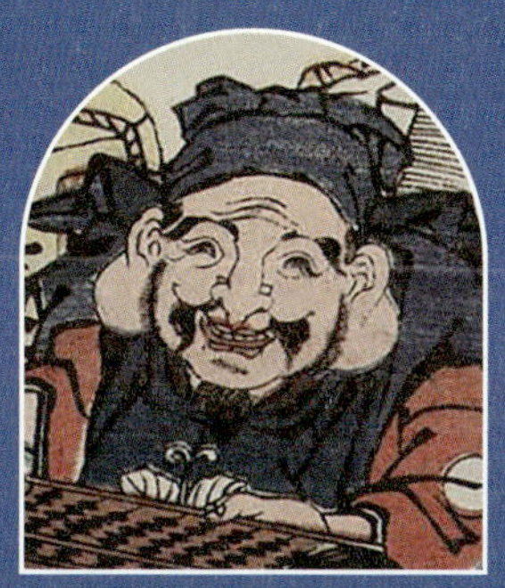

제 2 부

마음경영력力

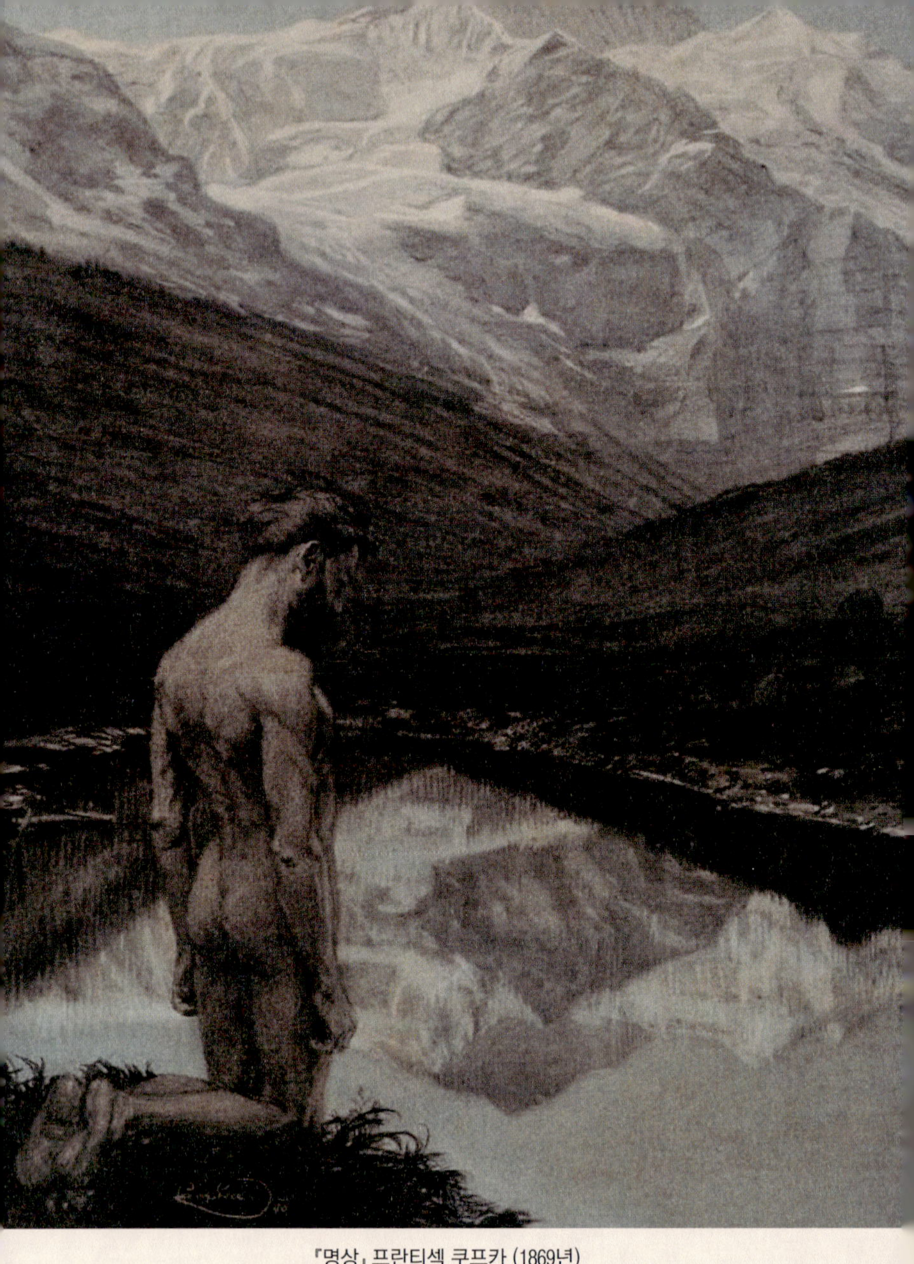

『명상』 프란티섹 쿠프카 (1869년)

마음경영력 1

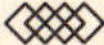

나(자신)를 관찰하자(내관력[力])

그림 『명상』에서 한 사람이 오로지 자신만 존재하는 한적한 곳에서 자신의 모든 것을 몽땅 발가벗겨 놓고, 있는 그대로 하나도 빠짐없이 낱낱이 보여주는 거울 같은 수면에 비추어진 자신의 모습을 찬찬히 관찰한다.

앞에서 건강력[力]의 한 축인 인간이해력[力]에 대하여 소개하였다. 이제부터는 건강력[力]의 다른 한 축인 마음경영력[力]이며, 그 첫 번째는 내관력[力]이다. 내관[self-observation, 內觀]은 자신의 모습을 제3자의 입장에서 찬찬히 관찰하는 것으로, 그림 『명상』처럼 혹은 마치 자신이 출연하는 영화를 관람석에 앉은 관객의 입장에서 스크린 속 자신의 모습을 관찰하는 것이다.

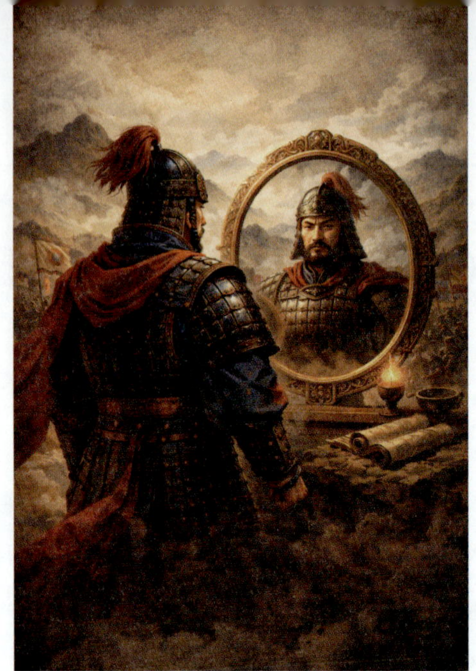

백전백승을 위한 내관

옛글에 知彼知己(지피지기) 百戰百勝(백전백승)이라 하여, 생사가 걸린 전투에서 승리하려면 나와 상대방의 장단점을 정확히 아는 것이 중요하다고 강조하였다.

백전백승을 위한 옛글의 가르침은 질병예방과 건강을 위한 건강력力에도 100% 그대로 적용된다. 다만 건강력力의 관점에서는 나 자신의 파악이 우선시 요구되며, 그것을 위해 강력히 추천되는 방법은 나 자신에 대한 꼼꼼한 관찰, 즉 내관이다.

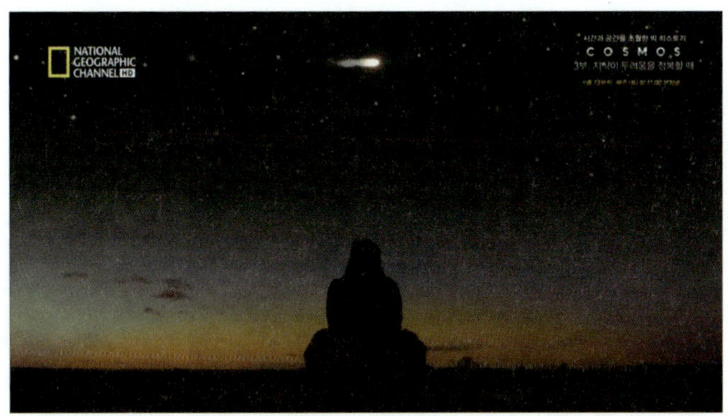

헬리 혜성의 관찰[1]

관찰은 사안 진행의 모든 과정을 개인 감정의 개입 없이 제삼자의 입장에서 세심히 살펴보는 것이다. 과학 다큐멘터리 <시간과 공간을 초월한 빅 히스토리, 코스모스>의 '3부: 지식이 두려움을 정복할 때'에서 헬리 혜성Halley's Comet의 76년 공전주기를 밝혀내는 과정이 소개된다. 그 과정의 첫 번째는 관찰이었다. 관찰은 과학 탐구에 필수적으로 요구되는 방법이고 능력이며, TV나 라디오의 과학 관련 특집 다큐멘터리에서 특집 관련 과학용어를 제외하고 가장 많이 등장하는 단어이다.

의학은 과학을 기반으로 이루어진 학문이며, 과학 탐구의 중요 방법인 관찰은 본 책의 주제인 건강력力에도 매우 긴요한 방법이다. 그렇다면 후반부 주제인 마음경영력力을 위하여, 과연 자신의 어떤 모습을 관찰하여야 할까?

---

1 내셔널지오그래픽채널, 2014년

첫째, 자신의 행동을 관찰한다.

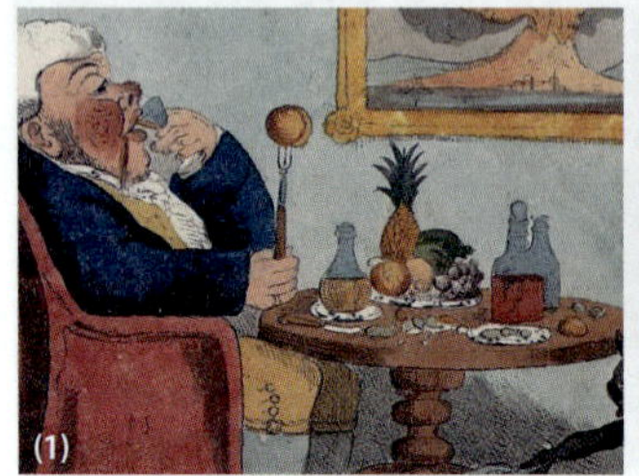
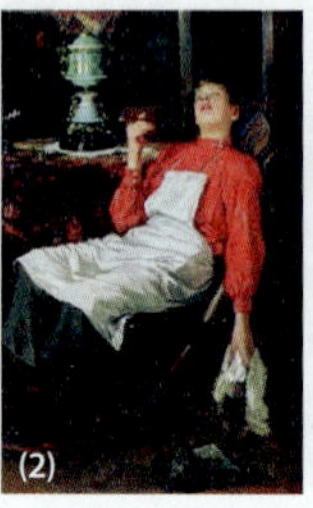
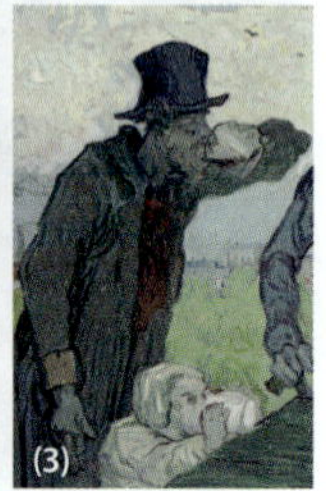

외부 물질(음식, 담배, 술)을 체내로 유입하는 행동:
(1)『통풍의 도입』 부분, (2)『주인 없는 세상』 부분, (3)『술꾼들』 부분

질병으로 이어지는 인체 손상의 원인물질을 두 가지로 나누면, 하나는 외부에서 유입되는 물질(과잉음식, 술, 담배 등)과 다른 하나는 체내에서 생성되는 내부물질이다. 물질의 특성에서 잊지 말아야 할 사실은 그 어떠한 물질도 스스로 움직일 수 없으며, 외부 물질의 유입은 인간의 의도적 혹은 무의식적 행동에 따른 결과이다.

따라서 질병예방 및 건강을 위해서는, 유해물질을 유입하는 먹고 마시고 피우는 행동을 제삼자의 입장에서 꼼꼼히 관찰하는 힘力이 필요하다.

둘째, 자신의 감정을 관찰한다.

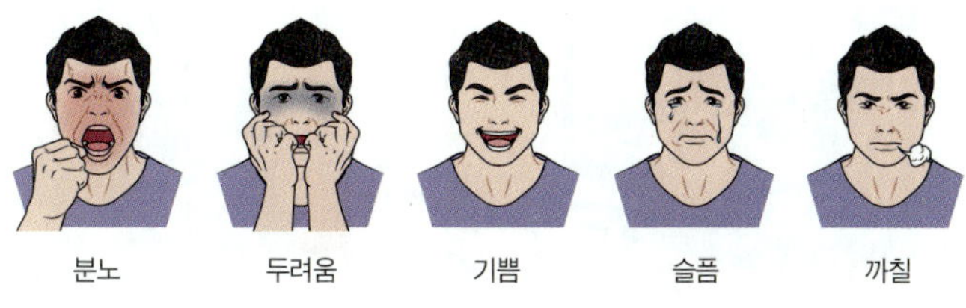

다양한 감정

인간에게 삶의 강력한 자극제는 마치 달콤한 꿀맛 같은 다섯 가지의 욕망, 즉 오욕락五欲樂이다.[2] 먹고 싶은 것을 마음껏 먹는 즐거움(식욕락食欲樂), 마음과 맞는 이성과 함께하는 즐거움(색욕락色欲樂), 많은 재물을 갖는 즐거움(재욕락財欲樂), 세상에 널리 이름을 떨치는 즐거움(명욕락名欲樂), 뜻대로 휴식을 취하는 즐거움(수욕락睡欲樂)이다.

다양한 사람들을 만나면서 발생한 사연에 대한 오욕락의 충족 여부에 따라 다양한 감정이 마치 바늘에 딸려오는 실처럼 반드시 발생한다. 오욕락이 충족되는 사연에는 기쁨, 즐거움, 안락의 감정이, 반대로 오욕락이 충족되지 않는 사연에는 불안, 분노, 슬픔, 공포, 까칠의 감정이 발생한다.

2 《불자의 행복과 수행》 월하스님, 성보문화재연구원, 1998년

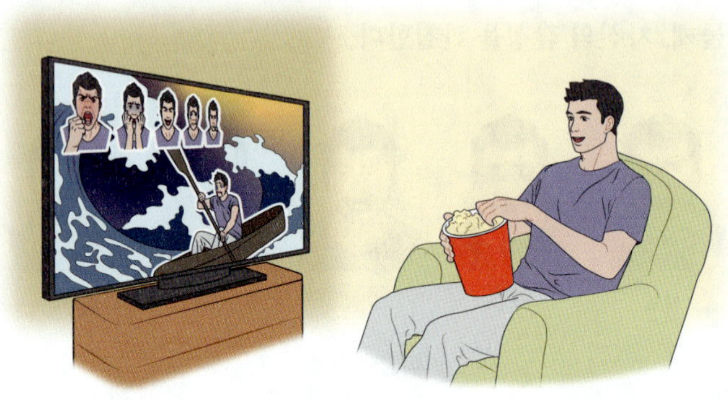

자신의 감정 관찰

건강력[力]을 위해서는 오욕락의 충족 여부에 따라 어김없이 솟아나는 감정을, 마치 자신이 출연하는 영화를 관람하는 관객의 입장에서 세심히 관찰하는 훈련이 필요하다.

인간은 잠에서 깨어 다시 잠자리에 들기 전까지 눈을 뜨고 지내는 하루 내내 미움, 분노, 공포, 기쁨, 슬픔, 까칠 등 감정이 수시로 일어났다가 사라진다. 그와 같이 온종일 마치 폭풍우 속 파도처럼 부침浮沈하는 감정을 제삼자의 입장에서 객관적으로 관찰하는 것이다.

셋째, 자신의 행동 패턴, 즉 습관고리를 관찰한다.

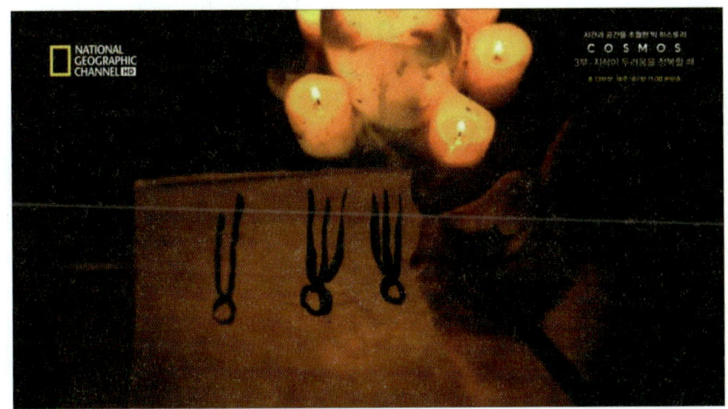

헬리 혜성의 패턴 인식pattern recognition[3]

과학 다큐멘터리 〈시간과 공간을 초월한 빅 히스토리, 코스모스〉의 '3부: 지식이 두려움을 정복할 때'에서 핼리 혜성Halley's Comet의 76년 공전주기를 밝혀내는 첫 번째 과정은 관찰이었다. 그 다음 과정은 관찰 내용의 기록 및 패턴 인식pattern recognition이다.

3 내셔널지오그래픽채널, 2014년

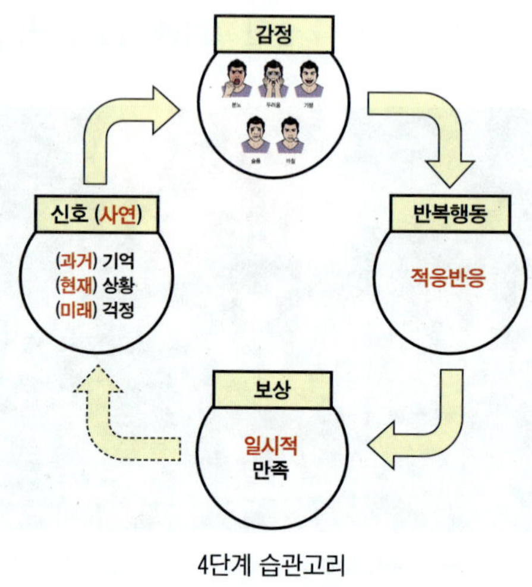

4단계 습관고리

앞에서 관찰한, 즉 유해물질을 유입하는 반복행동 그리고 매 순간 변덕스럽게 출렁이는 감정이 순차적으로 연결되어 진행되는 패턴[pattern], 즉 습관고리를 제삼자입장에서 관찰 및 인식[recognition]해야 된다.

습관고리의 첫 번째 단계는 신호이며, 대부분 가족 혹은 주변 지인들과 지내면서 야기되는 사연이다. 사연은 현재 생활 중 특정 상대방이나 특정 상황을 직접 마주하거나 혹은 깊은 상처의 과거 기억을 상기하거나 혹은 미래에 대한 걱정으로 발생한다. 다음 단계는 그와 같은 사연에 대한 오욕락의 충족 여부에 따라 분노, 미움, 우울, 절망, 두려움,

기쁨, 까칠 등의 감정이 득달같이 발생한다. 다음의 단계는 그러한 감정으로 유발되는 그러나 감당하기 힘든 긴장감을 해소하기 위하여 이어지는 폭식, 흡연, 음주 등 행동이다. 마지막 단계는 그와 같은 행동을 통하여 비록 일시적이지만 이완과 만족이라는 보상을 경험한다.

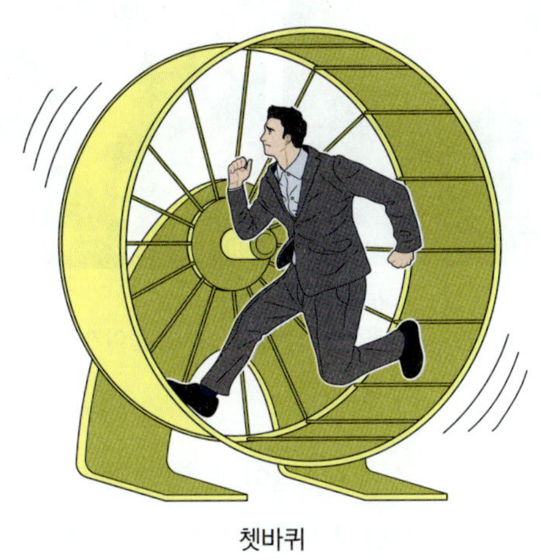

쳇바퀴

건강력[力]을 위해서는 일상생활 중 마주치게 되는 사연에 신호-감정-행동-보상의 4단계 습관고리를, 마치 쳇바퀴 속 다람쥐처럼 열심히 돌리는 자신을 냉정히 관찰하는 힘[力]을 길러야 한다.

넷째, 상처 입은 마음속(내면)아이가 있는지 관찰한다.

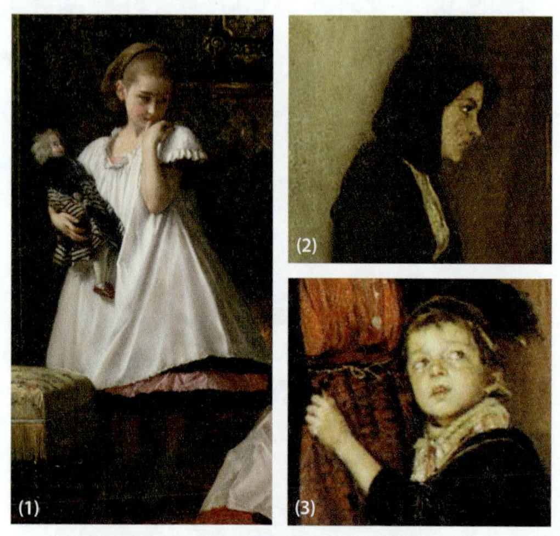

어린 시절의 다양한 상처:
(1) 『모성애』 부분, (2) 『새엄마』 부분, (3) 『제발, 들어가지 마세요』 부분

어린 시절 겪은 신체적, 언어적, 정신적 및 성적으로 건강하지 못한 사연은 당시 경험한 공포, 두려움, 불안, 절망, 우울, 분노의 감정과 함께, 자신의 무의식에 마치 암석에 또렷이 새겨진 글씨처럼 평생 지워지지 않는 상처로 단단히 각인된다. 어린 시절 부정적 경험은 자아 이미지를 심각하게 왜곡 및 훼손시키며, 상처 입은 마음속(내면)아이로 남게 된다.

그 아이는 자신을 순식간에 철부지 어른으로 만들어 버리고, 실제 현실이 아닌 심리적 현실로 데려간다. 비합리적이고 유치한 행태이지만 본인은 전혀 인지하지 못한다.

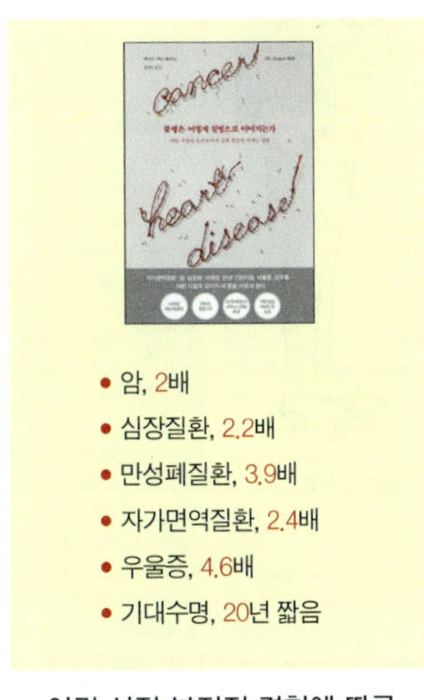

어린 시절 부정적 경험에 따른 성인 질병 발생

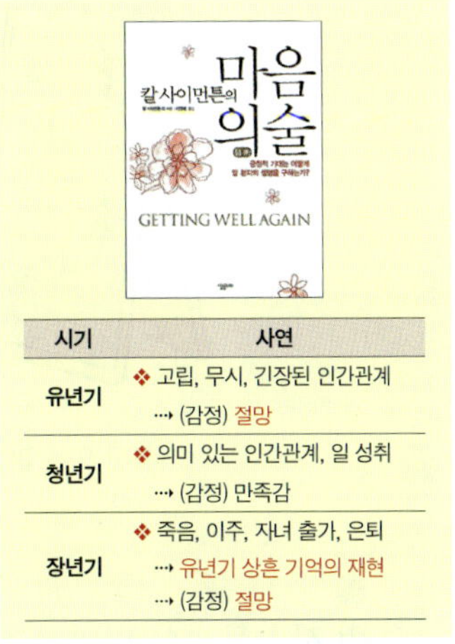

시기	사연
유년기	❖ 고립, 무시, 긴장된 인간관계 ···› (감정) 절망
청년기	❖ 의미 있는 인간관계, 일 성취 ···› (감정) 만족감
장년기	❖ 죽음, 이주, 자녀 출가, 은퇴 ···› 유년기 상흔 기억의 재현 ···› (감정) 절망

암 환자(500명 이상)의 인생 이력

상처 입은 마음속(내면)아이는 마치 LP 레코드판의 홈, 컴퓨터의 고착 프로그램, 필름의 고정 영상처럼 작용하여, 비합리적이고 유치한 감정반응과 행동을 유도하며 현대사회에 만연하고 있는 다양한 성인 질병을 유발한다. 우울증, 암, 허혈성 심장병, 뇌졸중, 당뇨병, 만성폐질환, 심한 비만, 자가 면역 질환 등이 1.6~4배 이상 증가하며, 기대수명이 20년이나 더 짧다.

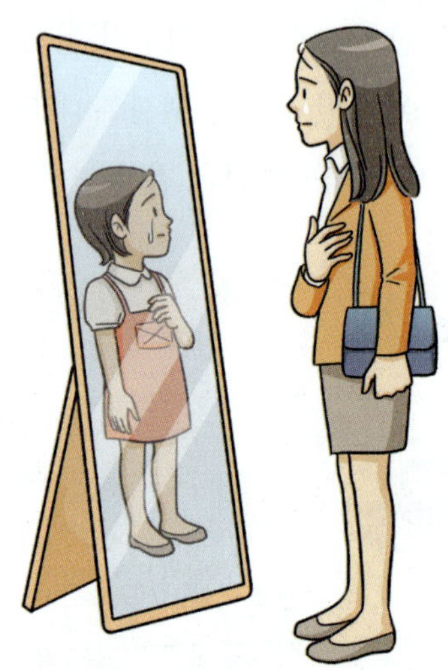

울고 있는 마음속(내면)아이

주변 사람들과의 빈번한 불협화음으로 사연을 계속하여 만들고, 종국에는 심신에 다양한 질환을 유발할 수 있는 마음속(내면)아이가 혹시라도 남아 있어 아직도 울고 있는지 세심히 자신을 들여다보아야 한다.

어떤 경우에는 상처를 직시하는 과정에 무의식적 방어기제가 작동하여, 본인도 모르게 인정하지 않거나 적지 않은 저항이 있을 수 있다. 상황에 따라서는 전문가의 도움이 필요하며, 무의식 깊은 곳에서 지금도 슬피 울고 있는 마음속(내면)아이를 관찰하는 힘力이 요구된다.

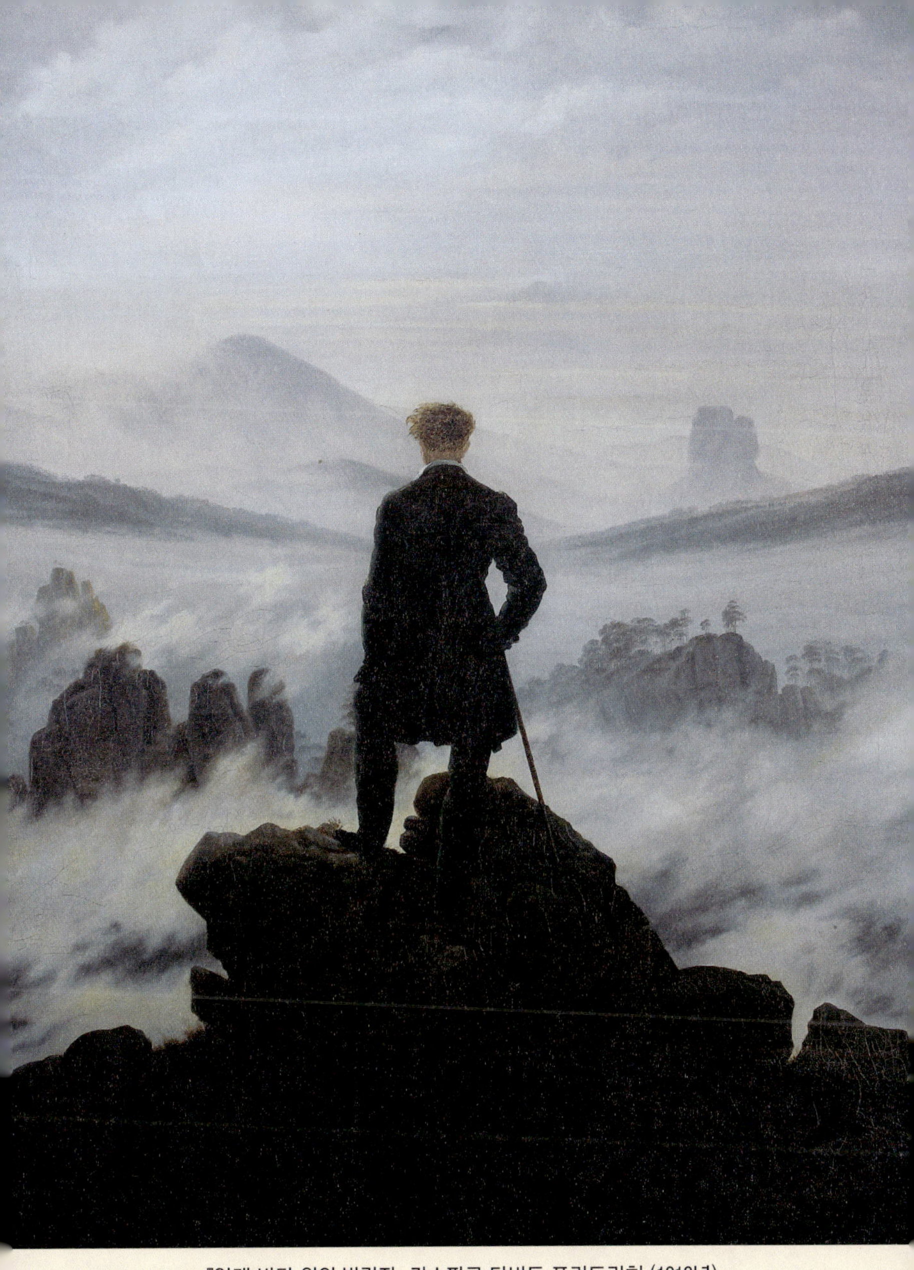

『안개 바다 위의 방랑자』 카스파르 다비트 프리드리히 (1818년)

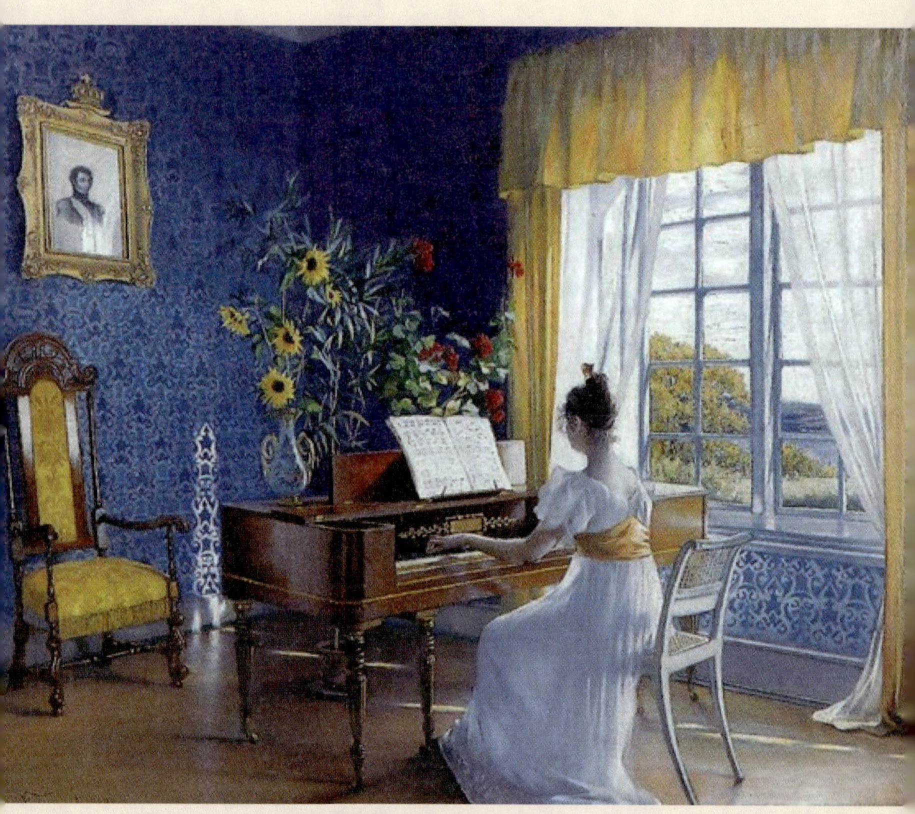

『실내의 여인』 아스타 노레가드 (1898년)

마음경영력 2

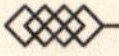

들끓고 응어리진 감정을 풀어내자 (감정방출력[力])

그림 『실내의 여인』에 깔끔 청색 벽과 금빛 커텐이 어우러진 방에서 단아한 차림의 여인이 피아노를 치고 있다. 피아노 위 금빛 해바라기와 정열 빨강 꽃이 창 밖에서 밀려들어오는 따스한 햇빛을 반갑게 맞이한다. 여인과 피아노는 벽에 걸린 제복 입은 남성의 초상화를 향한다. 그 남성은 아마도 피아노를 치는 여인에게는 다른 누구와도 대체할 수 없는 소중한 사람인 듯하다. 하지만 그 남성은 지금 여인과 함께 있지 못하고 먼 외지 혹은 다른 차원의 세계(?)에 있는 듯하다.

여인은 그 남성에 대한 그리움과 외로움의 감정에 복받쳐 견디기 힘들 때마다 이 방을 찾아온다. 그 남성이 초상화 바로 아래 의자에 앉아 함박미소를 머금고 경청하고 있는 듯 상상하며 피아노를 연주한다. 음악이 잔잔히 흘러나오면서 얼음처럼 딱딱히 굳어 버렸던 그리움과 외로움의 감정은 서서히 풀어지고 흩어져 사라진다. 우중충 회색빛 감정이 방 분위기처럼 청^青금^金홍^紅 밝은색 감정으로 변색한다. 음악은 들끓고 응어리진 감정을 잠재우고 흐물흐물하게 풀어내는 긍정적 방책의 치료제이다.

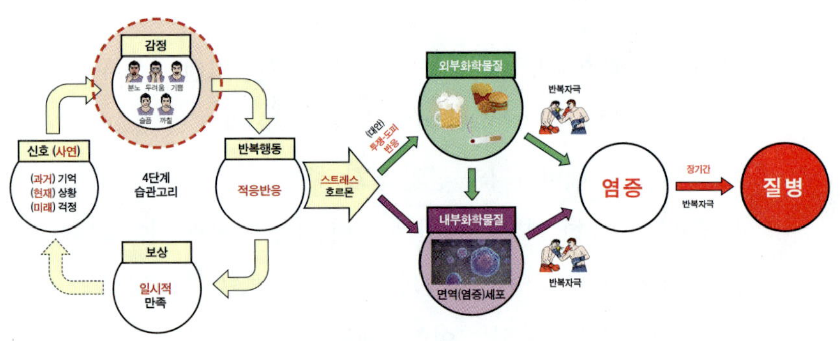

질병발생과정(일명, 질병발생쳇바퀴)

질병을 예방하고 건강하기 위해서는, 질병발생과정(일명, 질병발생쳇바퀴) 중 각각의 단계에서 조정 및 대비 가능한 방안이 준비되어야 한다. 질병발생과정(일명, 질병발생쳇바퀴)의 전체 중 최종 결과를 좌우하는 변곡점은 감정의 단계이다.

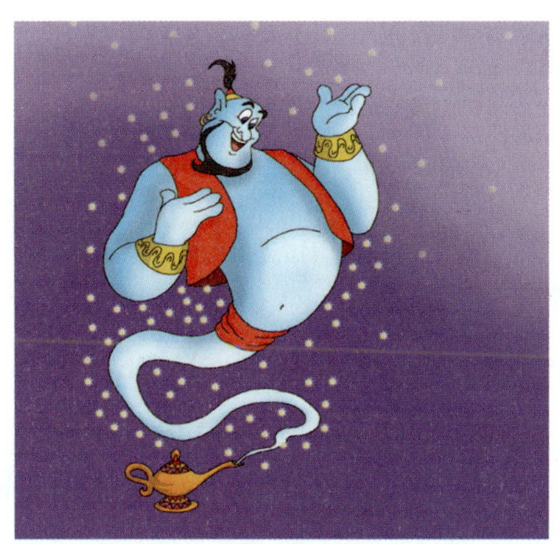

영화 〈알라딘〉의 지니

습관고리 반복행동의 적응반응은 인간의 건강과 생명에 중요한 보호 시스템인데, 한 가지 결정적 허점은 감정에 지극히 취약하게 노출되어 있다. 즉, 감정이 천당과 지옥을 오가며 변화무쌍하게 요동치면, 곧바로 적응반응이 작동된다. 곧이어 인체의 모든 장기는 인체의 유해-무해 여부를 판단하여 걸러내지 못하고, 마치 알라딘의 충실한 하인인 지니처럼 그 어떠한 의문이나 질문 없이 그리고 한 치 오차 없이 작동한다.

적응반응으로 과식, 폭식, 음주, 흡연 등의 유해물질을 반복적으로 인체 내부로 밀어 넣는데도 인식하지 못하고, 마치 달콤한 독에 취하듯 그 맛에 중독되어 기계적으로 반복행동한다. 또한 적응반응 후 생성되는 내부화학물질은 인간의 오감으로는 절대로 감지할 수 없다. 즉, 반복행동의 적응반응이 습관화되면 작동 후 이어지는 단계는 인간의 의지로 조정하여 되돌리기 어렵다.

주목할 사실은 습관적으로 유입되는 외부물질과 인체에서 자동 생성되는 내부물질은 물질이기에 결코 스스로 움직이거나 생성될 수 없다. 그 물질의 유입과 생성은 바로 전 단계인 감정에 의하여 촉발되고 좌우된다. 그와 같은 인체의 선천적 및 내부 구조적 특성으로, 질병 발생의 전체 과정 중 반복훈련으로 조절할 수 있고 또한 질병을 예방하고 건강을 유지하기 위한 결정석 전환점turning point은 다름 아닌 바로 감정이다.

건강력力을 위해서는 사연을 마주한 후 1초의 망설임도 없이 뒤따라오는 감정이, 다음 단계로 진행되지 않도록 긍정적 방법으로 방출하는 힘力이 중요하다.

첫째, 감정 알아차리기

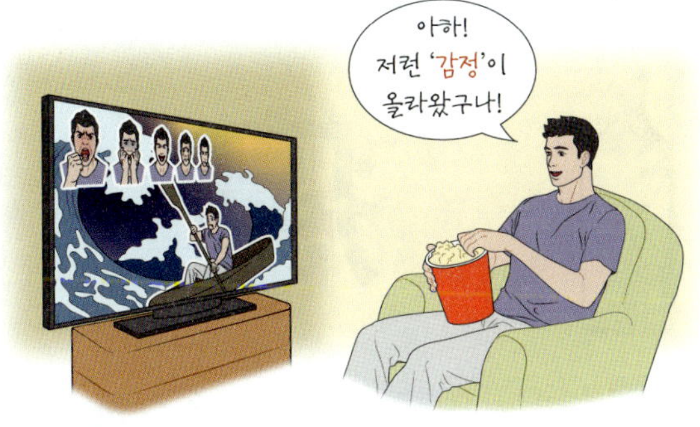

자신의 감정 알아차리기

감정을 방출하기 위한 첫 번째 단계는 본인에게 발생한 감정을 객관적으로 알아차리는 인식이다. TV 드라마 혹은 영화에 출연하는 탤런트와 배우들은 극적으로 설정된 인간관계에서 벌어지는 여러 상황에 수시로 변하는 감정을 말과 행동으로 세밀하게 연기한다. 관람자(시청자)는 탤런트와 배우들이 표현하는 말과 행동을 관람하면서, 그들의 감정을 읽어낼 수 있다.

일상생활 중 수시로 변하는 자신의 감정을 알아차리기 위해서는, TV 드라마/영화 관람의 경험을 되살려 본인이 마치 TV 드라마 혹은 영화에 출연하는 탤런트 혹은 배우라고 생각하고, 관람자 입장에서 자신에게서 일어나는 감정들을 객관적으로 관찰하고 인식한다.

둘째, 감정 표현하기

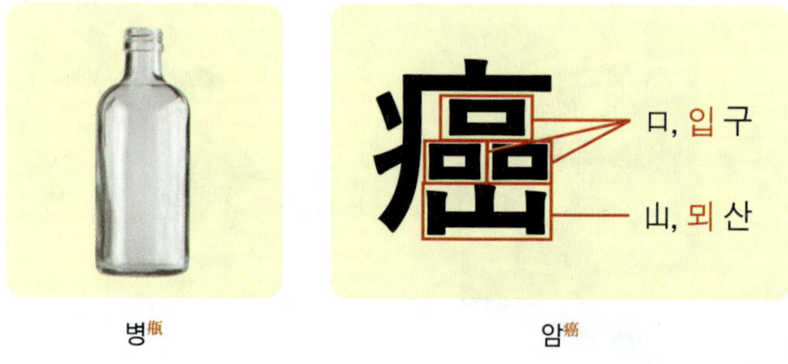

병甁　　암癌

감정방출력力의 두 번째 단계는 적정한 방식의 감정표현이다. 질병의 병病은 마치 병甁처럼 입구만 있고 출구가 없는 형상이다. 여러 사람과 섞여 살아가는 중 유발된 감정을 마음속에 담아만 두고 원만히 배출하지 못하여 병病으로 발전한다. 또한 한자 암癌은 입 구口자 3개와 뫼 산山으로 이루어져, '속 시원하게 입 밖으로 내뱉지 못한 감정이 응어리져 산처럼 쌓였다'의 의미라고 한다.

병病과 암癌은 삶 중 마주한 사연으로 들끓는 감정이 발생하였으나, 입 밖으로 솔직히 표현하지 못하고 꿍꿍 가슴에 쌓아 놓은 결과이다.

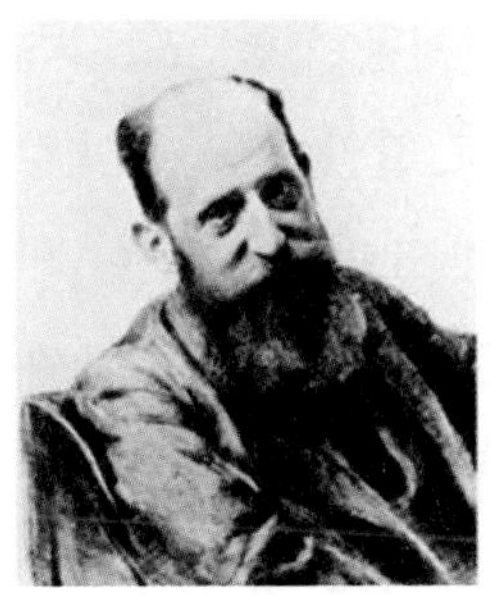

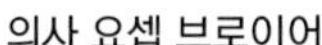

의사 요셉 브로이어

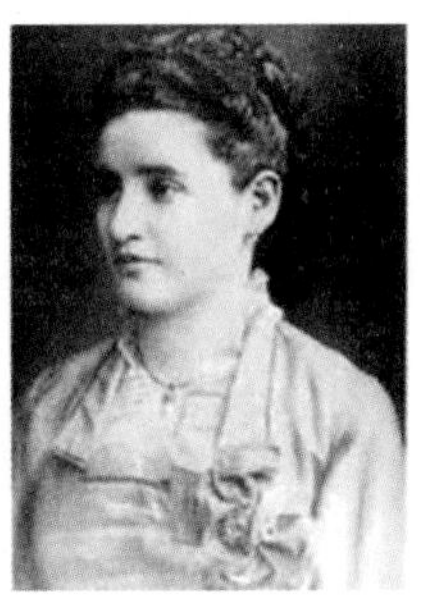

안나 O

오스트리아 정신과 의사 요셉 브로이어는 오른팔 마비, 만성 기침, 물 공포증 등의 증상을 호소하는 환자 안나 O에게 최면을 시도하였다. 그녀는 최면 중 자기 스스로 인식하지 못하고 억눌러 놓았던 불편한 감정을 솔직하게 말로 털어놓았다. 그리하였더니 신기하게도 그녀를 오랫동안 괴롭혀왔던 여러 증상이 호전되었다.

이와 같이 심리적 갈등, 즉 억눌렸던 감정을 솔직하게 밖으로 표현한 후 증상이 호전되는 것을 카타르시스(정화법)catharsis라고 한다. 카타르시스(정화법)는 가슴 속 응어리진 감정을 풀어내는 방법이다.

감정 표현은 카타르시스를 활용한 방법으로, 일상생활 중 미움, 분노, 슬픔, 우울, 절망, 불안, 공포 등의 감정이 생길 때마다 입 밖으로 표현하는 것이다. 가족이나 친구 중 자신의 이야기를 들어주고 동감해줄 사람에게, 자신의 현재 감정을 솔직하게 이야기한다. 만약 가족이나 친구에게 털어놓기 어려운 내용이면, 전문 심리 상담가 또는 전문 의사와 상담하면서 털어놓는 것도 한 방법이다.

다만 친구, 가족에게 자신의 감정을 털어놓기 위해서는, 전화로 대화할 수도 있지만 내용에 따라서는 직접 만나야 하고 서로 시간을 맞추기 위하여 일정을 조정해야 되는 등 실행하는 과정에 공간적, 시간적 제약이 있다. 또한 사연의 내용에 따라서는 그들에게 털어놓기 어려운 경우도 있다.

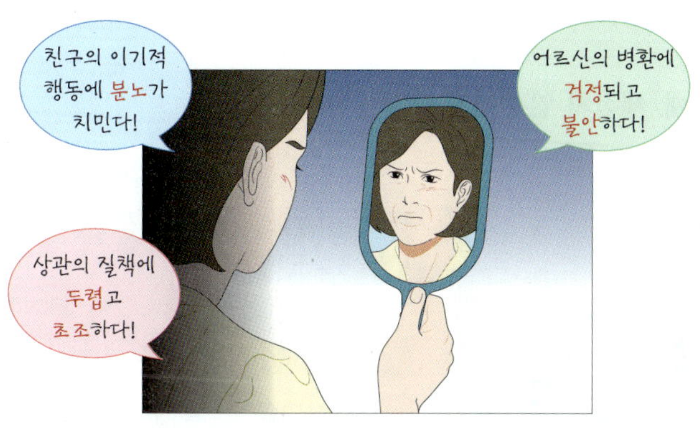

거울을 이용하여 감정 표현하기

그와 같은 상황에서 추천되는 방법은 거울을 이용한 감정표현이다. 어떤 사연을 마주한 후 감정(특히 부정적 감정)이 발생하면, 곧바로 혹은 시간 여유 될 때 거울을 들어 자신을 비추면서, 거울 속 자신에게 현재의 감정을 표현한다:

"친구의 이기적 행동에 분노가 치민다!",
"상관의 무책임에 실망스럽다",
"어르신의 병환에 걱정되고 불안하다"
등등.

필요하다면 저속한 비속어를 섞어 솔직한 감정을 쏟아낸다. 거울 속 자신에게 말하기는 시간, 장소의 제약 없이 언제든 즉각적으로 행할 수 있는 장점이 있다. 거울이 없는 경우에는 핸드폰의 자기 촬영 기능을 이용할 수도 있다.

셋째, 제삼자 입장에서 감정 인정(공감)하기

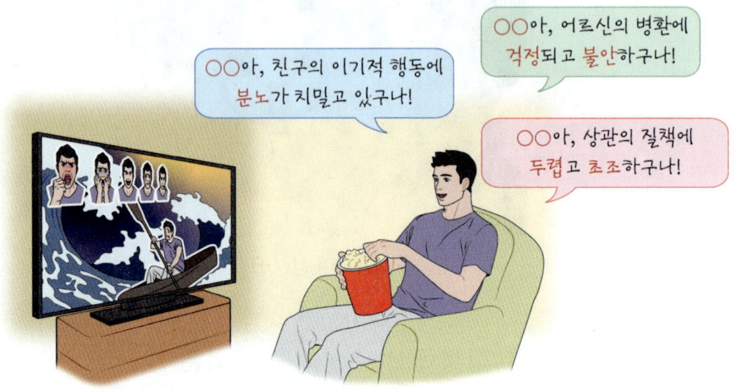

제삼자 입장에서 감정 인정(공감)하기

감정을 방출하는 다음 과정은 본인이 출연하는 영화를 관람하는 제삼자의 입장에서 출연자인 자신의 감정 상태를 객관적으로 인정(공감)해주는 것이다:

"○○아, 친구의 이기적 행동에 화(분노)가 치밀고 있구나!",
"○○아, 상관의 무책임에 실망했구나",
"○○아, 어르신의 병환에 걱정되고 불안하구나",
"○○아, 상관의 질책에 두렵고 초조하구나",
"○○아, 돈이 부족하여 걱정되고 불안하구나",
"○○아, 팀원의 게으름에 화가 나는구나"
등등.

넷째, 분 · 분 · 평 · 판(분별-분석-평가-판단) 금지

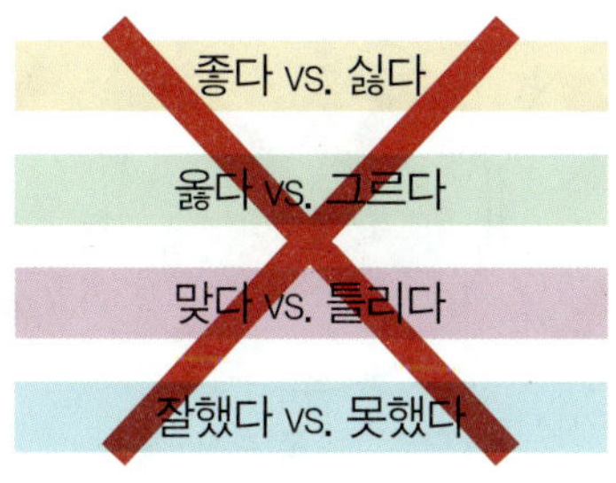

분별-분석-평가-판단 금지

다음으로 꼭 기억해야 될 내용은 감정을 솔직히 표현한 자신의 행위에 대하여 '좋다-싫다', '옳다-그르다', '맞다-틀리다', '잘했다-못했다' 등 분·분·평·판하지 않는다. 세상에 태어나 현재까지 성장하는 동안 집안의 가훈 혹은 학교에서의 가르침 혹은 조직의 운영 규칙 혹은 선배의 조언 혹은 자신의 직-간접 경험과 지식 등을 배우고 습득하여, 자신 나름의 분·분·평·판의 기준을 갖추게 된다.

그러한 기준은 매사 자신은 물론 상대방의 언행을 분·분·평·판한다. 사연을 마주할 때 발생한 감정을 꾹꾹 억눌러 쌓아 놓지 않고 원만히 방출하기 위한 과정에는, 감정을 숨김없이 솔직히 표현한 자신의 행위에 대하여 살아오는 동안 배우고 익혀왔던 기준을 들이대어 분·분·평·판하지 않는다.

다섯째, No 담배 · No 폭음 · No 폭력

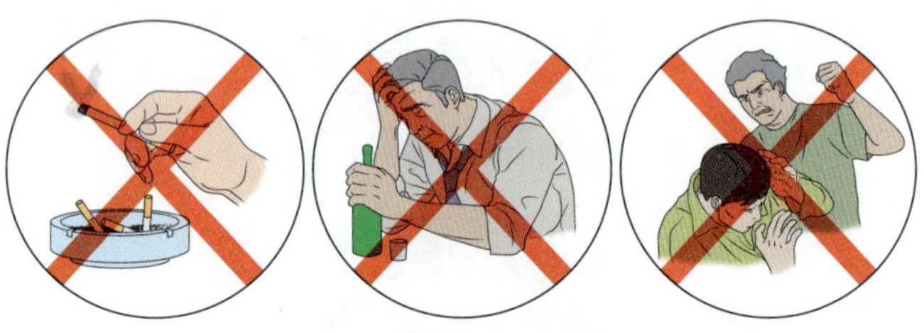

No 담배, No 폭음, No 폭력

감정방출의 과정에서 하나 더 유의할 점은 자신의 몸과 삶을 보호하는 방법이어야 한다. 감정을 해소하는 과정에 흔히 애용하는 줄담배 혹은 폭음 혹은 심한 경우 폭력적 행동은 본인은 물론 상대방의 인체를 손상시키는 행위이다. 줄담배, 폭음, 폭력적 행동은 당장에는 감정이 해소되는 것처럼 느껴질 수 있다.

하지만 그러한 방법의 효과는 일시적이고 단기적이며, 장기적으로는 후회가 따라오고 필연적으로 또다시 몇 배의 부정적 감정이 발생한다. 특히 폭력적 행동은 질병발생과정(일명, 질병발생쳇바퀴)을 강력히 활성화시키는 또 다른 새로운 사연(인체 손상, 재물 손실, 법적분쟁 등)으로 작용한다.

여섯째, 다양한 몸짓을 통한 감정방출

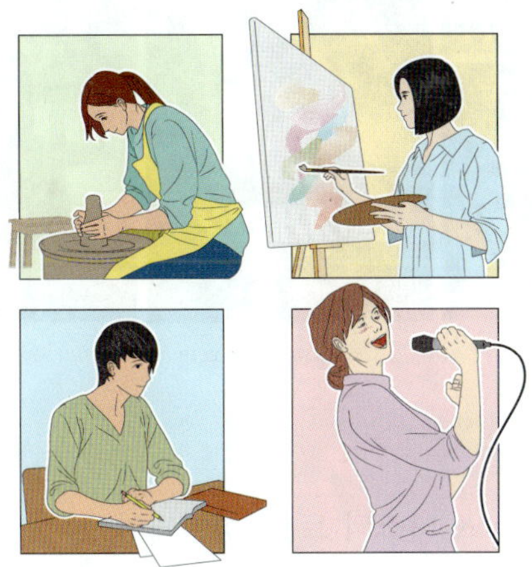

감정방출의 다양한 방법

감정방출을 통하여 자신은 건강을 보장받고 세상의 여러 사람에게는 감동과 기쁨의 긍정적인 공감을 끌어낼 수 있는 일석이조의 승화적인 방법으로, 노래하기, 글쓰기, 그림 그리기, 공예, 재단 등 다양한 예술 및 공예 활동이 추천된다.

가슴을 꽉 막고 있던 감정을 토해내듯 목청껏 노래한 후 찾아오는 느낌은, 모든 것을 비워 냈을 때 느껴지는 후련함과 상쾌함이다. 거기에다 어떠한 제약이나 형식 없이 자유롭게 온몸을 뒤흔들고 땀까지 뻘뻘 흘리면 감정방출의 효과는 더욱 커진다.

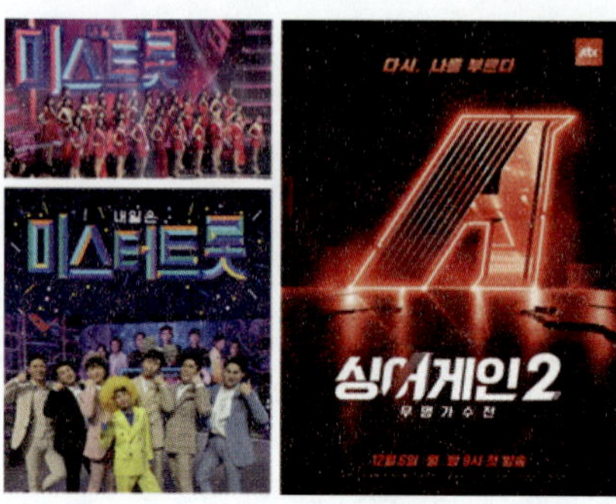

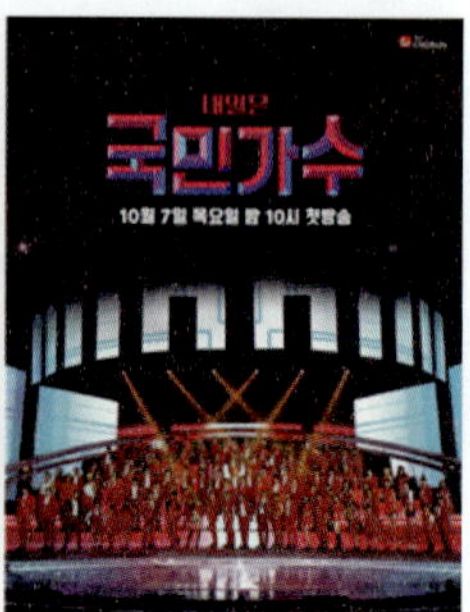

노래 경연 프로

최근 미스 & 미스터 트롯, 싱어게인, 국민가수 등과 예전의 위대한 탄생, 슈퍼스타 K, 코리아 갓 탤런트, K-Pop Star 등은 아마추어 지망생들이 가수의 꿈을 실현하는 무대이다. 해당 프로에는 감당하기 어려운 사연으로 야기되었던 부정적 감정을 노래를 통하여 방출하였던 지원자의 상황이 간간이 소개된다. 그 지원자는 어찌할 수 없는 상황에 닥치는 슬픔, 분노, 불안, 절망 등을 목청껏 노래로 표현하고 방출하였다고 말한다. 그들은 부정적 감정에 충실하여 다른 사람에게 분풀이하거나 본인의 심신을 손상시키지 않았다. 그 대신 폭발적이고 호소력 가득한 노래로 들끓고 응어리진 감정을 방출하였다. 덕분에 수많은 시청자들은 깊은 감동의 기쁨을 선사받았다.

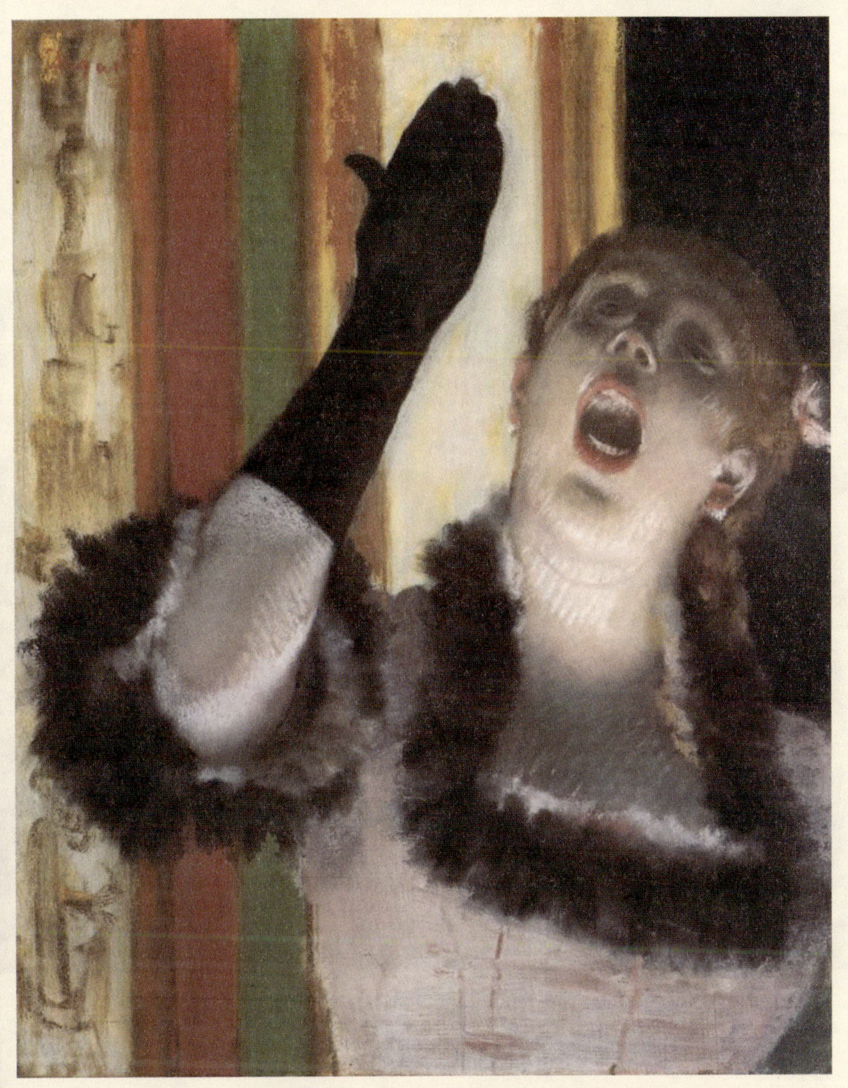

『장갑을 낀 가수』 에드가 드가 (1878년)

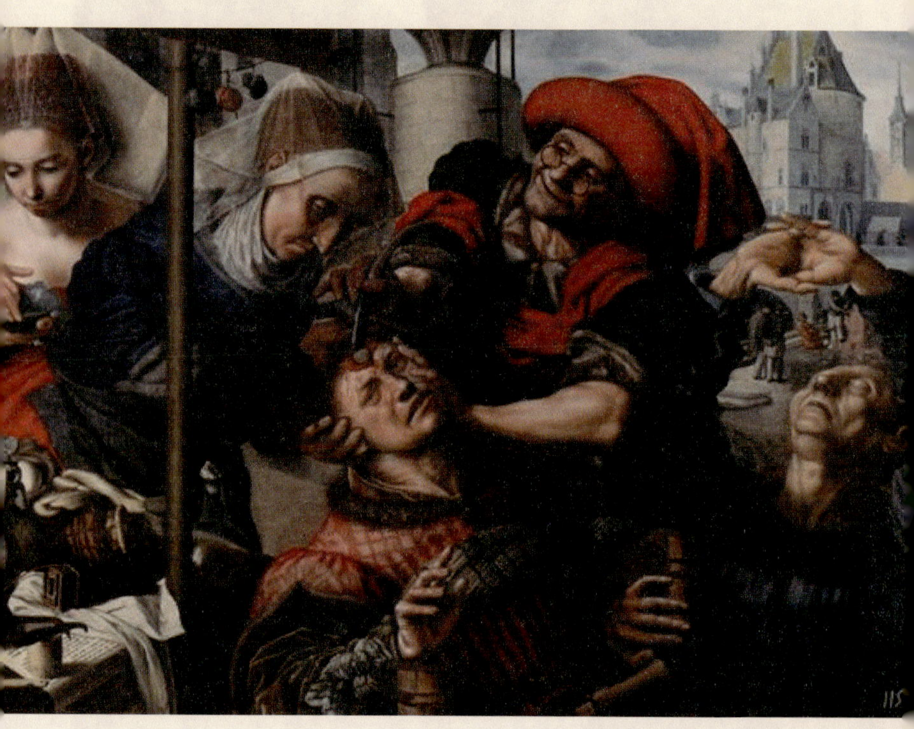

『외과의사』 얀 산데르스 반 헤메센 (1555년)

마음경영력 3

나를 위해 잊고 용서하자 (망각-용서력力)

부정적 감정을 유발하는 기억이 저장되어 있는 곳은 다름 아닌 두뇌이다. 기억을 끄집어낼 때마다 자동으로 습관고리가 작동되고 곧이어 적응반응으로 이어지면서, 외부유해물질이 유입되고 내부유해물질의 생성으로 진행된다. 질병예방 및 건강을 위해서는 두뇌에 저장된 부정적 기억은 어떤 식으로든 제거되어야 한다.

정신 질환의 치료 역사에는 기억 저장 장소인 두뇌에 대한 외과적 시술이 간간이 등장한다. 중세 시대에는 정신이상 환자의 발병원인이 머릿속에 존재하는 광기의 돌 때문이라고 믿어, 그림 『외과의사』처럼 머리를 절개하여 그 돌을 꺼내는 시술을 시행하였다.

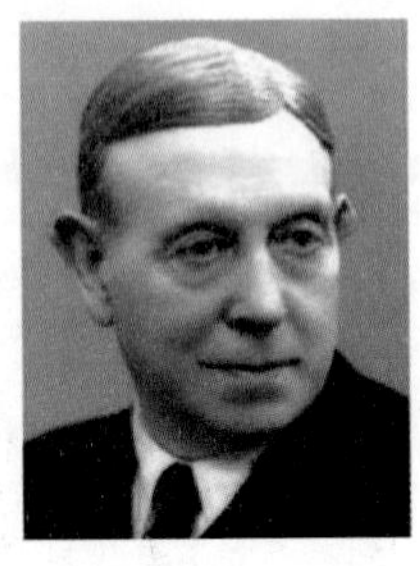

의사 안토니오
에가스 모니즈

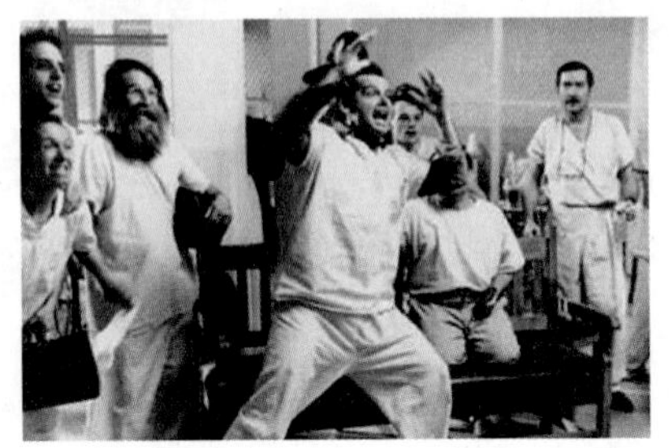

영화 〈뻐꾸기 둥지 위로 날아간 새〉

포르투갈 의사 안토니오 에가스 모니즈는 심한 조현병(정신분열증) 환자의 치료 방법으로, 충동과 감정을 조절하는 두뇌인 전두엽을 잘라내는 수술을 개발하였다. 그 수술은 영화 <뻐꾸기 둥지 위로 날아간 새>에서 주인공 맥머피(잭 니콜슨 분)의 공격적-반항적 행동을 통제하기 위하여, 전두엽을 전기충격으로 파괴시키는 시술의 배경이 되었다. 또한 미국에서만 수만여 명의 정신질환자가 이 수술을 받았다.

당시에는 혁신적 치료술로 인정되었고, 그러한 공로로 모니즈 박사는 1949년 노벨 생리 의학상을 수상하였다. 하지만 그 수술은 무감정-무충동, 지능-인지력-기억력 저하 등 부작용이 심하였다. 더욱 경악할 사실은 공산권 국가에선 정치-사상범의 통제 수단으로 사용되는 등 비윤리적 수술로 규정되어 1970년대부터 시행되지 않는다.

● 기억 수술 의사amnesia surgeon

2011년 발표된《유엔미래보고서 2025》에는 전 세계의 미래학자 및 각 분야의 전문가들이 모여서, 향후 10년 이상의 장기 미래를 예측하는 내용이 담겨 있다. 미래 사회의 전반적 트렌드와 주요 도전과제가 제시되었으며 또한 향후 각광받게 될 대표 일자리를 6개 분야로 나누어 미래 유망 직업 54개가 소개되었다.

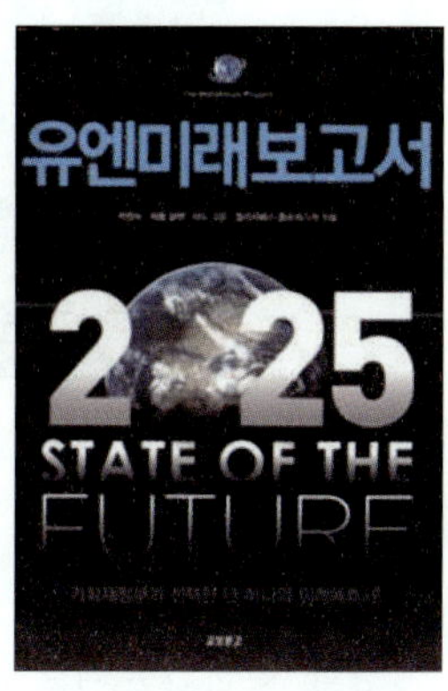

책《유엔미래보고서 2025》

의료-복지분야에는 8가지가 소개되었는데, 그 중 하나가 기억수술 전문 외과의사이다. 그 의사는 나쁜 기억이 저장된 파괴적인 행동을 유발하는 뇌 부위를 수술로 제거하는 의사이다. 그와 같은 치료가 실현되기 위해서는 기억병태생리, 첨단두뇌영상진단장비, 맞춤형 수술기구, 고도화된 수술기법, 효과적 합병증(부작용) 치료 등 선결되어야 할 과제가 산적해 있지만, 나쁜 기억의 제거가 건강 및 질병예방에 상당히 중요하다는 것을 의미한다.

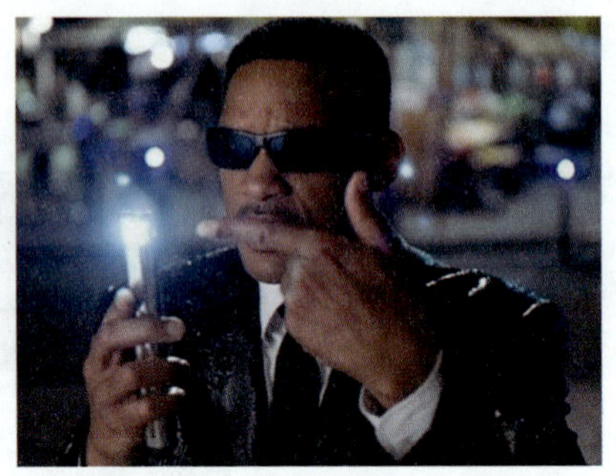

영화 〈맨인블랙〉

영화 <맨인블랙>에는 기억을 일순간에 제거하는 손전등이 등장한다. 특수요원 제이(윌 스미스 분)와 케이(토미 리 존스 분)는 임무를 마칠 때마다, 임무 수행 과정에 관련된 사람들을 전부 모아 놓고 손전등을 주목하게 유도한다. 그런 다음 손전등을 번쩍 순간적으로 밝히면, 그 불빛을 주시한 사람은 해당 상황에 대한 기억이 삭제된다.

과거에 겪은 부정적 경험의 기억으로 질병으로까지 진행되어 고통받는 환자들을 마주할 때마다, 영화 <맨인블랙>에서 소개한 기억제거 손전등 같은 치료 기구를 꿈꾸어 보곤 한다.

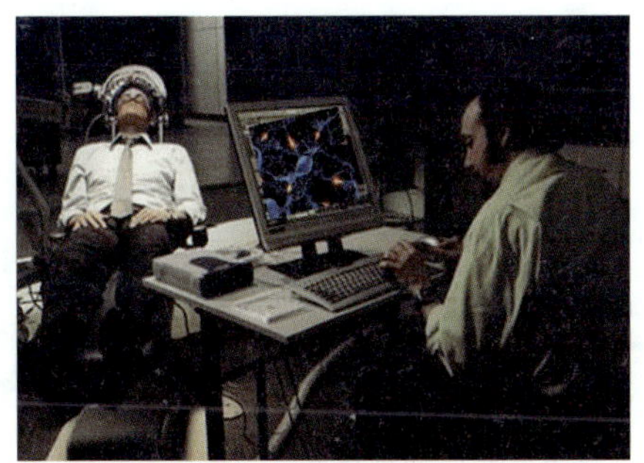

영화 〈페이첵〉

또 다른 영화 <페이첵>에서 천재 공학자 마이클 제닝스(벤 애플릭 분)는 상당한 고가로 의뢰된 프로젝트가 끝날 때마다, 해당 프로젝트의 기밀을 유지하기 위해 인위적으로 기억을 지운다. 기억 탐색 장비로 제닝스의 두뇌를 탐사하여 해당 기억에 관련된 뇌신경을 찾아낸 후 특수 광선을 발사하여 절단한다.

영화 <맨인블랙> 및 <페이첵>에서 소개된 방법은 당장 현실적으로 적용은 어렵지만, 기억 제거에 관한 상상력만큼은 대단히 독창적이고 또한 기억에 관련된 질병의 예방 및 치료의 입장에서 대단히 흥미롭다.

● "당신은 자신의 직무에 충실한 것뿐이었다"

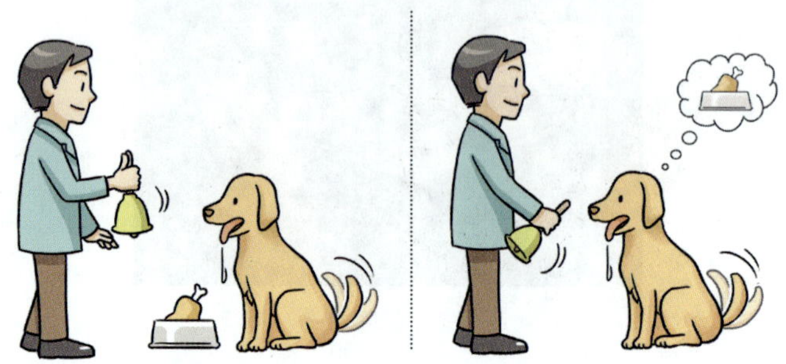

파블로프의 조건반사 실험

파블로프의 조건반사 실험은 기억에 관련된 다음의 현상이 인체 내에서 (본인도 인식하지 못하는 사이) 자동으로 진행된다는 것을 보여주었다. 만약 즐겁고 보람차고 흐뭇한 감정을 유발하는 기억이라면, 파블로프 개의 음식 소화를 도와주는 침처럼 그에 상응하는 건강 및 질병예방에 유용한 내부물질이 만들어져 인체의 건강에 유익하다.

하지만 미움, 분노, 증오, 두려움의 감정을 촉발하는 기억에는 인체유해물질이 생성되어, 마치 좀이 옷가지를 슬슬 손상시키듯 인체를 서서히 망가뜨린다.

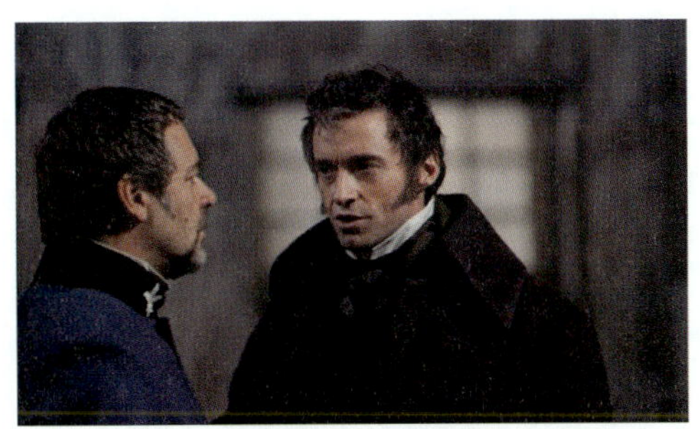

영화 〈레미제라블〉

부정적 감정을 불러일으키는 사연이나 그 사연에 연루된 상대방에 대한 기억을 제거(망각)하는 방법으로 가장 강력히 추천되는 방법은 용서이다. 영화 〈레미제라블〉에는 주인공 장발장(휴 잭맨 분)과 그를 지옥에까지라도 추적하려고 혈안이 된 자베르 경위(러셀 크로우 분)가 등장한다.

장발장은 굶주린 조카를 위하여 빵 한 조각을 훔친 죄로 19년 동안 감옥살이와 출옥 후 겪는 심신의 고초로 자신 주위의 모든 것, 특히 자베르 경위에 대하여 심한 분노를 느낀다. 출옥 후 장발장은 자베르 경위의 눈을 피해 근근이 살았는데, 우연히 왕정에 반대하는 공화혁명에 참여하였고 거기에서 혁명군에 잡힌 자베르 경위를 만난다.

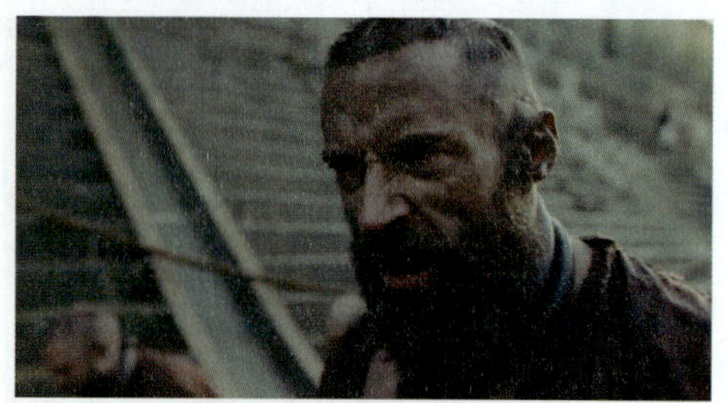

영화 〈레미제라블〉: 〈고개 숙여look down〉

더 나아가 장발장은 자베르 경위의 생사여탈권을 부여받아, 오랫동안 자신의 생사여탈권을 휘둘러 왔던 자베르 경위와의 관계가 180도 역전된다. 지난 세월 장발장이 겪어왔던 시련과 분노를 감안하면, 당장 자베르 경위의 목숨줄을 끊을 것으로 예상되었다.

하지만 장발장은 "당신은 자신의 직무에 충실한 것뿐이었다"[1]라 이해하고 자베르 경위를 용서한다. 그리곤 장발장은 영화의 첫 장면 노래 〈고개 숙여look down〉에서 보였던 이글거리는 분노의 감정을 유발하였던 부정적 기억을 놓아 버린다.

---

1 You've done your duty. Noting more!

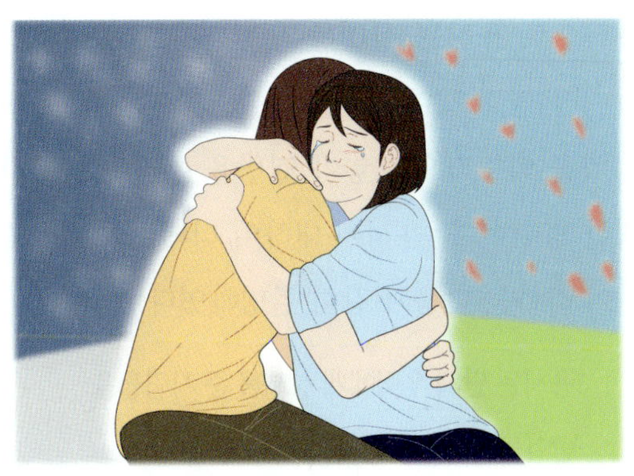

용서

부정적 경험의 기억과 관련하여 다음의 내용이 이해되어야 한다. 첫째는 해당 기억을 불현듯 혹은 반복적으로 되새김하는 사람은 다름 아닌 바로 본인이다. 둘째는 그 기억을 반복 재생할지 혹은 망각할지의 선택도 상대방이 아닌 철저히 본인 몫이다. 셋째는 기억은 질병치료의 통상적 방법인 약물, 수술, 방사선으로 제거하기 어렵다.

의학적으로 용서는 상대방을 예뻐하고 좋아하기 위한 것이 아니라 전적으로 본인을 위한 것이다. 즉, 부정적 경험의 기억을 의도적으로 놓아 질병을 예방하고 또한 건강하기 위한 방편이다. 용서에 대하여 티베트의 정신적 지도자 달라이 라마는 다음과 같이 설명하였다:

> "용서는 단지 우리에게 상처를 준 사람들을
> 받아들이는 것만을 의미하지 않는다.
> 그것은 그들을 향한 미움과 원망의 마음에서
> 스스로를 놓아주는 일이다.
> 그러므로 용서는 자기 자신에게 베푸는
> 가장 큰 자비이자 사랑이다."[2]

---

2 《용서》 오래된 미래, 2004년

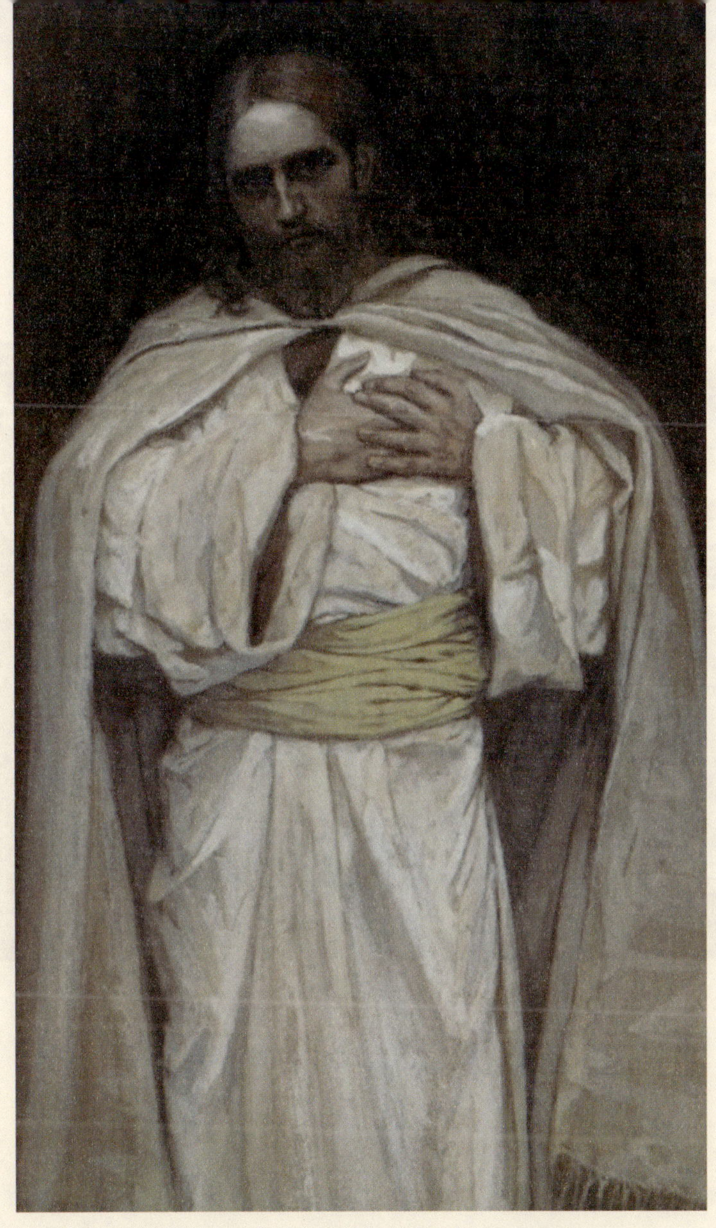

『우리 주 예수 그리스도』 제임스 티소 (1886-1894년)

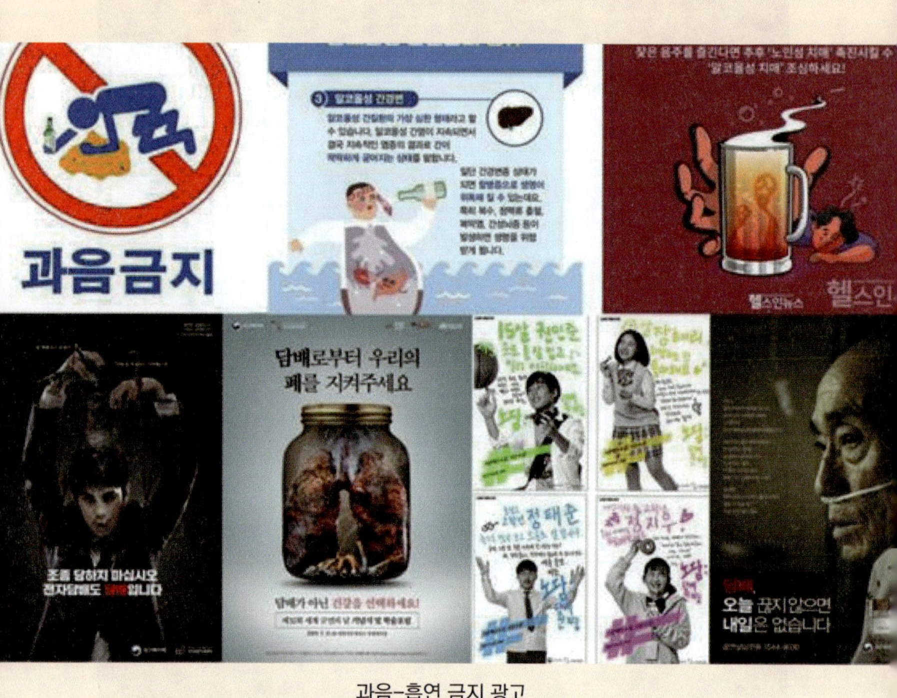
과음금지
헬스인뉴스
헬스인
조종 당하지 마십시오
담배로부터 우리의
폐를 지켜주세요
담배가 아닌 건강을 선택하세요!
담배,
오늘 끊지 않으면
내일은 없습니다

과음-흡연 금지 광고

마음경영력 4

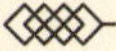

잠깐 멈추자(쉼력[力])

질병은 외부 및 내부 유해물질의 과잉에 따른 반복자극의 결과다. 따라서 질병을 예방하고 건강을 유지하기 위해서는 외부 유해물질의 유입을 줄이고, 내부 유해물질의 생성을 최대한 감소시키는 의도적 행위가 요구된다. 쉼력[力]이란 그와 같은 의도적 행위를 직접 행하는 힘[力]이다.

외부 유해물질이 인체로 유입되는 경로는 주로 입과 코다. 입으로 유입되는 유해물질은 주로 과량으로 섭취되는 술과 음식이며, 코를 통하여 유입되는 대표적 유해물질은 담배와 미세먼지다. 앞에서 소개된 여러 유해물질 중 담배, 미세먼지 그리고 과잉의 술은 인체에 유해하다는 사실이 이미 널리 인식되었다. 또한 그러한 물질들의 유입 차단을 권장하는 계몽도 국가 혹은 관련기관의 주도로 언론 및 게시물 등을 통하여 지속적으로 시행되고 있다.

A. 절식節食

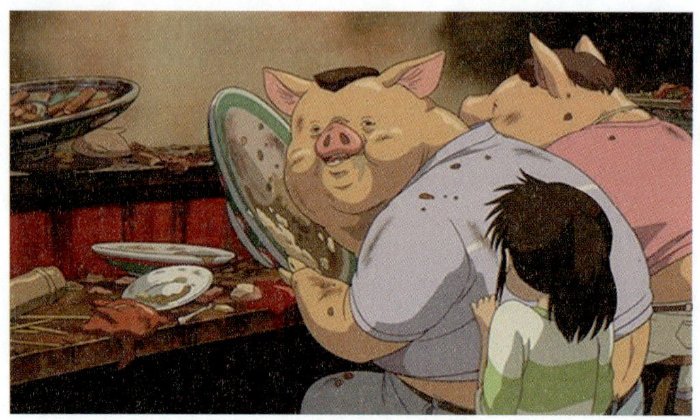

영화 〈센과 치히로의 행방불명〉

담배, 미세먼지, 과량의 술 등의 유해물질과 달리 음식은 양날의 칼이다. 적정량의 음식은 인간의 생물학적 기능 유지를 위하여 반드시 섭취해야 되는 생존필수물질이다. 하지만 필요 이상의 과잉 음식은 몇 단계의 대사 과정 후 유해물질로 돌변하여 인체를 손상시킨다.

현재 대한민국은 경제력이 여유로워지면서 과거 보릿고개 시절을 까맣게 잊을 정도로 먹거리가 풍성해졌고, 매장마다 입맛을 유혹하는 음식들이 넘쳐난다.

최근 TV 및 유튜브의 먹방 프로그램에서는 유명 연예인과 인기 유튜버가 시청자의 오감을 자극하는 수식어와 감탄사를 쏟아내며, 음식을 맛깔나게 먹는 장면이 실감나게 소개된다. 인간은 진화적으로 오랫동안 음식 부족에 의한 배고픔에 시달렸고 또한 그에 따른 고통과 두려움의 기억이 두뇌에 단단히 박혀 있다. 그리하여 언제든 무의식적으로 음식을 필요 이상으로 섭취할 준비가 되어 있다. 그와 같은 인간의 내재적 식탐 본능이 여러 TV 및 유튜브에서 경쟁적이고 공격적인 먹방 프로그램에 속수무책으로 노출되면서, 일반 대중의 식욕은 필요량 이상으로 과도하게 항진된다.

절식은 섭취하는 음식의 절대량을 의식적으로 일정 수준 이하로 조절하는 것이다. 그냥 이해하기 쉽게는 음식의 섭취를 평소보다 적게 먹거나 혹은 포만감이 느껴질 때가 아니라 약간 부족한 듯 의도적으로 제어하는 것이다. 절식의 장수 및 질병예방 효과는 여러 동물실험 및 임상연구에서 반복적으로 소개된다.

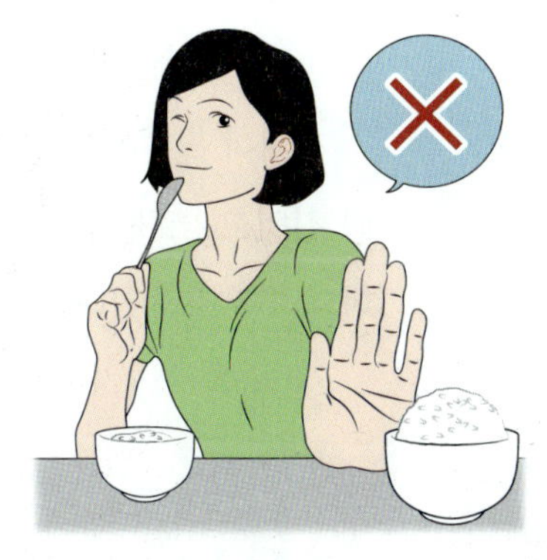

절식

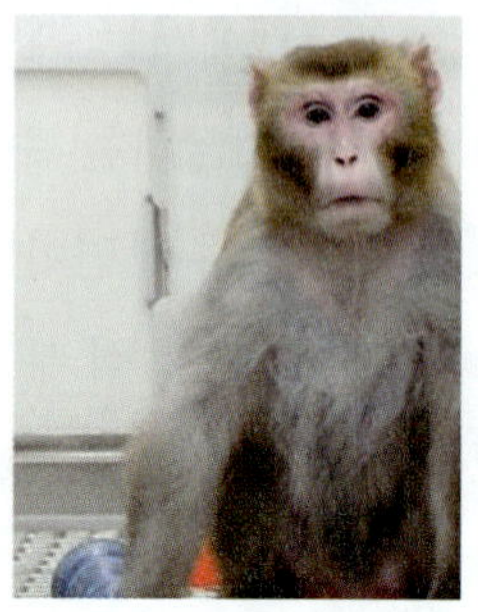
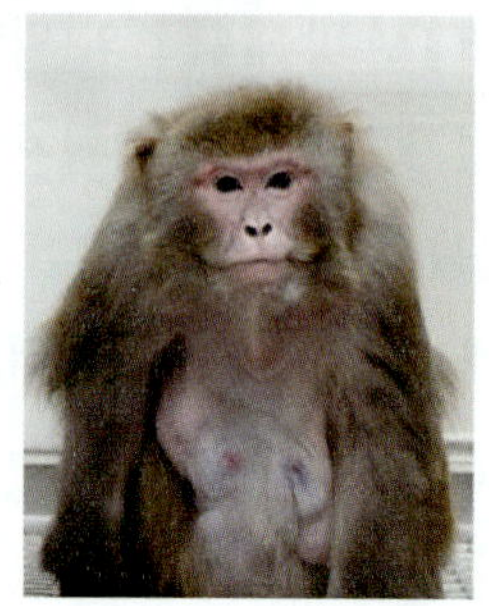

칼로리를 제한한 붉은털원숭이(좌)와 칼로리를 제한하지 않은 붉은털원숭이(우)[1]

절식의 효과에 관련된 기념비적 연구는 미국 위스콘신 대학에서 영장류인 붉은털원숭이를 대상으로 20년에 걸쳐 음식의 칼로리를 제한한 실험결과이다. 연구에서 음식물의 칼로리를 제한하지 않았던 붉은털원숭이는 피부의 탄력성이 떨어졌고, 비만하였으며, 척추가 노화되어 구부러졌고, 전신의 털이 퇴색되었고 또한 듬성듬성 탈모되었다.

전체적 결론은 칼로리를 제한하였던 원숭이들이 수명이 더 길었고 또한 당뇨, 암, 심혈관질환 및 뇌 위축의 발생이 현저히 감소하였다.

---

1 https://news.wisc.edu/calorie-restriction-lets-monkeys-live-long-and-prosper/

대표적 장수 국가인 일본에서는 절식이 일반화되어 있는데, 특히 대표적 장수촌인 오키나와 지역에서 시행한 조사에서도 절식하면 장수한다는 사실이 확인되었다. 하루 평균 2,300 kcal를 섭취한 일본인의 평균수명은 76.7세였다. 또한 5,500 kcal까지 섭취하는 스모 선수들은 평균수명이 56세로 짧았는데, 평균 1,500 kcal만 섭취하는 오키나와 지역 주민들의 평균 수명은 82세로 상대적으로 장수하였다.

건강력力을 위한 쉼력力에서 절식처럼 섭취하는 음식의 양을 줄이는 것도 중요하지만, 식사 패턴도 중요하다. 특히 저녁식사 후 즐기는 야식은 의학적으로 주의를 요한다. 인체의 자율신경은 생명 관련 모든 세포의 항상성 유지에 절대적으로 중요하며, 온종일 특히 사지 근골격계와 의식이 쉬는 취침 중에도 작동된다.

낮에 일하고 밤에 푹 쉬는 것은 건강 및 질병예방에 긴요한 생활방식이다. 그러하기 위해서는 자율신경도 밤에는 생명유지에 필요한 최소의 업무(심장박동, 호흡 등)를 제외하고는, 충분하게 이완되고 휴식되어야 한다.

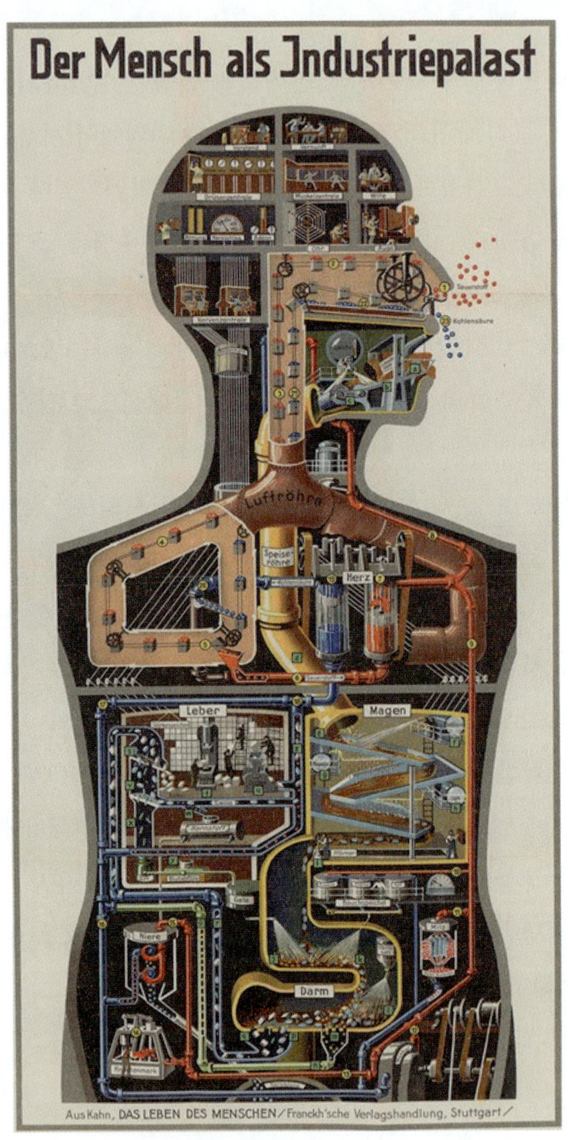

『인간=거대한 정밀공장』 프리츠 칸 (1926년)

만약 저녁 모임의 과음 후 취침 전 라면 등의 야식을 먹고 곧바로 곯아떨어지는 경우에는 자율신경은 밤새 전혀 쉴 수가 없다. 술기운으로 깊은 잠에 빠지면, 분·분·평·판을 담당하는 뇌 부문은 휴식을 취하고, 동시에 깨어 있는 낮 동안 분주히 움직이던 사지 근육도 깊은 휴식에 들어간다. 그러나 자율신경은 몸 안에 들어온 술과 취침 전 유입된 음식을 분해, 흡수, 저장 및 이동을 위하여, 밤새 한순간도 쉬지 못하고 숨 가쁘게 작동할 수밖에 없다.

취침 전 음식 섭취는 자율신경의 휴식을 방해하고 또한 그러한 과정에는 필연적으로 음식 대사 후 화학물질이 한밤중 내내 양산될 수밖에 없다. 건강하고 질병을 예방하려면 밤 동안에는 낮 동안의 활동 중 발생한 대사물질을 충분히 처리하고 다음 날을 대비해야 한다. 하지만 과음과 늦은 밤 야식은 그와 같은 활동을 방해하고 또한 과잉의 음식대사물질도 생성되어 결국에는 인체를 손상시킨다.

참고로 음식물을 먹었다면 충분히 소화시키는 데 소요되는 2~3시간이 경과 후 취침하기를 권한다. 만약 그럴 수 없다면 가능한 음식을 섭취하지 않는 것이 질병예방 및 건강에 도움이 된다. 단, 물은 OK!

B. 내부유해물질 생성 줄이기

앞의 여러 장에서 소개하였듯이 내부유해물질의 생성은 감정에 충실하게 반응한 결과이고, 감정은 살면서 마주한 사연에 각자 나름의 해석 후 발생한다. 매일 매시간 매 순간 접하는 사연은 인체의 오감(눈, 코, 귀, 입, 피부)에 일종의 정보로 인식된다. 오감을 통하여 유입되는 모든 정보는 각자 개인의 기준에 따라 다양하게 분·분·평·판 후 최종적으로는 '좋다-싫다', '옳다-그르다', '맞다-틀리다', '잘했다-못했다'라고 결론짓는다.

분·분·평·판의 기준은 살아가면서 얻어지는 지식과 경험이 점점 늘어날수록 더욱더 세밀해지고 까다로워진다. 본인에게 우호적이면 '좋다', '옳다', '맞다', '잘했다' 등으로, 비우호적이면 '싫다', '그르다', '틀리다', '못했다' 등으로 분·분·평·판된다. 그런 다음 곧바로 기쁨-즐거움 혹은 분노-절망-우울의 감정이 유발되고, 연이어 적응반응이 작동되면서 순식간에 내부화학물질이 뿜어져 나온다. 본인도 모르는 사이에!!!

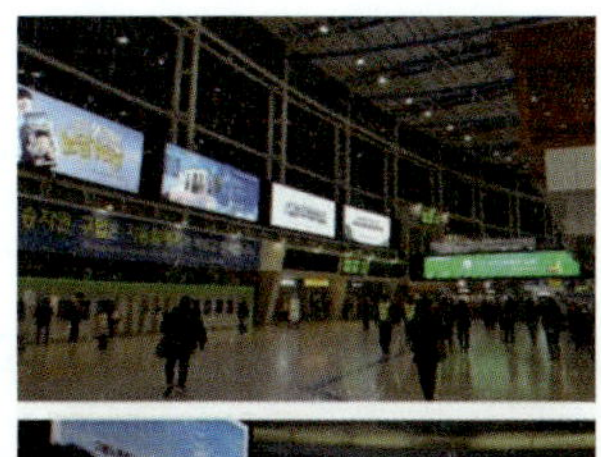

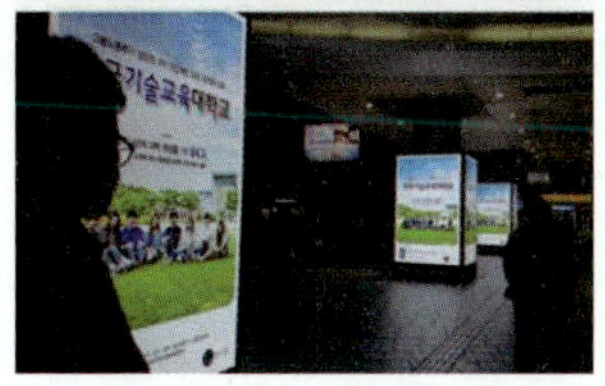

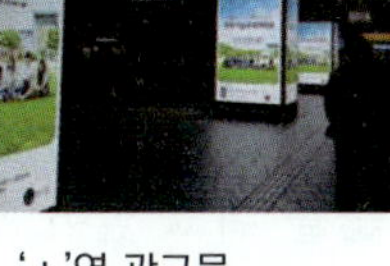

'ㅅ'역 광고물

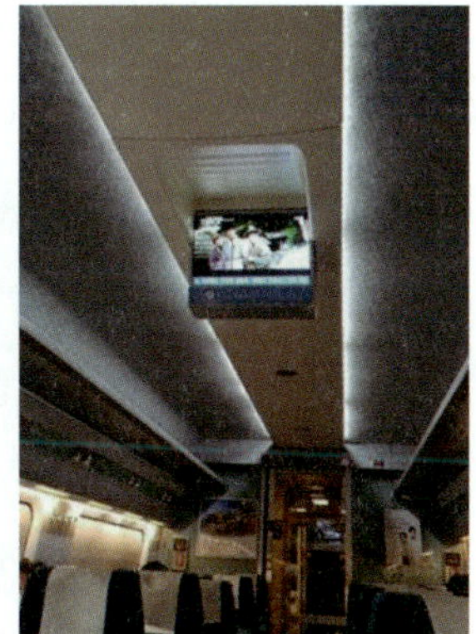

KTX 내부

현재 주변 환경을 건강 및 질병예방의 입장에서 살펴보면 오감(특히 시각)을 자극하는 정보가 지나치게 넘쳐난다. 어느 공간을 가더라도 상품 광고, 다양한 단체의 계몽, 국가 공지 사안 등이 쉽게 눈에 들어온다. 예전에는 그러한 내용물은 주로 건물 상단부에 위치하였는데, 현재에는 홍보 관련 기술력이 비약적으로 발전하면서 기둥, 벽면, 바닥 등 공간이 여유로운 어느 곳이든 가능하다.

심지어는 매일 수시로 이용하는 버스, 전철, 기차 안에서도 광고 및 뉴스 등이 쉴 새 없이 흘러나온다. 동영상 제작 기술 및 송출 능력도 발전되고 초고속 SNS 인프라까지 가세하면서, 동영상을 이용한 정보, 광고, 뉴스 등이 개인 승용차 안에서도 실시간으로 가능하다.

그와 같은 상황에서 난감한 것은 개인 승용차는 본인이 시청 여부의 조절이 가능한데, 공공장소에서 진행되는 내용들은 본인의 의지와 전혀 관계없이 100% 그대로 노출된다. 정지 화면의 그림은 노출되어도 그나마 시각 자극이 상대적으로 적은데, 최근 거의 모든 분야의 정보 전달에 이용되는 동영상은 시각을 예민하게 자극하여 어쩔 수 없이 잠시라도 화면을 응시할 수밖에 없다. 고개를 들어도 보이고 고개를 내려도 바닥에서 보여, 눈을 쉬고 싶어도 쉴 수가 없는 상황이다. 눈을 감고 다닐 수도 없고 참 곤란하다.

열차나 버스 안에서는 눈을 감을 수 있어서 그나마 다행이라고 위로하지만, 솔직히 개인적으로는 많이 불편하다. 왜냐하면 심신을 이완시키는 흥겹거나 가벼운 내용이 아닌 첨예한 내용의 뉴스, 상품 광고, 계몽, 공개강좌, 국가 공지사안 등이 눈에 띄면, 습관적으로 과거의 경험과 기억 그리고 두뇌에 비축해 놓은 지식을 총동원하여 분·분·평·판으로 이어지기 때문이다. 무의식적이고 자동으로!

그리고는 분·분·평·판 결과에 따라 우호적 혹은 부정적 감정이 발생하고, 곧이어 적응반응이 활성화되면서 내부화학물질이 생성될 수밖에 없다. 이 또한 무의식적이고 자동으로! 매번 눈으로 접수한 정보에 대하여 매번 반복적으로 진행된다. 이것도 또한 무의식적이고 자동으로!

[1] 덜 보고 덜 듣자

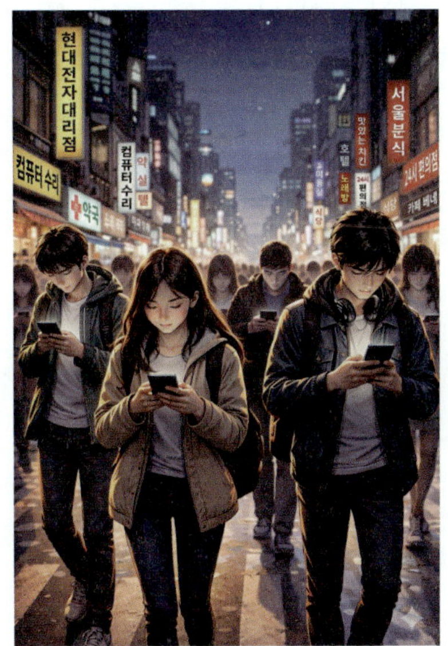

스몸비smombi

스마트폰 좀비smartphone zombie는 줄여서 스몸비라고도 하는데, 스마트폰만 쳐다보며 주위에 집중하지 않고 느리게 걷는 사람이다. 문제는 주위 집중이 되지 않으면서 발생한 안전사고가 간간이 언론에 보고된다. 심한 경우에는 안전 담당 직원마저도 스마트폰에 정신이 빠져, 안전 통제 행위를 잊어 커다란 사고로 이어지는 경우도 발생한다.

머리를 푹 숙이고 오직 스마트폰 화면에 올인하는 스몸비의 광경은 어디에서나 쉽게 찾아볼 수 있다. 전철, 기차, 버스 등 승차 대기 중이나 차 안에서도 심지어는 데이트 중인 선남선녀도 머리를 들고 상대방과 대화하는 것이 아니라 스마트폰을 향하여 목이 앞으로 꺾여 있다.

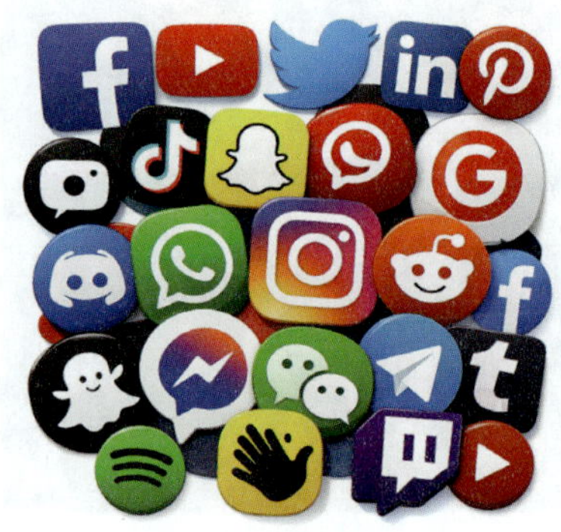

다양한 SNS

스몸비 현상은 그만큼 스마트폰에서 제공되는 다양한 정보와 내용이 흥미롭기 때문일 것이다. 인터넷과 연결된 스마트폰의 네이버, 다음, 구글, 페이스북, 카톡, 트위터, 유튜브, 인스타그램, 핀터레스트 등 수많은 SNS에서는, 전 세계 온갖 곳에서 실시간으로 쏟아지는 수많은 정보와 가십거리를 찾아볼 수 있다. 생활 혹은 업무에 도움이 되는 엄청난 양의 정보가 매일 제공되며 또한 대부분이 공짜이다. 하루 24시간 온종일을 넉넉히 즐길 수 있는 아이템들이 넘치도록 즐비하다. 현대는 정보의 측면에서 경계와 제한이 없는 무궁무진한 풍요로움이 넘쳐나는 신세계이다.

다만 그와 같은 정보의 신세계가 건강 및 질병예방의 입장에서는 다소 조심스럽다. 엄청난 양의 정보와 가십거리는 결국 오감을 통하여 인지되는데, 문제는 그러한 정보와 가십거리는 인체 내에서 결코 아무런 반응이나 결과물 없이 지나가지 않는다. 해당 정보와 가십거리의 내용(정치 양극화, 출렁대는 경제 지표, 기후변화, 비이성적이고 동물화된 사람들 등)에 따라 그리고 각자 개인의 인식 기준에 따른 분·분·평·판 후 반드시 감정이 뒤따라온다. 곧이어 본인도 모르게 적응반응이 활성화되면서 내부화학물질이 생성될 수밖에 없다.

혹시라도 음식, 술, 담배가 가까이 있는 경우에는, 이 또한 자연스럽게 음식, 술, 담배를 먹고 마시고 피우는 인체 유해 행동으로 연결된다. 여기에서 유념해야 될 사실은 무의식적으로 내부 및 외부 화학물질을 생성 및 유입하는 과정의 시작은, 광활한 정보세계로의 접근수단인 스마트폰에서 제공한 정보와 가십거리라는 점이다. 결국 그와 같은 정보와 가십거리를 덜 보고 덜 듣게 되면, 그만큼 유해물질의 유입과 생성이 자연스럽게 줄어든다.

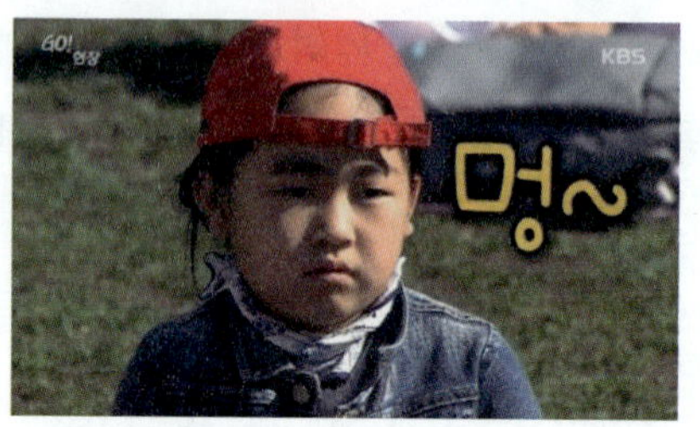

〈2014년 멍때리기 대회〉 우승자 [출처: KBS]

2014년 진행되었던 <멍때리기 대회>가 당시 많은 사람들의 이목을 끌었다. 뇌를 의도적으로 쉬게 할 목적으로 진행되었으며, 아무 생각 없이 가장 멍하니 있는 사람을 뽑는 대회이다. 심사기준은 아무것도 하지 않고 가장 정적인 사람을 선정하는데, 방법은 심박동측정기에서 심박수가 가장 안정적으로 나온 사람이 우승자로 뽑혔다.

당시에는 놀랍게도 9살 초등학교 소녀가 우승하였는데, 우승 소감에 "앞으로 열심히 멍때리겠다"고 소감을 밝혀 주위 사람들을 웃음 짓게 했다. 매일 매시간 매 순간 접하는 수많은 정보와 가십거리가 넘쳐 나는 현 세상에서, 멍때리기는 본인이 의도하지 않게 오감에 접수된 정보가 더 이상 다음 단계인 분·분·평·판으로 넘어가지 않게 의도적으로 조정하는 방법이며 힘力이다.

[2] 분 · 분 · 평 · 판(분별-분석-평가-판단)하지 않기

가정, 조직, 사회 그리고 국가의 운영에는 나름의 규칙과 규율이 필요하다. 그게 무너지면 해당 조직을 안정적으로 운영할 수 없게 되며, 심한 경우에는 그 조직 자체가 와해된다. 그러한 규칙과 규율에 벗어난 상황에서는 당연히 그에 상응되는 엄중한 제재와 조치가 필요하다. 하지만 건강 및 질병예방의 입장으로 살펴보면, 그러한 규칙과 규율은 가정, 조직, 사회 그리고 국가의 구성원인 각 개인에게는 마주하는 사안마다 분·분·평·판의 기준이 되고 결국에는 감정을 유발하는 지렛대로 작용한다.

일도 많고 말도 많은 생활 중 다양한 인생관을 가진 사람들과 더불어 살면서 우발적으로 일어나는 사건들의 전개는, 대부분 사건의 사실 자체만으로 진행되지 않는다. 사건 당사자 혹은 추가로 (가족이나 친구 같이) 사건과 직접 관계없는 다른 사람들의 분·분·평·판이 더해지면서, 발생되는 감정의 빈도와 양이 비약적으로 급증한다. 사건의 처음은 마치 작은 눈 뭉치 정도 크기의 감정이었는데, 사건에 대한 자신 및 주위 사람의 분·분·평·판을 거치면서 본인에게 발생되는 감정의 크기가 마치 작은 눈덩이가 구르면서 뭉쳐 커다란 눈 덩어리가 되는 것처럼 증폭된다.

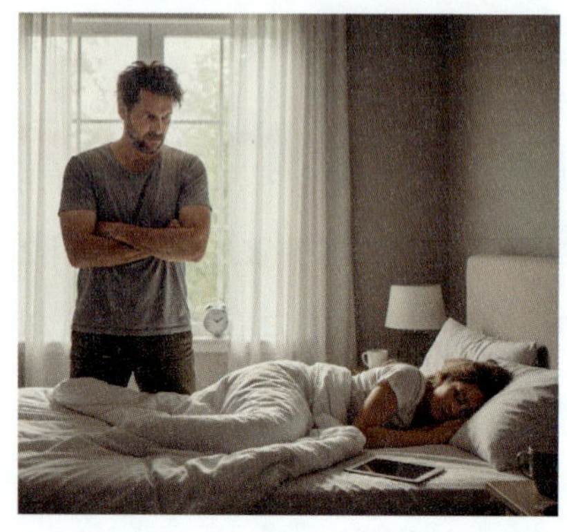

다음은 부부 생활 중 상황이다:

회사원 혹은 자영업 중인 가장이 주중 동안 정신없이 바쁘게 지내고, 주말 아침에 주린 배를 움켜쥐고 일어났다. 그런데 전업주부인 부인은 아직도 침대에서 취침 중이고 주방의 밥통은 텅 비어 있다. 사건은 "아침 먹을 시간인데 밥이 없다"로 단순하다.

하지만 다음과 같은 기준이 사안의 분·분·평·판에 작용한다: '전업주부인 부인은 가족을 먹여 살리려고 열심히 일한 남편을 편안하게 배려해주어야 한다', '전업주부인 부인은 남편보다 일찍 일어나 남편을 위한 아침을 준비하여야 한다' 등등.

이러한 분·분·평·판 후 부인에 대한 미움, 분노, 실망의 감정이 발생되고, 곧이어 적응반응이 득달같이 작동되고 내부유해물질이 흠뻑 분비된다.

다음은 사회생활 중 상황이다:

'술집에서 만취 상태의 후배 A가 선배 B를 때렸다'의 상황에서, 명료한 사실은 '술집에서 A가 B를 때렸다'이다.

하지만 실제 상황에서는 "후배에게 맞은 나는 이 사건으로 향후 동네에서 상당한 쪽팔림을 당할 것이다"라는 B의 분·분·평·판이 보태지고, "어떻게 선배가 후배한테 구타를 당하냐! 술집 안에 있었던 다른 사람들이 친구인 너를 어떻게 생각하겠냐? 친구로서 지역 사회 선-후배들에게 창피하다"라는 B 친구들의 분·분·평·판이 더해지고, "네가 어떻게 행동했기에 후배가 너에게 폭력을 행사하냐"라는 B 부모님이나 형제의 분·분·평·판이 더해지고, "당신은 얼마나 못났기에 후배한테 맞고 다녀요. 자식들에게 부끄럽지 않으세요"라는 B 부인의 분·분·평·판이 첨가된다.

이와 같이 네다섯 사람의 분·분·평·판이 적용되고 추가되면, 후배의 취중 구타 사건이 선배모독죄, 지역사회 질서문란죄, 가장권위 훼손죄 그리고 가정행복 파괴죄 등으로 부풀려지면서 그에 따라 발생되는 감정의 빈도와 양이 몇 배로 급증한다. 곧바로 적응반응의 활성화가 증폭되면서 내부유해물질의 대량 생성으로 이어진다.

● 변방노인의 쉼력力

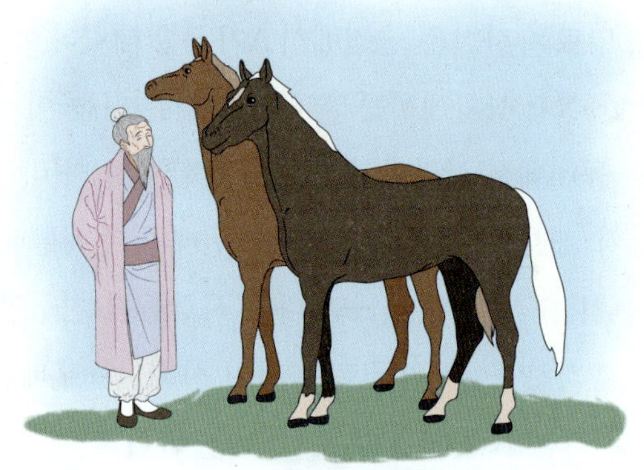

새옹지마

다음은 회남자淮南子의 인간훈人間訓에 나오는 새옹지마득실塞翁之馬得失의 내용을 쉼력力의 주제에 맞추어, 다음과 같이 설명하여 이해를 돕고자 한다:

변방 국경에 한 노인이 살고 있었는데, 하루는 그가 기르는 말이 도망쳐 국경 넘어 오랑캐 지역으로 가버렸다. 마을 사람들이 본인들 나름의 기준으로 분·분·평·판 후 걱정하자, 노인은 말하였다: "좋다, 싫다라고 하지 마세요. 그냥 말이 없어졌다고만 하세요."

몇 달 후 도망갔던 말이 오랑캐 지역의 좋은 말을 한 필 끌고 돌아오자, 마을 사람들이 또다시 분·분·평·판 후 축

하하였다. 그러자 노인은 말하였다: "좋다, 싫다라고 하지 마세요. 그냥 말이 돌아왔다고만 하세요."

그런데 집에 좋은 말이 생기자 말타기를 좋아하는 노인의 아들이 그 말을 타고 달리다가 낙마하여 다리가 부러졌다. 마을 사람들이 아들의 병고에 대하여 이번에도 역시 분·분·평·판 후 위로하자, 노인은 말하였다: "좋다, 싫다라고 말하지 마세요. 그냥 아들의 다리가 부러졌다고만 하세요."

그와 같은 상황 후 오랑캐들이 대거 쳐들어왔다. 지역의 모든 장정들은 싸움터에 끌려 나가서 대부분이 죽거나 다쳤는데, 다리 골절로 징집되지 않았던 노인의 아들만 무사할 수 있었다.

삶의 가치관과 방식이 다른 여러 사람들과 살다 보면, 필연적으로 이런저런 사연들이 생기게 마련이다. 그러한 상황에 사연의 사실적 부분만을 (쉽지 않지만) 집중하여 대처하면, 더 이상 부정적 감정의 발생으로 확대되지 않는다. 하지만 서로 다른 기준을 가진 여러 사람이 분·분·평·판을 들이밀면 필연적으로 발생되는 감정을 피할 수 없다. 곧바로 적응반응이 작동되고 연이어 외부유해물질의 유입과 내부유해물질의 생성으로 진행된다. 그러한 상황에 분·분·평·판을 의도적으로 멈추는 쉼력力의 지혜를 변방 노인에게서 배워보자.

[3] 허상虛像이다!

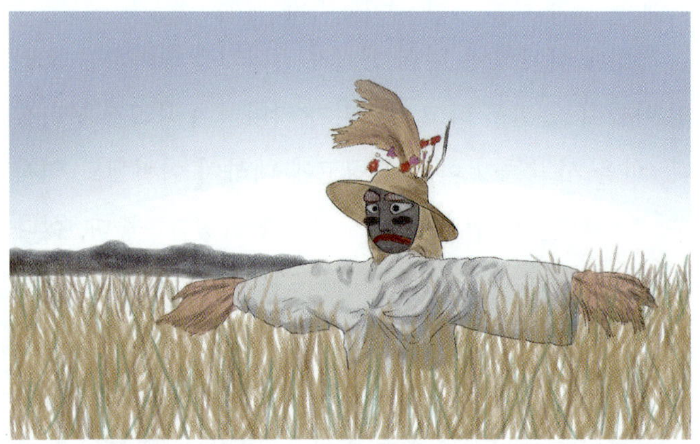

허수아비

인체의 적응반응을 활성화시켜 내부유해물질을 가열차게 뿜어내는 사연 중 과거 기억의 상기와 미래에 대한 걱정은 오감으로 실감할 수 없는 머릿속 상상에서 진행된다. 뼛속 깊이 큰 상처를 주었던 기억의 내용을 자세히 살펴보면, 앨범에 보관되어 있는 사진의 형태이거나 또는 영화의 필름처럼 동영상 필름의 형태이다.

기억을 떠올리는 것은 마치 앨범 속 사진을 다시 펼쳐 보는 것이고 동영상을 다시 관람하는 것이다. 그리고는 그 기억 내용을 본인의 기준에 맞추어 분·분·평·판한다. 미래의 걱정은 시간적으로 일어나지도 않은 사연을 짐작과 상상으로 설정하고는, 그 설정된 내용을 본인의 기준대로 분·분·평·판한다.

사진 혹은 동영상의 형태로 저장되어 있는 기억이나 미래 걱정의 내용은 현재 오감으로 직접 느낄 수 있는 실상이 아니라 허상이다. 문제는 그 허상을 현재의 실체로 상상인식하고는, 분·분·평·판 후 미워하고 분노하고 우울해하고 절망하고 불안해하고 두려움을 느낀다. 마치 논 한가운데 세워 놓은 허수아비를 보고 놀라는 참새 꼴이다.

과거 기억의 상기 혹은 미래에 대한 걱정 후 분·분·평·판하고는 적응반응을 작동시켜 내부화학물질을 양산하려 할 때마다, 다음과 같이 외치곤 적응반응의 작동을 중지시키는 힘力을 기르자:

> "그것은 현재의 실상이 아니라 허상이다.
> 즉, 허수아비이다.
> 더 이상 허수아비에 놀라는 참새 꼴이 되지 말자"

[4] 현재에 머물자!

적응반응을 활성화시켜 내부유해물질을 펑펑 뿜어내는 경우는, 습관고리의 첫 단계(신호, 사연)인 다음의 세 가지이다: 첫째는 직접 마주한 현재의 상황, 둘째는 과거 기억의 상기, 셋째는 미래에 대한 걱정. 그 첫 번째인 현재 시점에서 오감(눈, 코, 귀, 입, 피부)으로 유입되는 외부 정보에 의한 적응반응의 작동을 차단하기 위한 방안은 앞에서 소개하였다. 둘째의 과거 기억 상기와 셋째의 미래 상황에 대한 걱정으로 유발되는 불안, 초조, 분노 등에 의한 적응반응의 활성화 및 내부유해물질의 생성을 의도적으로 차단하는 방법으로, 오랫동안 추천되어 온 방법은 현재에 집중하여 머무는 것이다.

1) 쉬지 못하는 생각

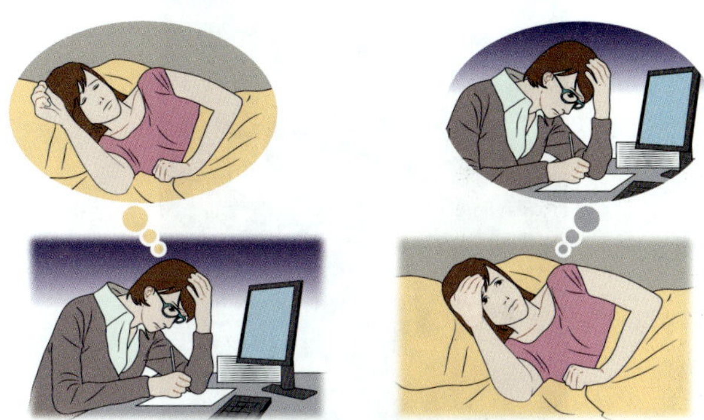

몸은 현재, 생각은 미래

습관고리를 세차게 가동시켜 내부화학물질을 양산하는 자극의 많은 부분이 현재에 진행되지 않는 미래에 대한 걱정이다. 예를 들면 현재 몸은 회사에서 업무 중인데, 머릿속에서는 퇴근 후 집에서 잠자는 미래 상황을 생각한다. 집에서 취침할 때는 몸은 침대에 누워 있으면서도, 머릿속 생각은 내일 회사의 업무에 관련된 내용이다. '몸은 현재, 머릿속 생각은 미래'의 상황이 일상생활 중 빈번하다: "오늘 저녁은 무엇을 먹나?", "아이의 성적이 떨어지면 어떡하나?", "집 값이 하락하면 어떡하나?", "OO이 과음하면 어떡하나?" 등등……. 더 나아가 미래의 어떤 일들을 미리 어떠하다고 지레짐작하고는 걱정, 불안의 감정에 휩싸인다.

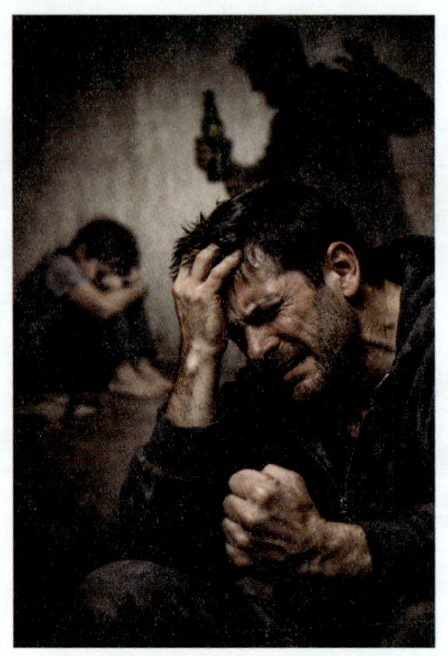

주폭 아버지에 대한 기억의 상기

적응반응 후 내부유해물질을 왕성하게 양산하는 또 다른 하나는 과거 부정적 기억의 상기이다. 어릴 때 혹은 과거 뼈아픈 경험의 사건들을 잊지 못하고, 생활 중 기회가 될 때마다 수시로 끄집어내 반복하여 되새긴다: 어린 시절 독단적-강압적-폭력적인 부모님, 주폭 아버지, 잃어버린 재물, 자신을 속인 배우자, 기대를 저버린 자식, 참기 힘들었던 시집살이, 정신까지 허기로 쥐어짰던 가난과 배고픔, 불협화음으로 가득하였던 어린 시절의 가족 등.

문제는 그러한 사건들의 기억은 시간상으로는 과거지만, 그 기억을 다시금 떠올릴 때마다 뇌에서는 현재 상황으로 인식된다. 곧바로 습관고리 및 적응반응이 활성화되고, 연이어 내부화학물질이 생성되고 전신에 뿌려진다.

2) 현재에 집중하기

주의를 과거 혹은 미래가 아닌 현재에 머물게 하는 가장 확실한 예는 육체의 통증이다. 육체 손상(예: 뼈 골절, 위궤양, 심근경색증 등)의 통증에는 온 관심과 오감이 현재에 집중되어, 과거 기억을 되새김질하거나 미래 상황을 지레짐작 후 상상 걱정할 여유가 없다. 이론적으로 육체의 고통은 의식과 오감을 현재에 머물게 하는 가장 확실한 방법이지만, 건강한 육체를 의도적으로 손상시키는 것은 자학적이고 비인간적이다.

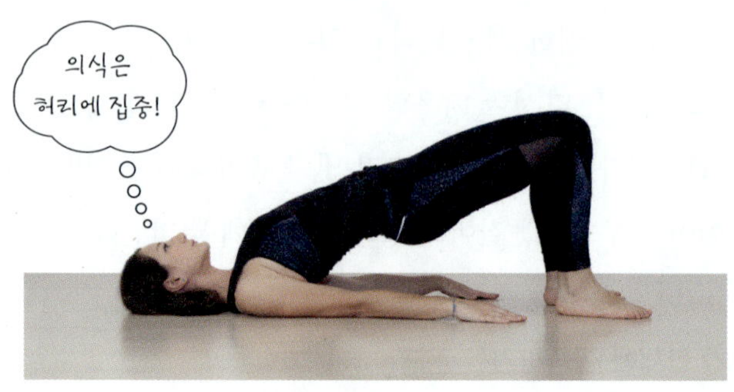

요가

의식을 현재에 집중하는 효과적 방법은 오감과 직접 연결되어 있는 육체를 이용하는 것으로, 다음 두 가지가 있다. 하나는 육체 특정부위의 오감에서 느껴지는 감각에 집중하는 것으로, 동적 혹은 정적의 자세에서 진행한다. 동적 자세의 한 예는 요가yoga이다. 요가의 각 동작(아사나)마다 팽팽한 긴장이 느껴지는 신체부위의 감각을 인지하고 그 부위에 의식을 집중한다.

이 외에도 일상적으로 혹은 건강유지를 위하여 움직이는 육체(걷기, 달리기, 자전거, 태권도 품새 등)의 오감에 인지되는 감각(땅바닥에 접촉할 때마다 발바닥에 닿는 느낌, 팽팽한 근육의 느낌, 얼굴에 닿는 공기의 느낌 등)에 의식을 집중한다.

정적 자세에서 현재에 집중하는 방법으로는 명상meditation, 마음챙김mindfulness 등이 있다. 의자 혹은 방석에 편한 자세로 앉아서, 신체의 특정 부위(엉덩이, 하지, 발목 등)에서 느껴지는 감각과 그 감각에 따른 자신의 반응에 의식을 집중한다.

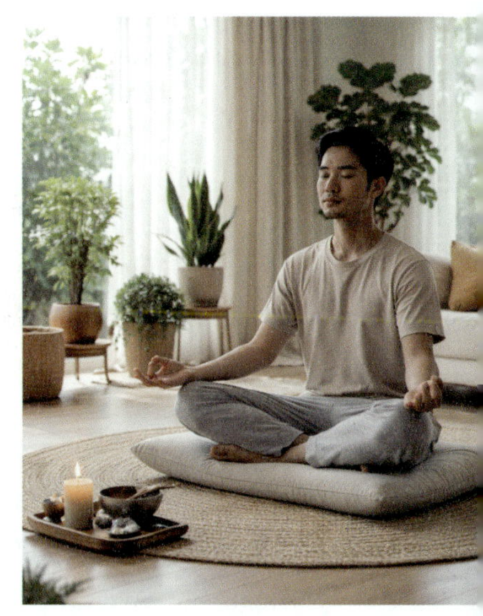
명상

또한 의식집중의 추가 대상은 날숨, 들숨, 눈에 마주친 특정 물건, 귀에 들려오는 특정 소리, 팔에 닿는 바람 등 오감으로 느낄 수 있는 모든 것들이다. 예를 들어 호흡을 이용하는 방법은 눈을 감거나 반쯤 뜬 상태로 주기적으로 반복되는 날숨과 들숨의 전 과정 중 느껴지는 오감과 그 오감에 대한 본인의 반응에 의식을 집중한다.

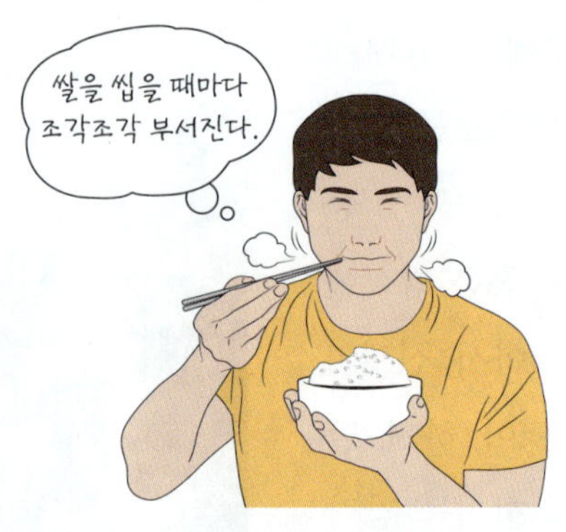

식사에 집중

다른 하나는 일상생활 중 습관적 또는 의무적으로 행하는 육체의 움직임 중 느껴지는 대상과 오감에 집중한다. 생존을 위하여 습관적으로 매일 행하는 식사를 예로 들면 다음과 같다: 쌀이 입안에 들어왔을 때 혀에 느껴지는 쌀에 오감을 집중하고, 씹을 때 치아 사이에서 부서지는 쌀 조각에 오감을 집중하고, 식도로 넘길 때 타고 넘어가는 쌀에 오감을 집중한다.

C. 주인(?)께서 알아서 해결하시겠지! (기도력[力])

[1] 인간의 구성은?

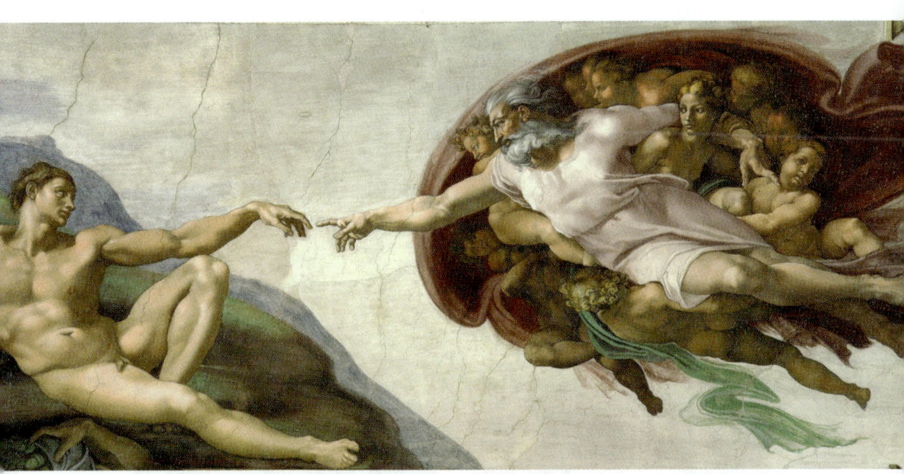

『아담의 창조』 미켈란젤로 (1508-1512년)

바티칸의 시스티나 성당 천장에 그려진 미켈란젤로의 『아담의 창조』를 참고하여 인간의 구성을 추정해 본다. 그림의 왼쪽에는 아담, 오른쪽에는 절대자가 있고, 절대자가 아담에게 손가락 끝으로 뭔가(?)를 건넨다. 아담은 건실한 사지, 튼실한 몸통, 수려한 이목구비 그리고 남성상 등 남자로서 완벽한 육체를 갖췄다.

아담의 육체를 좀 더 세밀히 관찰하면 다음을 확인할 수 있다. 비스듬히 누운 아담은 왼팔과 왼손을 길게 뻗었으며, 집게손가락은 절대자의 집게손가락과 마주치려 한다. 얼굴은 절대자 쪽을 향해 앞으로 약간 기울였으며, 눈동자는 절대자의 눈을 응시한다. 얼굴의 표정에는 두려움과 함께 얼마간의 호기심의 감정도 엿보인다. 아담의 그와 같은 자세와 얼굴 표정은 팔, 손, 집게손가락, 안구 그리고 얼굴의 근육에 전달된 아담의 의지에 따른 결과이다.

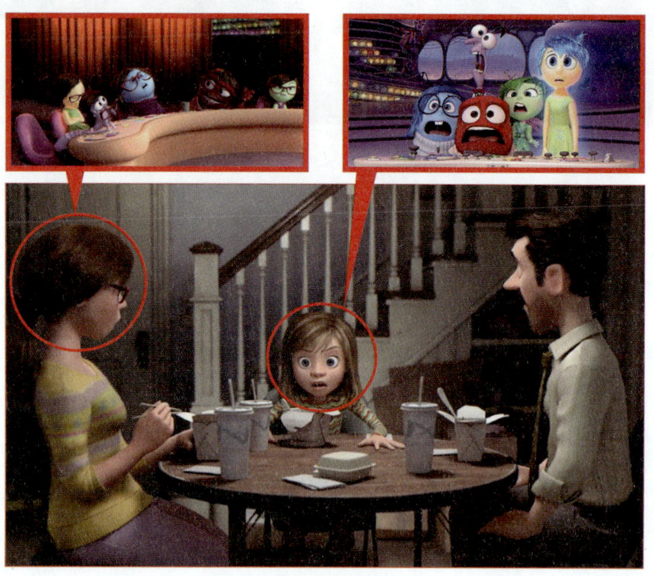

영화 〈인사이드 아웃〉

육체는 물질이기에 절대 스스로 움직이지 못하며, 육체를 움직이려면 특정 목적을 추구하는 마음의 의지가 필요하다. 영화 〈인사이드 아웃〉에서 혀 움직임을 포함한 육체의 모든 동작은 다섯 가지 감정(기쁨, 슬픔, 버럭, 소심, 까칠)과 욕구, 즉 마음에 따른 결과라는 것을 실감 나는 애니메이션으로 보여준다. 마찬가지로 그림 『아담의 창조』에서 추정해 볼 때 절대자의 집게손가락 및 눈과 마주하려는 동작 그리고 얼굴 표정 등으로 추정해 볼 때 아담에게는 마음이 이미 갖춰져 있다는 것을 의미한다.

그림 『아담의 창조』에서는 아담에게는 육체와 그 육체를 관장하는 마음이 구비되어 있다. 그런데 그와 같은 아담에게 절대자가 뭔가(?)를 건네준다. 아마도 그것은 아담의 창조에 엄청 긴요한 것이리라! 그림 『아담의 창조』의 내용으로 미루어 볼 때, 인간은 육체, 마음 그리고 그림에서 절대자가 건네주는 뭔가(?)의 세 가지로 구성된다.

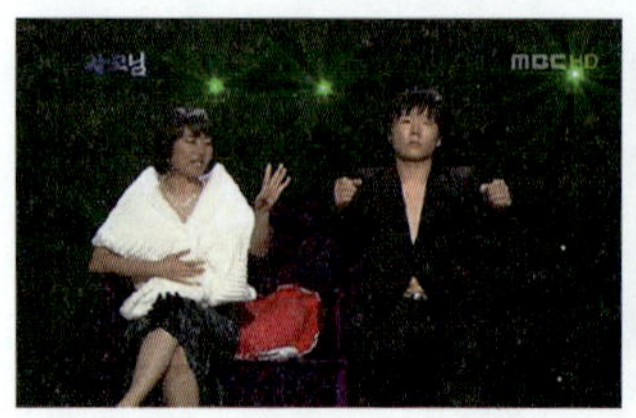

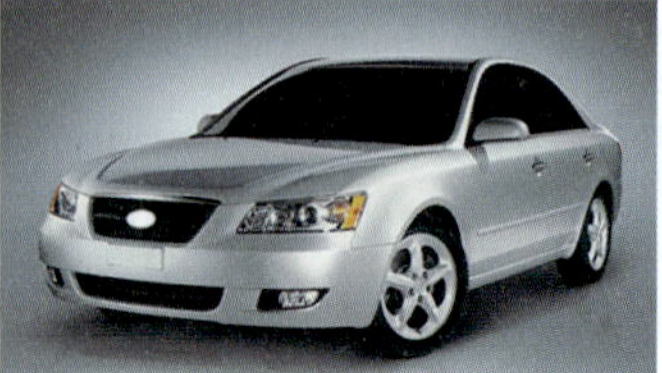

MBC-TV 〈개그야〉 '사모님'　　　자동차

오래전 종영된 MBC-TV 개그 프로 〈개그야〉에 '사모님'이라는 코너가 있었다. 그 코너에 등장하는 운전사와 운전사가 모시는 사모님 그리고 운전사가 몰고 있는 자동차를 그림 『아담의 창조』와 비교하면, 인간의 구성을 좀 더 쉽게 이해할 수 있다.

자동차를 움직이는 것은 운전사이다. 즉, 운전사가 가속기를 밟으면 자동차는 전진하고, 운전사가 브레이크를 밟으면 자동차는 멈추고, 운전사가 운전대를 좌 · 우로 조정하면 자동차는 좌 · 우로 방향을 전환한다. 운전사는 자동차를 실제적으로 움직이며 자동차의 이동에 관련된 모든 상황을 직접 조정한다. 하지만 자동차의 진정한 주인은 운전사가 아니라 뒷좌석에 앉아 있는 사모님이다.

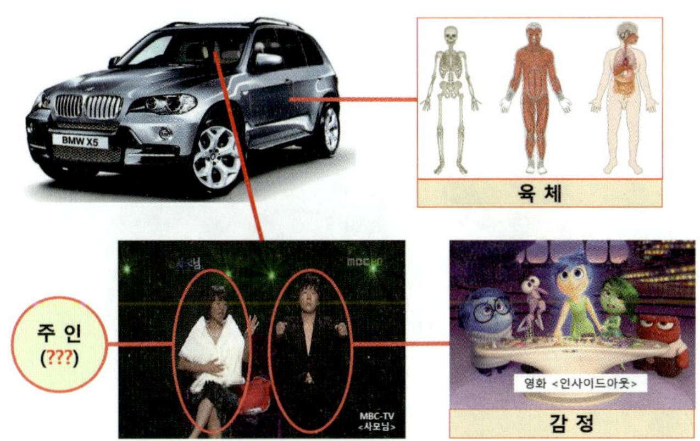

자동차와 인간의 비교

개그 프로 사모님에서 자동차의 구성은, 자동차 본체와 운전사 그리고 주인인 사모님으로 이루어졌다. 자동차의 구조는 인간의 육체와 너무나도 흡사하다. 네 바퀴는 사지, 헤드라이트는 눈, 엔진은 심장, 공기여과기는 폐, 가솔린통은 위, 배기구는 항문 등…….

개그 프로 사모님에 나오는 자동차의 구성을 참고하여 인간의 구성을 추정하면, 자동차 본체는 인간의 육체, 운전사는 인간의 마음, 그리고 뒷좌석에 앉아 있는 사모님은 인간의 진정한 주인(?)이라고 추정할 수 있다.

[2] 인간의 주인(?)은?

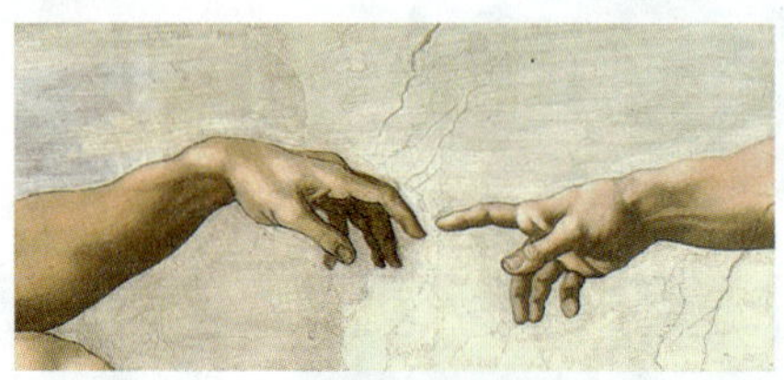

『아담의 창조』 부분

그림 『아담의 창조』에서 절대자가 육체와 마음이 이미 갖춰진 아담에게 손가락 끝을 통해 건네는 것은, 아마도 개그 프로 '사모님'의 사모님과 같은 진정한 주인으로서 역할을 하는 뭔가(?)일 것이다. 그 주인은 불경 《반야심경般若心經》에 소개된 다음과 같은 존재가 아닐까 추측해 본다:

생겨나지도 않고 없어지지도 않으며 不生不滅(불생불멸)

더럽지도 않고 깨끗하지도 않으며 不垢不淨(불구부정)

늘어나지도 않고 줄어들지도 않는다 不增不減(부증불감)

[3] 감정은 진정한 내(주인)가 아니다!

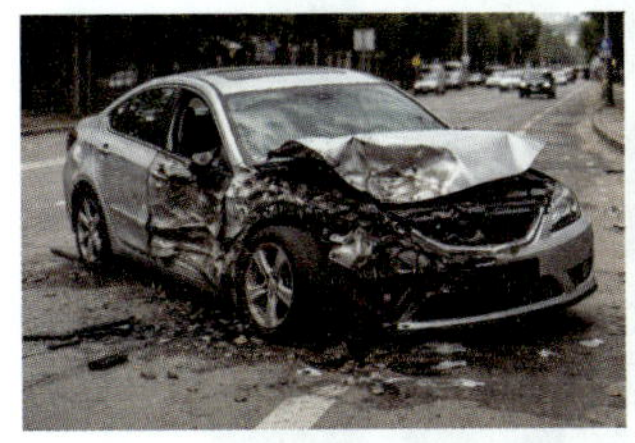

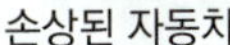

손상된 자동차

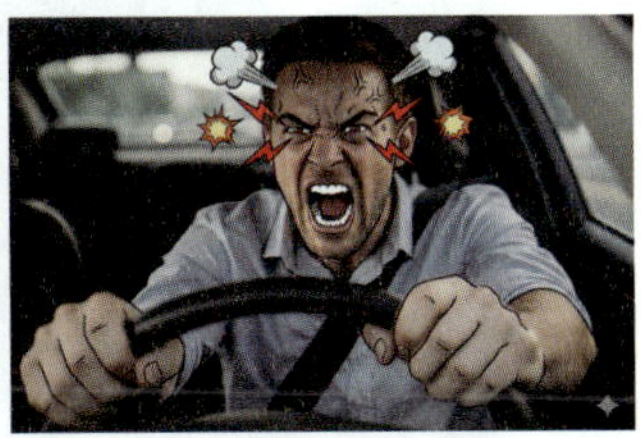

광폭한 운전사

질병은 교통사고로 파손된 자동차처럼 육체가 손상된 것이다. 자동차는 저질 휘발유, 불량 도로, 폭우나 폭설, 부실 교통표지판, 칠흑같이 어두운 밤, 불량 자동차부품, 타이어 펑크 또는 리콜recall이 필요한 제작과정 결손 등과 같은 여러 외적요인으로 손상된다.

자동차 손상의 또 다른 원인은 운전사이다. 2026년 최신형 차에, 최고급 휘발유를 주입하고, 청명한 날씨에, 최첨단의 교통 신호 시설을 갖춘 도로를 주행하더라도, 운전사가 분노나 두려움으로 광폭해져 운전대, 가속기, 브레이크 등이 적정하게 조정되지 못하면 어떤 식의 사고로든 자동차가 손상되는 것은 피하기 어렵다.

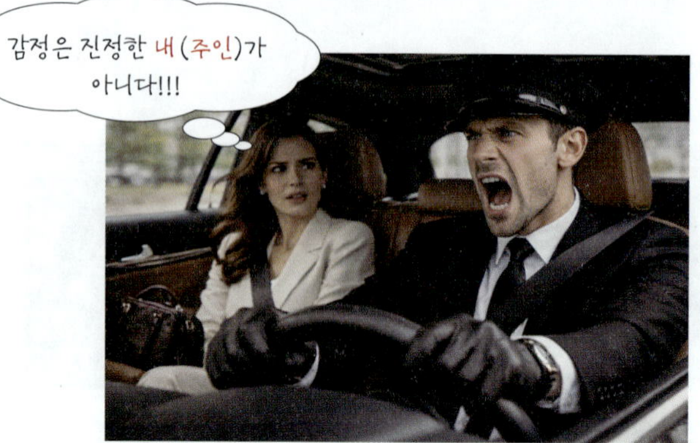

마음(운전사)이 분노하거나 두려움에 휩싸여 자동차를 과도하게 몰아붙이는 이면에는, 마음(운전사)이 육체(자동차)의 주인이라고 생각하기 때문이다. 개그 프로 사모님에서 사모님은 자동차를 직접 운전하지 않지만 자동차의 실제 주인이다.

운전사는 자동차의 운행에 필요하기에 주인인 사모님에 의하여 고용되었을 뿐이다. 운전사의 임무는 사모님이 타고 계신 자동차를 교통사고 나지 않도록 조심스럽게 운행하여, 사모님이 원하시는 목적지까지 안전하게 모셔다드리는 것이다. 운전사의 역할은 그 이상도 그 이하도 아니다.

주인이 타고 있는 자동차 본체를 손상 없이 안전하게 운행하여야 되는 운전사일 뿐이라는 직분을 망각하고, 본인이 마치 자동차의 주인인 양 도취되어(착각하여) 물질로 이루어진 자동차의 한계를 고려하지 않고 운전대, 가속기, 브레이크 등을 마구마구 과도하게 조작하면, 자동차의 물질적 피로도가 점점 쌓여 종국에는 자동차는 도저히 회복할 수 없을 정도로 철저히 망가진다.

운전사에게 다른 무엇보다도 중요하게 요구되는 것은 어떠한 상황에서도 자동차 사고가 나지 않도록 흔들리지 않는 평정심이다. 만약 운전사인 감정이 자신의 본분을 망각하고 오버하여 육체를 과도하게 몰아붙이고 자극하는 경우에는, 다음과 같이 자신에게 말하자:

"감정은 진정한 내(주인)가 아니다"

"감정은 진정한 내(주인)가 고용한 운전사일 뿐이다"

[4] 주인(?)께서 알아서 해결하시겠지!

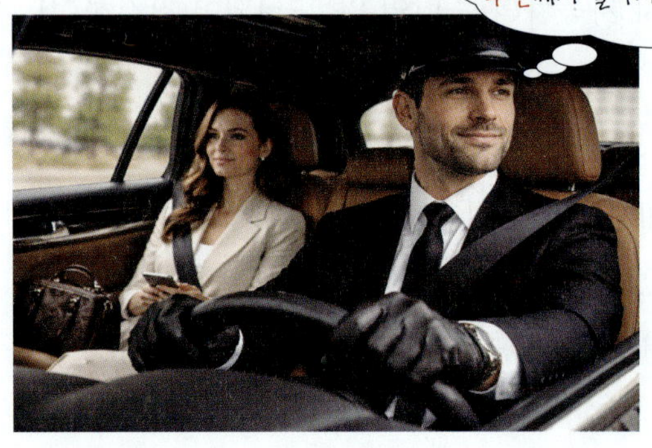

분노 혹은 두려움의 감정은 마주한 사연(과거 기억, 현재 상황, 미래 걱정)에 대하여, 마음(운전사)이 지난 세월 받아 온 교육과 경험으로 얻은 지식을 바탕으로 분·분·평·판하기 때문에 발생한다. 따라서 마음(운전사)에서 분노 혹은 두려움의 감정이 유발하지 않게 하기 위한 방편의 하나는, 마주한 사연(과거 기억, 현재 상황, 미래 걱정)에 대하여 분·분·평·판하지 않고 주인(사모님)에게 턱 맡겨 버리는 것이다.

즉, 마음이 운전사의 직분을 망각하고 주인인 양 도취되어(착각하여) 나대지 말고, 일상생활 중 마주한 모든 사연의 주관을 실제 주인(사모님)에게 몽땅 넘겨드리고는 쉼 모드로 전환하는 힘(기도력[力])이다:

"(마주한 사연에 대하여) 단지 운전사일 뿐인 마음이 주제넘게 오버하지 말자!"

"(마주한 사연에 대하여) 주인(?)께 모든 것을 맡기자!"

"(마주한 사연에 대하여) 주인(?)께서 알아서 해결하시겠지!"

"(마주한 사연에 대하여) 주인(?)께서 뜻대로 하시겠지!"

등등.

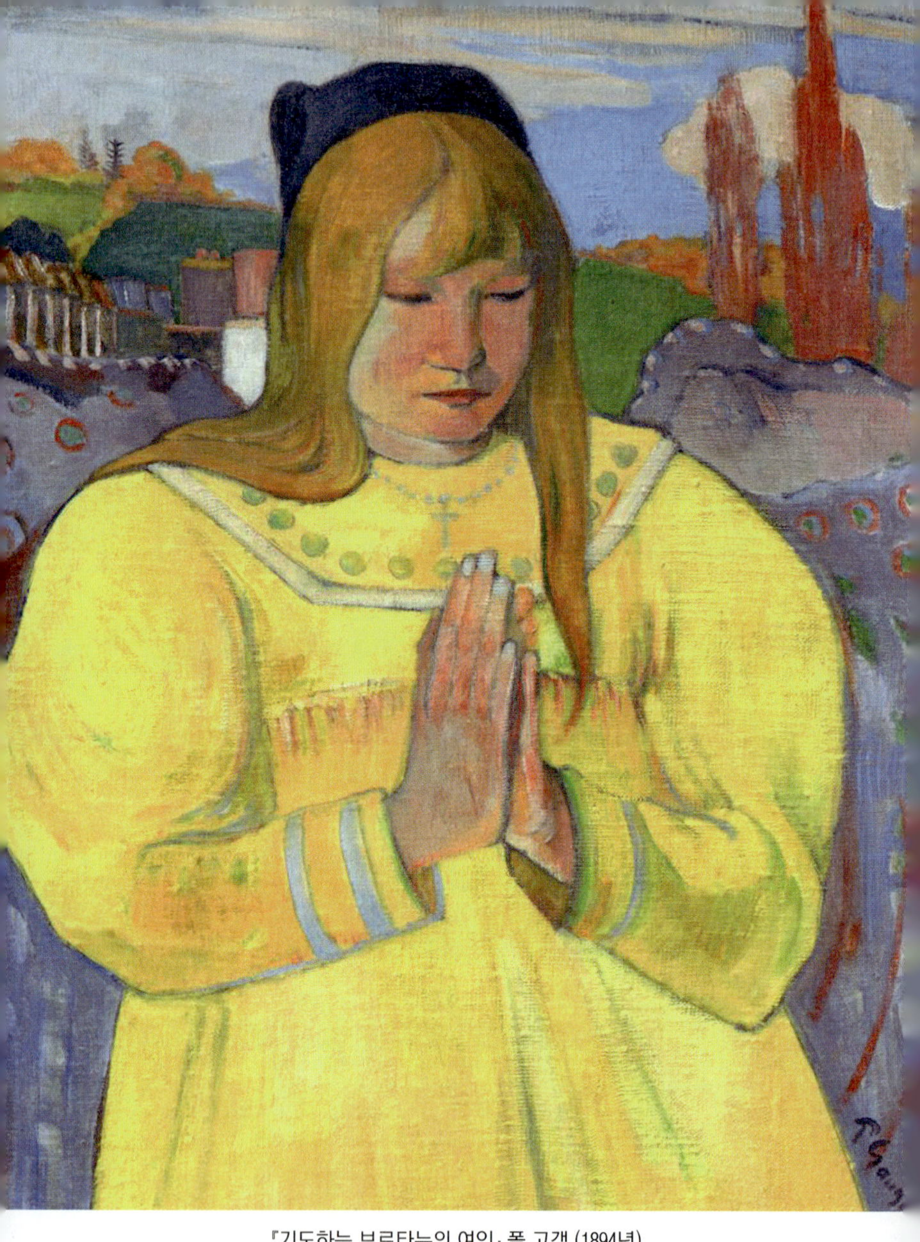

『기도하는 브르타뉴의 여인』 폴 고갱 (1894년)

"다들 너무 걱정하지 마라.
걱정할 거면
딱 두 가지만 걱정해라.

지금 아픈가?
안 아픈가?

안 아프면 걱정하지 말고,
아프면
두 가지만 걱정해라.

나을 병인가?
안 나을 병인가?

나을 병이면 걱정하지 말고,
안 나을 병이면
두 가지만 걱정해라.

죽을 병인가?
안 죽을 병인가?

안 죽을 병이면 걱정하지 말고
죽을 병이면
두 가지만 걱정해라.

천국에 갈 거 같은가?
지옥에 갈 거 같은가?

천국에 갈 거 같으면 걱정하지 말고,
지옥에 갈 거 같으면
지옥 갈 사람이 무슨 걱정이냐?"

- 성철 스님 -

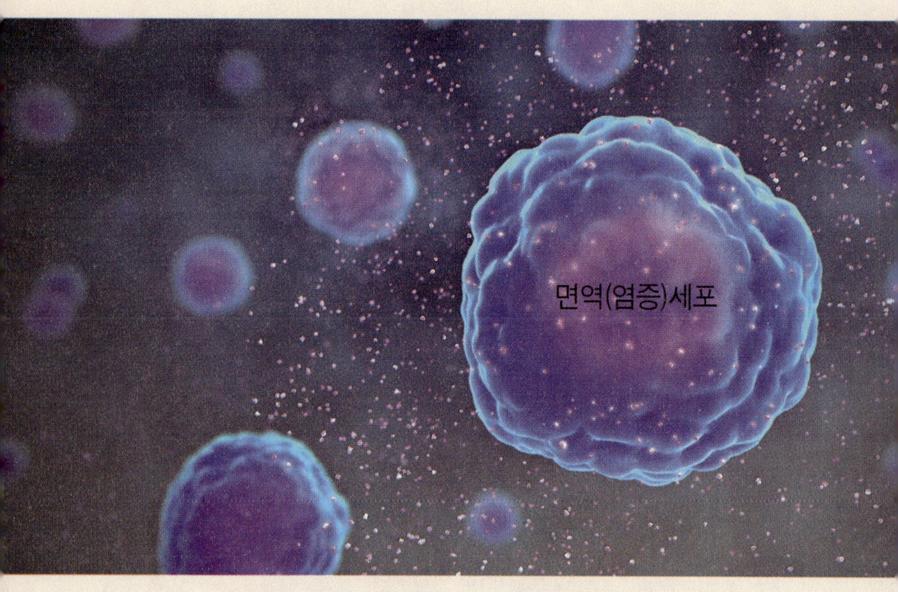

면역(염증)세포에서 뿜어져 나오는 화학물질(사이토카인)

(그림출처: https://en.wikipedia.org/wiki/Cytokine)

마음경영력 5

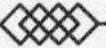

내부화학물질을 소진시키고 내보내자(배출력[力])

질병은 외부 및 내부 유해물질의 과잉으로 발생하므로, 건강 및 질병예방을 위해서는 앞 장에서 소개하였듯이 그러한 물질의 발생을 줄이는 것이 한 방안이다. 또 다른 방안은 그러한 물질의 소모 및 배출을 효과적으로 증가시키는 의도적 행위이다. 인간은 진화적으로 분노와 두려움의 감정을 유발하는 상황에서는, 투쟁-도피 반응이 본인도 의식하지 못하는 사이 자동으로 그리고 득달같이 작동된다.

본인 혹은 가족의 생명을 해치려는 맹수 혹은 적에 대한 분노의 감정은 곧바로 사지 근육을 격렬하게 움직여 투쟁이라는 행동으로 이어진다. 다른 하나는 맹수의 사냥능력 혹은 적의 전투력이 자신보다 뛰어난 상황에서 유발되는 두려움의 감정은 맹수 혹은 적으로부터 최대한 멀리 도망치는 도피 행동이 번개처럼 뒤따른다. 물론 이때에도 결정적으로 중요한 것은 사지 근육의 신속한 움직임이다.

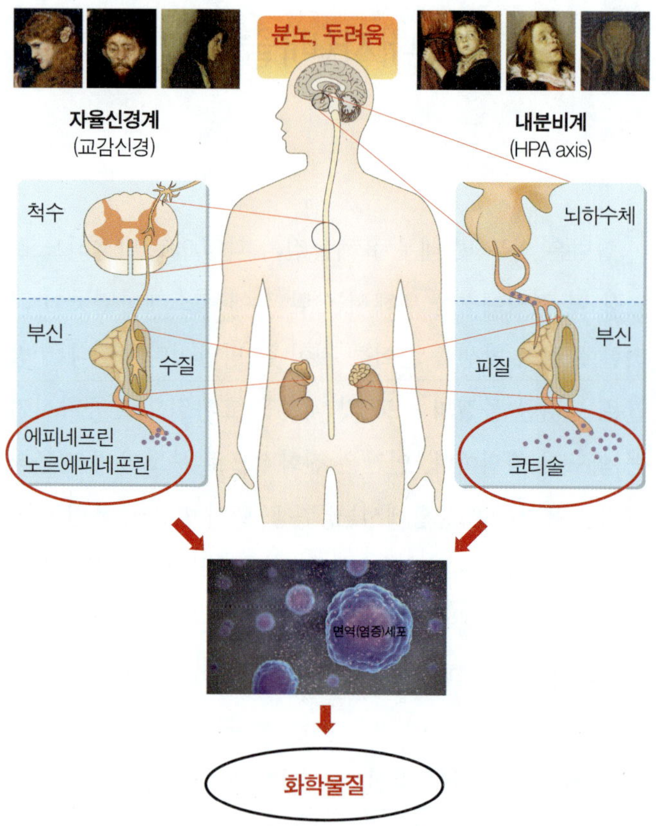

적응반응에 따른 내부화학물질의 분비

분노와 두려움의 감정으로 촉발되는 투쟁-도피 반응이 성공하여 생명을 보존하기 위해서는, 투쟁-도피의 인체 움직임에 반드시 필요한 사지 근육이 효과적으로 작동되어야 한다. 사지 근육은 스스로 움직이는 것이 아니라 상부에서 하달되는 명령 물질에 의하여 활성화되며, 그와 같은 물질은 분노와 두려움의 감정에 의하여 작동되는 적응반응으로 생성된다.

스트레스호르몬 및 면역(염증)세포에서 분비되는 화학물질은 외부적으로는 사지근육을 이용한 투쟁-도피라는 행동을 유발하고, 내부적으로는 세포에 작용하여 투쟁-도피 반응에 요구되는 분자 수준의 생리반응을 조절한다. 적응반응 후 생성되는 스트레스호르몬과 화학물질은 척박한 자연환경 속 진화 과정에서 살아남게 하였다. 또한 생존 경쟁 혹은 소명 달성을 위하여 열심히 살아가는 현재에도, 생명 보존을 위하여 다른 무엇으로도 대체할 수 없는 핵심 역할을 수행한다.

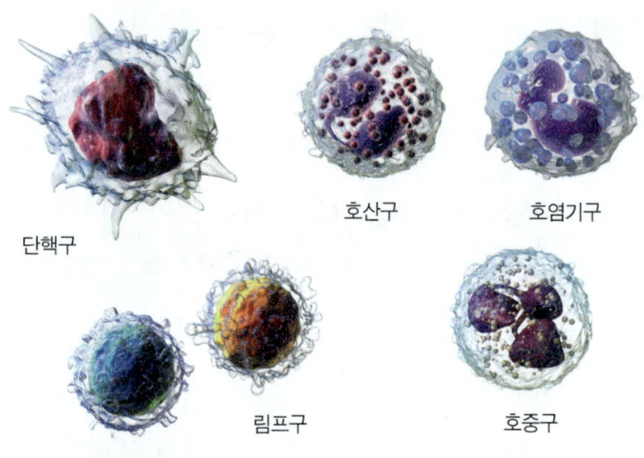

다양한 화학물질을 품고 있는 면역(염증)세포들[1]

문제는 진화 과정에서 인간의 생존을 도왔던 적응반응이, 현대에서는 아이러니하게도 양날의 칼로 작동하여 인체를 손상시킨다. 스트레스호르몬 자극 후 면역(염증)세포가 뿜어 대는 화학물질은 유해미생물인 병균을 파괴시킬 능력도 지닌 강력한 물질이다. 그러한 물질의 생성이 몇 시간 혹은 며칠의 단기간일 경우에는, 사지 근육을 효과적으로 움직이고 인체의 보호-방어 및 건강조직 재건에 이용된다.

---

1 Blausen.com staff. Medical gallery of Blausen Medical 2014. WikiJournal of Medicine, 2014. CC BY 3.0, Wikimedia Commons 제공.

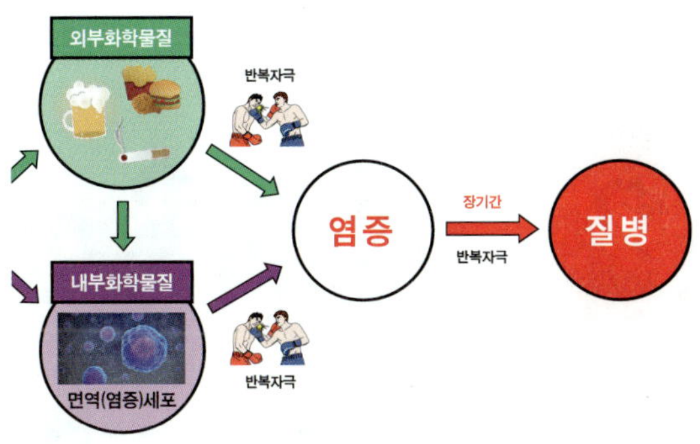

질병발생과정(일명, 질병발생쳇바퀴) 부분

하지만 몇 주, 몇 개월 혹은 몇 년간 장기간 지속되는 경우에는 상황이 완전 반전된다. 인체 보존의 목적으로 면역(염증)세포에서 만들어지는 화학물질의 생성이 적정한 시기에 종결되지 않으면, 그 화학물질이 넘치게 되고 결국에는 오히려 인체를 반복자극한다. 그러한 과정이 장기간 지속되면 물질로 이루어진 인체를 서서히 손상시켜 종국에는 질병의 발생을 피할 수 없다.

A. 사지 3분운동(운동력力)

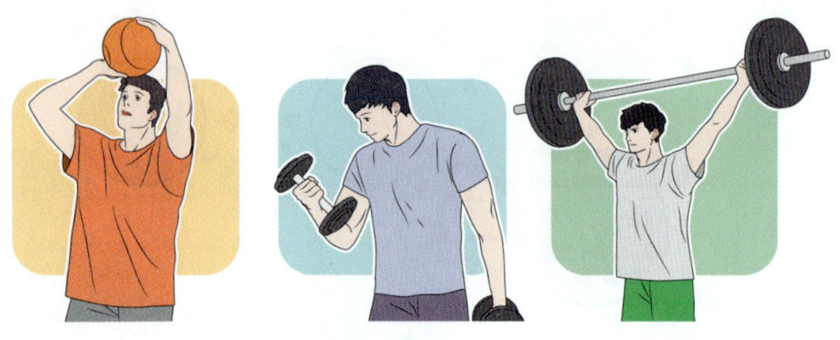

다양한 운동

과잉 생성된 화학물질을 마치 늦은 가을 나무 주위에 널브러진 낙엽을 없애려고 소각하듯, 의도적으로 소모시키기 위하여 가장 추천되는 방법이 운동이다. 특히 투쟁-도피 반응에 이용되는 사지의 큰 근육을 인위적으로 움직이는 것이다.

사지근육 운동의 시점은 적응반응을 작동시키는 상황, 즉, 분노, 두려움, 불안 등의 감정이 발생할 때마다 혹은 기회 되는대로 시행한다. 맹수 혹은 창칼 들고 들이닥치는 적들과 같이 살았던 수렵-채취 시절에는 분노-두려움의 감정에 충실한 행위(투쟁, 도피) 덕분에 살아남았지만, 현대에는 과거처럼 맹수 혹은 살기 등등한 적들을 마주하는 상황은 극히 드물다.

문제는 일상생활 중 분노, 두려움, 불안 등의 감정이 발생할 때마다, 본인이 의식하지 못하는 사이 마치 수렵-채취 중 맹수 혹은 창칼 든 적을 만난 듯이 투쟁-도피 반응이 자동으로 작동된다. 가정 혹은 조직-회사 혹은 사회생활 중 사람과의 갈등이 있거나 언론 및 SNS의 만족스럽지 못한 사적(가십)-정치적-사회적 뉴스를 시청하게 되면 분노-두려움-불안 등의 감정은 자연스럽게 뒤따라온다.

그러한 상황에 투쟁-도피 반응의 대안 행동인 그러나 인체를 손상시키는 음주-흡연이 아닌 건전한 방식으로 많이 애용되는 방법으로, 헬스센터의 기구 혹은 공 혹은 자전거 등을 이용하여 사지근육을 힘차게 움직인다.

다만 그와 같은 운동은 퇴근 후 일부러 시간을 내야 하고, 기구나 이용이 가능한 장소까지 이동해야 되는 번거로움이 있다. 또한 운동 종목에 따라서는 장비나 비용이 필요하여 경제적 부담이 발생한다. 그와 같은 여러 가지 제약의 상황에서는 현장에서 실시간으로 행할 수 있는 운동력[가]을 권한다.

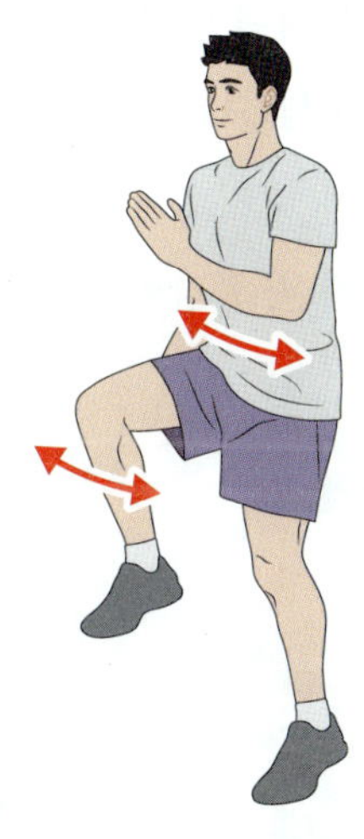
제자리 걷기 혹은 뛰기

운동의 원리는 진화 과정의 오랜 세월 동안 투쟁-도피 반응에 사용되었던 사지의 큰 근육을 의도적으로 움직이는 것이다. 양 주먹 내지르기, 무릎 높이 올리며 제자리 걷기, 제자리 뛰기, 팔굽혀펴기, 발차기, 스쿼트, 군대 시절 받았던 유격훈련용 PT 등 각자의 취향에 맞는 개인 운동 방법을 찾는다.

운동의 강도는 숨이 약간 차고 심박수가 100회 이상 될 때까지 집중적으로 상하지를 약 1~3분 동안 빠르게 움직인다. 시점은 일상생활 중 익숙하지 않은 혹은 불만족한 사연으로 분노-두려움-불안 등의 부정적 감정이 엄습할 때마다 시행한다. 사지근육을 움직일 때의 느낌은 인체에서 생성된 내부화학물질을 몽땅 불태워 소진한다는 기분으로 시행한다. 시행 장소는 책상 업무 중 의자(허공에 양 주먹에 내지르기 등)에 앉아서 혹은 지척거리의 여유 공간(휴게실, 화장실 등) 혹은 실외공간 등을 이용한다

B. 심호흡(호흡력力)

내부 생성된 유해화학물질이 체외로 배출되는 경로는 땀, 오줌, 대변 그리고 호흡이다. 그 중 땀, 오줌, 대변은 생성량이나 시점이 인간의지와 관계없이 자율적으로 진행되므로, 인간이 자의적으로 조절하기는 어렵다. 하지만 호흡만큼은 유일하게 인위적 조절이 가능하다. 호흡은 들숨과 날숨이 반복적으로 진행되면서, 인체 내에서 생성된 휘발성 화학물질(이산화탄소, 질소산화물 등)을 폐를 거쳐 몸밖으로 배출한다. 효과적 호흡을 위한 여러 가지 방법들이 이미 많이 소개되었으며, 휘발성 화학물질의 원활한 배출에 키포인트는 들숨과 날숨의 의식적 운영이다.

심호흡의 방법은 들숨과 날숨을 깊게 그리고 가능하면 날숨을 길게 하며, 폐 안에 남아 있는 휘발성화학물질을 가능한 완전히 비워낸다는 느낌으로 시행한다. 수영을 해본 독자분들은 아시겠지만, 수영 중 효과적 호흡은 날숨을 인위적으로 길게 하여 마치 가슴에 쌓인 혼탁한 공기를 몽땅 비워내듯 가능한 완전히 뱉어내는 것이다. 이 과정이 원만하지 못하면, 급격히 지쳐서 수영을 오래 할 수 없다. 심호흡의 시점은 역시 일상생활 중 익숙하지 않은 혹은 불만족한 사연으로 분노-두려움-불안 등의 부정적 감정이 엄습할 때이다.

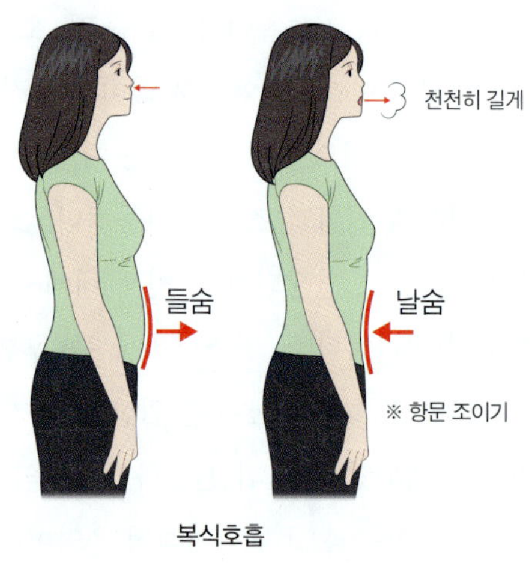

복식호흡

효과적 호흡법의 하나로 알려진 복식호흡의 방법은 다음과 같다: (1) 들숨은 코를 이용하고 아랫배를 불려서 마치 아랫배에 공기를 한껏 담아 놓듯 행한다, (2) 숨을 잠시 멈춘다. 이때 아랫배가 부풀려지고 그 공간에 공기가 차 있는 것을 의도적으로 인식한다, (3) 날숨은 아랫배에 담았던 공기를 입으로 토해내듯 행한다. 아랫배를 등쪽으로 가능한 서서히 당기면서, 가능한 천천히, 가능한 부드럽게 그리고 가능한 폐에 쌓여 있는 모든 물질들을 완전히 비우는 느낌으로 내뱉는다. 이때 즉 숨을 내쉴 때 입술의 모양은 가능한 휘파람 불듯 반쯤 닫힌 상태를 유지한다(일명, 휘파람 호흡).

복식호흡의 전체 과정에서 유의할 점은 항문이 지나치게 늘어지지 않도록 항문을 늘 인식한다. 또한 날숨에 아랫배를 등쪽으로 당길 때 항문도 동시에 서서히 그리고 살며시 조여준다.

● 호흡은 마음조절 수단

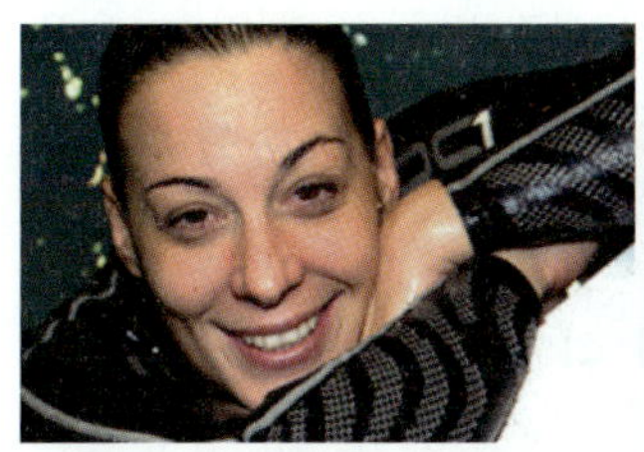

나탈리아 아브센코

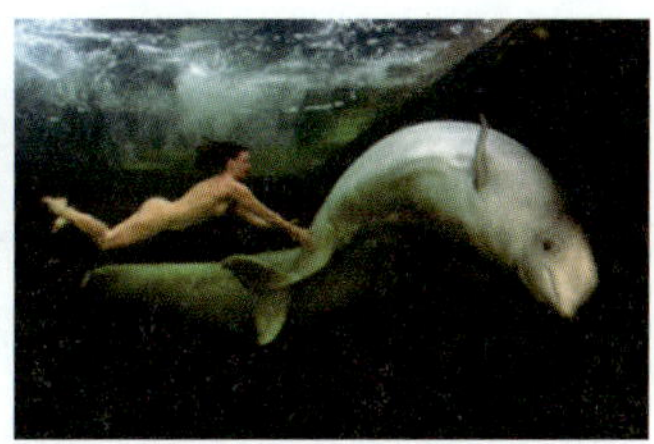

북극해 흰돌고래와 유영하는 모습[2]

호흡의 또 다른 이점은 마음조절의 중요 수단이다. 러시아의 프리다이버인 나탈리아 아브센코가 무르만스크 부근 북극해에서 아무런 보호 장비 없이 두 마리의 흰돌고래와 유영하는 모습이 소개되었다. 당시 바다 온도는 영하 2℃

---

2 〈시사저널〉 2012.5.2

였고 통상적으로 이런 바닷물에서는 5분이 넘어가면 목숨을 지탱하기 힘들지만, 아브센코는 12분간 돌고래와 바닷속 유영을 즐겼다. 산소호흡기에 의지하지 않는 무산소 심해 다이빙인 프리다이빙 선수인 그녀는, 호흡에 대하여 다음과 같이 말하였다:

> "제대로 숨을 쉬면 심장 박동수와 혈압도 조절할 수 있고
> 일상생활에서도 도움이 된다.
> 호흡은 마음을 다스리는 도구이다."

나탈리아 아브센코가 언급한 심장 박동수, 혈압, 마음은 일반적으로는 자율적이고 무의식적으로 작동하여 본인의 의도대로 조정하기 어렵다. 즉, 심장 박동수와 혈압의 증가와 감소나 혹은 마음의 긴장과 이완을 자의적으로 조정하기가 어렵다. 특히 생명유지에 중요한 심장, 간, 콩팥, 위-소-대장, 폐의 내장은 인간의 의도적 조정이 아니라 자율신경계의 통제 하에 무의식적으로 운영된다.

그중 유일하게 폐만큼은 호흡을 통하여 인위적 조정이 가능하다. 따라서 호흡(에 관여하는) 근육을 인위적으로 조정하면 자율신경계를 조정할 수 있으며, 자율신경계의 조정을 받는 심장 및 혈압까지도 조정할 수 있다.

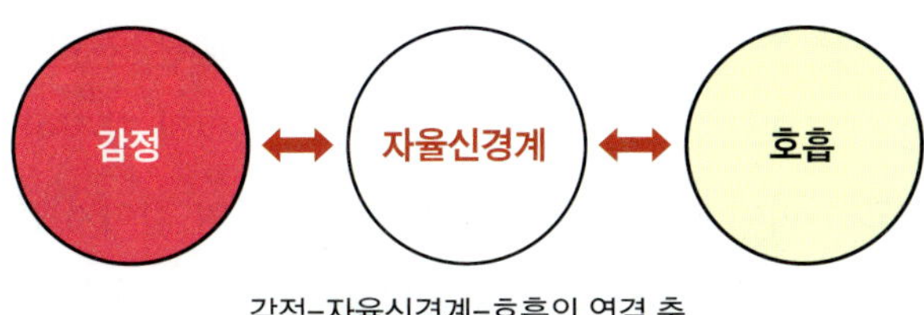

감정-자율신경계-호흡의 연결 축

나탈리아 아브센코가 소개하였듯이 인간의 의지로 폐는 물론 그와 연결된 자율신경계 및 마음(감정)까지 조정할 수 있는 방법이 호흡이다. 감정-자율신경계-호흡은 마치 핫라인처럼 서로 긴밀하게 연결되어 한통속으로 작동되는 축axis을 이루고 있다. 들숨과 날숨의 길이와 깊이는 자율신경계에 의하여 자동으로 조절되는데, 특히 감정에 민감하게 반응한다. 감정이 흥분하고 긴장되면 호흡은 자동으로 빨라지고 얕아지고 거칠어지며, 감정이 편안하고 이완되면 호흡도 자동으로 느려지고 깊어지고 부드러워진다.

호흡의 들숨과 날숨은 길이, 깊이 그리고 횟수를 인간의 의지로 조절할 수 있다. 호흡을 조절하면 호흡에 연결된 자율신경계가 조정되고, 자율신경계가 조정하면 결국에는 자율신경계와 직결된 감정을 조정할 수 있다. 이와 같은 이유로 고대로부터 현재까지 전해져 오는 다양한 마음 수련에서, 호흡 훈련은 반드시 숙달되어야 할 필수과정이다.

호흡을 통한 감정 조절은 다음과 같다. 생활 중 마주한 어떤 사연으로 분노-두려움-불안 등의 부정적 감정이 발생하고 연이어 자율신경이 자극되면, 호흡의 길이가 짧아지면서 호흡수가 증가하고 호흡의 깊이도 얕아진다. 그런 경우에 호흡의 깊이를 의도적으로 깊게, 길이도 의도적으로 길게 그리고 호흡수도 의도적으로 줄이는 심호흡을 행한다. 얼마 동안 반복하면 호흡 근육의 과도한 흥분이 가라앉으면서 이완되고, 호흡 근육과 연결된 자율신경이 안정되고, 결국에는 자율신경과 연결된 감정이 이완되면서 안정화된다.

C. 충분한 물 섭취(수분력力)

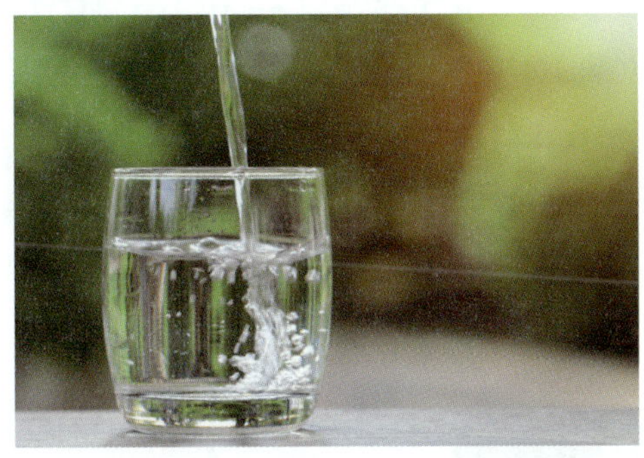

물은 인체의 생명 유지에 관련된 모든 과정에 관여한다: 각종 영양소와 산소의 운반, 산-알칼리 균형의 유지, 신체 시스템의 화학 반응물, 신진대사를 위한 배지medium, 소변-대변-땀의 배출, 체온 조절, 관절 윤활제, 세포형태 및 피부탄력의 유지, 외부 충격shock으로부터 보호(쿠션역할) 등등. 물의 여러 기능 중 이번 장의 주제인 배출력力에서 물은 더없이 긴요하고 너무나도 필수적 존재이다.

인체에서 물이 차지하는 비율은 50~70%로, 체중의 약 1/2 내지 2/3이다. 성별로 약간 차이를 보이는데, 남성 65%, 여성 55%로 여성에서 수분의 비율이 상대적으로 낮다. 또한 연령대별로는 초기 아동 70%, 성인 60%, 노인 50~55%로 나이가 들수록 점점 그 양이 줄어든다. 물은 대부분 입(60%)을 통하여 섭취되며, 나머지는 음식(30%: 과일, 채소 등)이나 대사과정 중 생성(10%)에서 보충된다. 따라서 일정량 이상의 물을 꾸준히 입으로 섭취해주지 않으면 물부족(탈수)이 발생할 수밖에 없다.

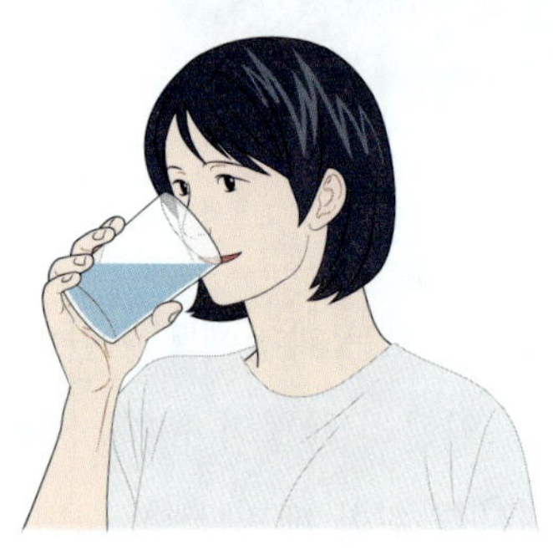
물 마시기

마셔야 할 물의 적정량은 보고마다 다소 차이가 있지만, 개략적으로 키와 몸무게를 더하고 100으로 나눈 값(L, 리터) 혹은 간략하게 체중 × 30 mL로 건강한 성인에게는 매일 약 1.5~2 L 전후가 된다. 유의할 점은 물을 전신 순환시키는 심장, 물을 배출하는 신장, 물대사를 조절하는 내분비계 등의 기능이 정상이어야 한다. 심장, 신장, 내분비계 등의 기능에 이상이 없는 경우에는, 물의 섭취가 폭넓게 변해도 인체에서 무난히 처리할 수 있다. 따라서 탈수되지 않으려면 평상시 물을 충분히 마시는 습관이 중요하다.

물은 소변(60%), 피부-폐(28%), 땀(8%), 대변(4%)으로 배출되는데, 이 모두가 앞에서 소개하였던 내부생성 유해 화학물질이 체외로 배출되는 경로이다. 내부화학물질의 배설에 물은 절대적으로 중요하며, 더운 날씨 또는 질병에 따른 고온 등으로 체온이 증가한 경우에는 열 조절을 위한 발한으로 물 손실이 증가한다. 그와 같은 상황에서 적정한 시기에 물이 보충되지 않으면, 물의 절대량이 부족해지면서 탈수 상태가 된다.

평상시 들숨 및 날숨의 호흡에 하루 약 500 mL의 물이 기본적으로 손실되는데, 앞에서 소개한 심호흡으로 호흡을 의도적으로 깊게 그리고 길게 하면 물 손실이 증가하게 된다. 또한 앞에서 소개한 사지근육 운동에서는 근육 수축-이완에 따른 체온 상승, 근육 운동 후 대사물질의 증가 및 호흡수의 증가로 물 손실이 증가한다. 따라서 심호흡 및 사지근육 운동의 전-후에 물을 충분히 보충해주어야 한다.

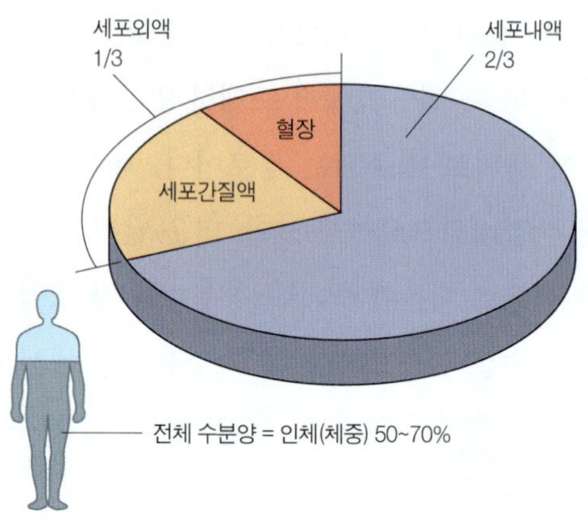

인체 수분 분포도

탈수 상황에서 물이 충분하게 보충되지 않으면, 인체의 기본 구조인 세포cell가 손상된다. 인체의 물 분포는 대략 세포내 2/3, 세포외(혈장, 세포간질액) 1/3이다. 탈수 상태에서는 생체 유지에 긴요한 혈압을 우선적으로 유지하기 위하여, 세포내의 물이 세포외(특히, 혈장)로 이동된다. 결과적으로 세포내의 물이 부족해지면서 탈수 상태에 빠진다. 그러한 상황이 물 보충으로 해결되지 않으면 세포는 손상되고, 종국에는 질병으로 발전한다.

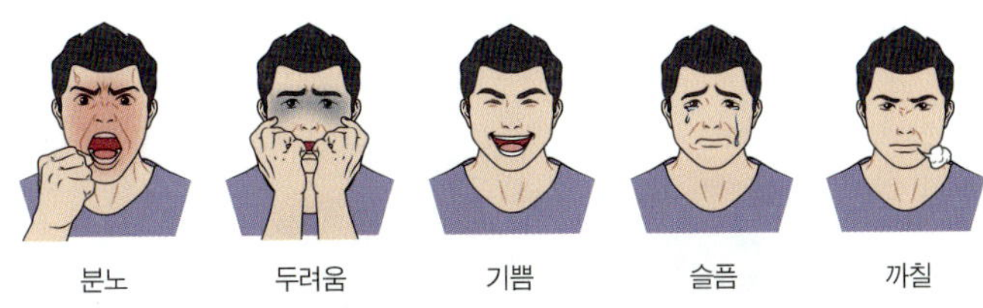

다양한 감정

일상생활 중 순간적으로 엄습하는 여러 감정 중 특히 분노, 두려움, 불안 등 부정적 감정은, 다음의 이유로 수분 부족을 조장한다. 첫째, 교감신경 활성화로 심박수-호흡수가 증가하고 이어서 발한이 증가하며, 둘째, 스트레스호르몬의 작용으로 이뇨 작용이 증가하고, 셋째 식욕과 갈증이 억제되면서 수분 섭취가 감소하고, 넷째, 투쟁-도피 반응의 대안 행동으로 카페인-알코올 섭취가 증가하면서 이뇨효과에 따른 소변 배출이 늘어난다. 결과적으로 분노, 두려움, 불안 등의 감정이 장기간 지속되고 물보충이 적당하지 못하면 탈수가 유발된다.

따라서 그와 같은 감정에 한창 휩싸여 있을 때는 쉽지 않겠지만, 인지될 때마다 수시로 물을 섭취할 수 있는 힘[力], 수분력[力]이 필요하다. 건강과 질병예방을 위하여!

※ 염증 예방을 위한 건강 세척

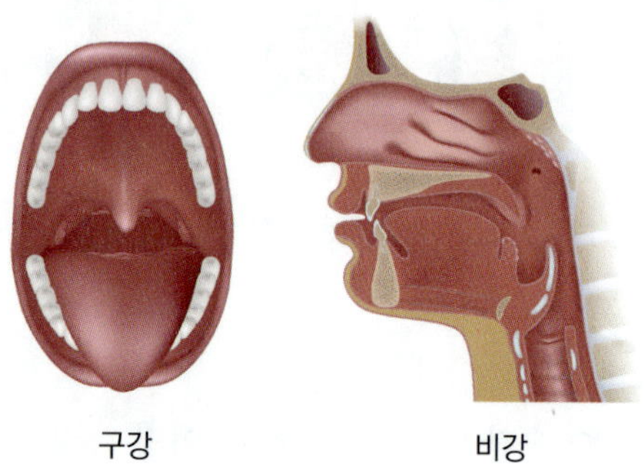

구강　　　　　비강

질병은 세포 수준에서 염증으로부터 시작되며, 염증은 외부 및 내부의 유해물질에 의하여 유발된다. 외부의 염증 유발물질이 인체로 유입되는 경로는 대부분 입과 코이다. 따라서 구강과 비강을 청결하게 유지하여 염증을 방지하면 건강 및 질병예방으로 직결된다. 특히 취침 전 구강청결은 유난히 중요하다.

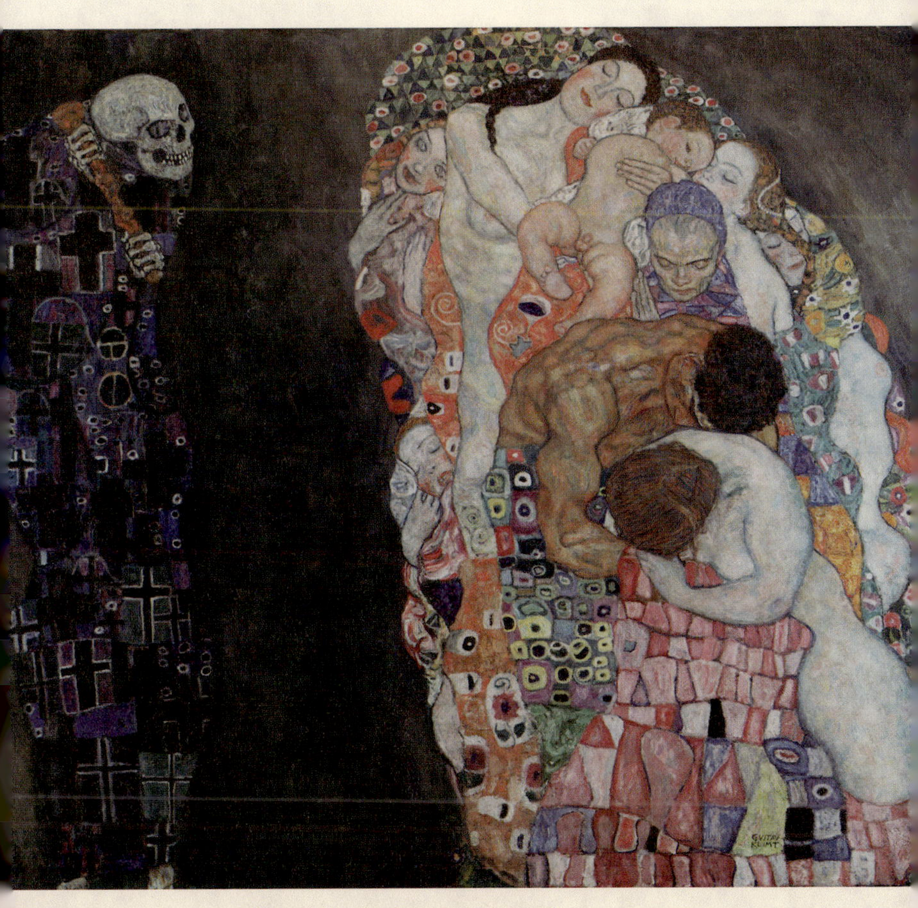

〈죽음과 삶〉 구스타프 클림트 (1916년)

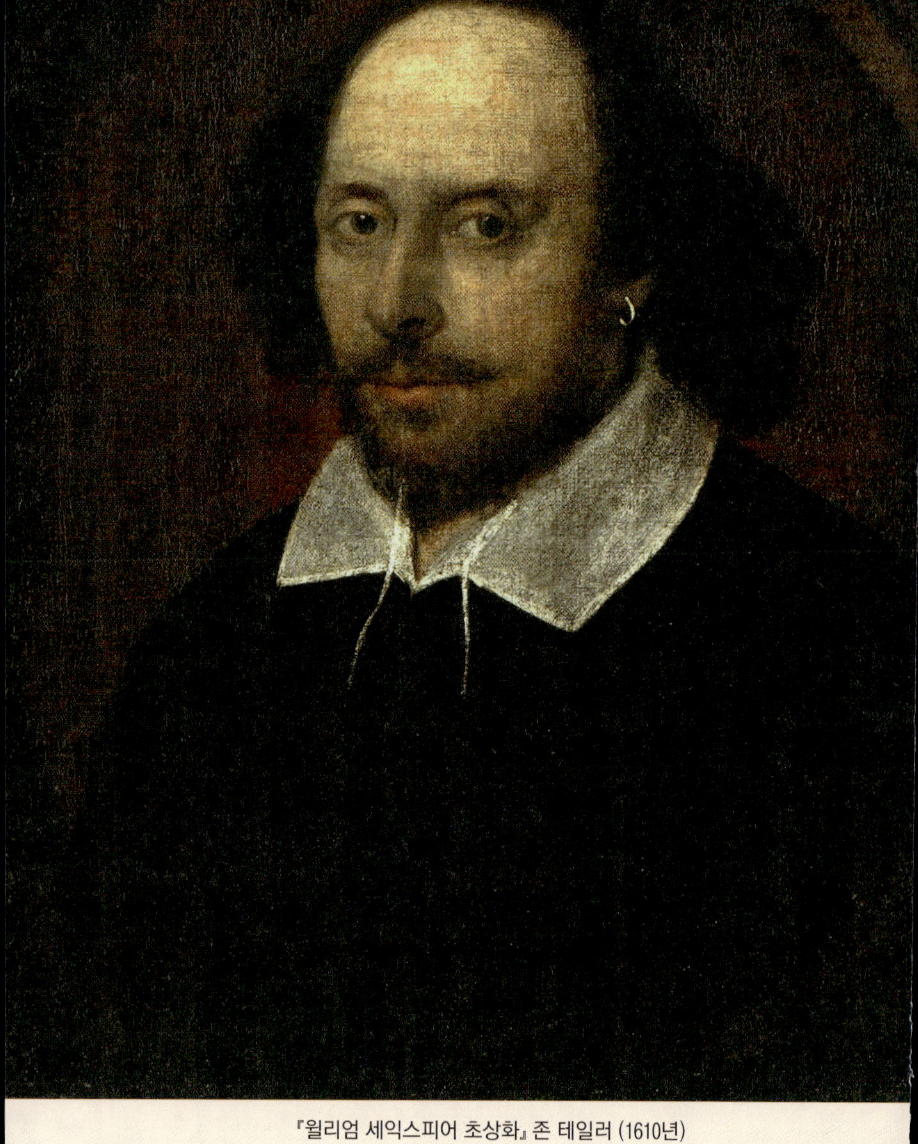

『윌리엄 셰익스피어 초상화』 존 테일러 (1610년)

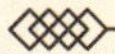

마음경영력 6

다른 시각[view]으로 살펴보자 (사연해석력[力])

해리슨 내과학 책에 첫 페이지에는 'Shakespearean breadth'를 제시하며, 질병발생과정의 규명에 영국의 대문호 윌리엄 세익스피어[William Shakespeare]의 작품에서 보여주는 인간에 대한 폭 넓은 이해의 필요성을 강조하였다. 세익스피어의 대표적인 4대 비극과 5대 희극에는 다양한 가치관의 인물들 사이에서 벌어지는 비극적 혹은 희극적 사연들이 전개된다.

인간은 결코 독야청청하며 혼자 살 수 없다. 그러다 보면 의도적 혹은 돌발적으로 만나게 되는 사람들과 엮어 세익스피어 희곡에서 보여주는 다양한 사연들의 발생은 필연적이다. 사연은 질병발생과정(일명, 질병발생쳇바퀴)의 시발점이다. 따라서 질병 발생을 애초에 차단하고 예방하기 위해서는, 부정적 감정의 발생 그리고 질병발생 습관고리의 연계과정으로 이어지지 않도록, 삶 중 마주하는 사연을 지혜롭게 해석하는 힘[力]이 필요하다.

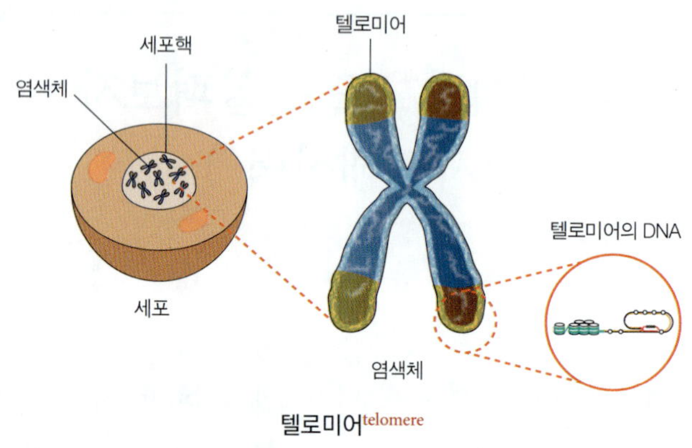

텔로미어telomere

인간의 염색체 끝에는 마치 구두끈 끝의 비닐 보호 덮개처럼 세포의 수명을 결정짓는 텔로미어telomere가 달려 있다. 세포가 성장하면서 분열을 거듭할수록 텔로미어는 점점 짧아지며, 마침내 다 닳아 없어지면 세포는 더 이상 세포분열을 할 수 없어 사멸한다. 결국 텔로미어는 세포 생명과 연관되며 종국에는 인간 생명에 직결된다. 그와 같은 역할의 텔로미어에서 매우 특이한 현상이 관찰된다.

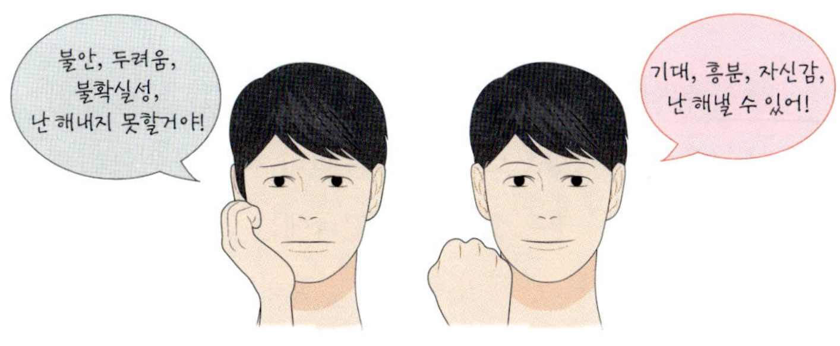

위협 혹은 도전 반응

동일한 사연이라도 그 사연을 마주한 사람이 어떻게 해석하느냐에 따라서 텔로미어의 길이가 달라진다. 마주한 사연을 불안, 두려움, 불확실성 등 삶의 위협threat으로 해석하는 경우에는 텔로미어의 길이가 더욱 짧았다. 하지만 그 사연을 희망, 흥분, 확신 등 삶의 도전challenge으로 해석하는 경우에는 텔로미어의 길이가 상대적으로 더 길었다.[1]

삶 중 마주한 사연에 분노, 불안, 공포, 불확실성 등 위협 반응으로 대처하면, 텔로미어의 단축과 함께 앞의 여러 장에서 반복적으로 소개한 적응반응이 한 치의 망설임도 없이 자동으로 활성화된다. 곧이어 외부에서 인체 유해물질(담배, 술, 과식 등)을 유입하고, 내부에서도 스트레스호르몬과 화학물질을 폭발적으로 뿜어댄다. 그 물질들은 단기적으로는 생존에 매우 유용한 물질이지만, 장기간 지속되는 경우에는 오히려 인체를 해치는 물질로 변질된다.

---

1 《늙지 않는 비밀》 엘리자베스 블랙번 · 엘리사 에펠, 알에이치코리아, 2018년

결국 동일한 사연이지만, 그 사연을 해석하는 방식에 따라서 전혀 다른 방향으로 진행된다. 만약 위협 반응으로 해석되면 세포의 수명은 짧아지고, 결국에는 인체 수명이 단축될 수밖에 없다. 본 책의 주제인 건강력力에 중요한 포인트 중 하나는 태어날 때부터 설치된 적응반응이 과도하게 장기간 작동되어 인체를 손상시키는 일이 없도록 예방하는 것이다.

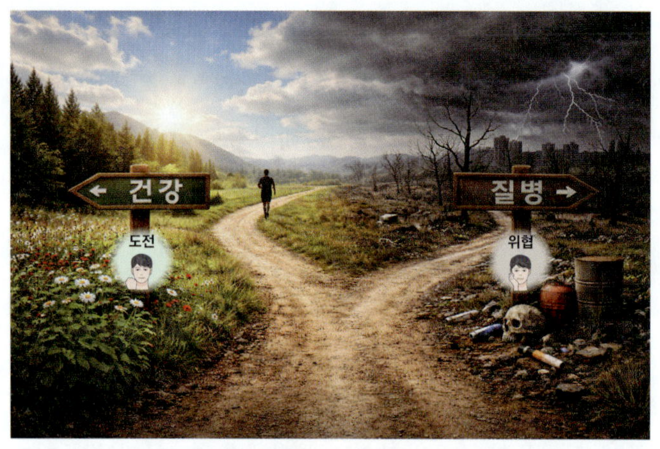

도전과 위협의 갈림길

인간 삶에서 사연을 마주하는 그 자체는 어찌할 수 없다. 하지만 다행스럽게도 그 사연을 위협 혹은 도전으로 받아들일지는 사연을 마주한 당사자의 몫이다. 살면서 마주한 사연은 마치 위협과 도전이라는 두 갈래 길을 마주한 형상인데, 어느 쪽 길로 들어설지는 철저히 자신이 결정해야 한다. 텔로미어를 발견하여 노벨상을 수상한 엘리자베스 블랙번과 정신과의사 엘리사 에펠의 공저《늙지 않는 비밀》에서는, 사연을 바라보는 시각을 텔로미어를 보존하고 종국에는 인체를 보호하는 방향으로 전환shifting할 것을 강력히 권하였다. 즉, 건강과 질병예방을 위한 사연해석력力의 중요성을 강조하였다.

사연해석력力을 기르는데 도움이 되는 방법들은 책이나 인터넷공간에 지혜 혹은 격언 등의 내용으로 이미 많이 소개되어 있다. 기존에 소개된 내용 중 각자마다 본인에게 적용 가능한 내용을 찾아서 이해하고, 생활 중 틈틈이 반복 실행하여 자신의 습관으로 일체화시키기를 권한다. 습관화가 되어야 흡사 톱니바퀴의 부속품처럼 열심히 살아갈 수밖에 없는 현대의 삶 중 예상하지 않은 사연을 갑자기 마주하더라도, 마치 배고프면 밥 먹듯이, 응가 마려우면 비우듯이, 졸리면 자듯이 자연스럽게 대처할 수 있다. 여기에서는 환자들에게 도움이 되었던 몇 가지 방법을 소개한다.

A. 덕분에!

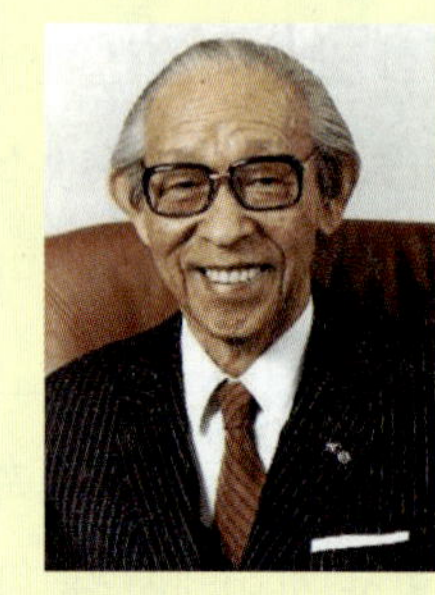

"몹시 가난해서 어릴 때부터
구두닦이, 신문팔이를 하면서
많은 경험을 쌓을 수 있었고,

태어났을 때부터 몸이 매우 약해
항상 운동에 힘써 왔으며,

초등학교도 중퇴하였기에
세상의 모든 사람을 다 스승으로 여기고
열심히 배우는 일에 게을리하지 않았다."

마쓰시다 고노스케 및 어록

경영의 신으로 불리는 마쓰시타 고노스케(1894~1989년)의 이야기이다. 그는 삶 중 마주한 가난, 허약, 학력부족의 사연을 "OO 때문에 OO할 수 없었다"라고 해석하지 않고, "OO 덕분에 OO할 수 있었다"로 해석하였다. 그는 세계적 기업 파나소닉을 세웠고 또한 건강도 유지하여 95세까지 장수하였다.

B. 하늘은!

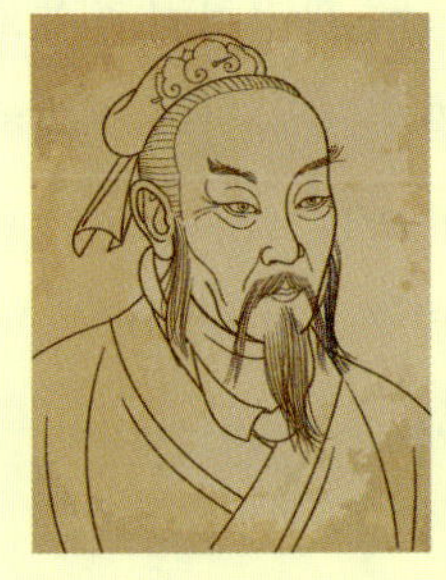

天將降大任於是人也(천장강대임어시인야)
하늘이 장차 그 사람에게 큰 일을 맡기려고 하면

必先苦其心志(필선고기심지)
반드시 먼저 그 마음과 뜻을 힘들게 하고

勞其筋骨(노기근골)
근육과 뼈를 깎는 고통을 주고

餓其體膚(아기체부)
몸을 굶주리게 하고

空乏其身(공핍기신)
생활은 빈궁에 빠뜨리고

行拂亂其所爲(행불란기소위)
하는 일마다 어지럽게 한다

所以動心忍性(소이동심인성)
그 이유는 마음을 흔들어 견뎌내는 능력을 기르게 하여

增益其所不能(증익기소불능)
지금까지 할 수 없었던 일을 할 수 있게 하기 위함이다

맹자 및 책 《맹자》의 내용 중

맹자(BC 372~289년)는 "삶 중 겪게 되는 고난과 역경은 나름의 의미를 담고 있다"고 말한다. 그리곤 그러한 의미가 원만히 결실을 맺으려면, 사연을 마주한 당사자가 현재에 닥친 고난과 역경의 사연을 긍정적으로 해석하라고 권하였다. 세상에서 높이 칭송되는 인물 중 상당수가 남들이 상상하기 어려운 사연을 딛고 일어선 사람들이다.

그 사람들은 그러한 고난과 역경을 분노, 한탄, 우울, 울분 등 소모적 감정으로 해석하지 않고, 자신을 돌아보고 능력을 발전시키는 기회로 해석하였다.

마치 우수한 강철을 만들기 위한 단련과정처럼 힘들고 괴로웠던 사연들을 본인의 역량을 키우고 자신의 연약해진 의지를 다잡는, 즉 능력함양의 계기로 해석하였다. 그들은 한결같이 과거에 그러한 고난과 역경이 없었다면, 자신들 내부에 그와 같은 성공역량이 잠재되어 있었는지 절대로 깨우치지 못했을 것이라고 말한다.

의학적으로는 마주한 어려움을 불안, 분노, 공포 등의 사연으로 해석하지 않고 자신의 능력을 함양하는 기회라고 긍정적으로 해석하면, 양날의 칼로 작용하는 적응반응이 인체 유해 방향으로 진행되지 않는다.

C. 만물의 정기는!

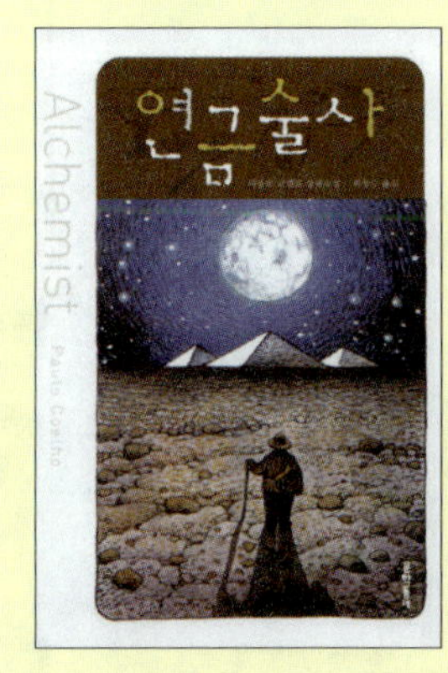

"누군가 꿈을 이루기에 앞서,
만물의 정기는 언제나 그 사람이
그동안의 여정에서 배운 모든 것들을
시험해보고 싶어 하지.

만물의 정기가 그런 시험을 하는 것은
악의가 있어서가 아니네.

그건 자신의 꿈을 실현하는 것 말고도,
만물의 정기를 향해 가면서
배운 가르침 또한 정복할 수 있도록
하기 위함일세.

대부분의 사람들이 포기하고 마는 것도
바로 그 순간이지.

사막의 언어로 말하면
'사람들은 오아시스의 야자나무들이 지평선에
보일 때 목말라죽는다'는 게지."

책 《연금술사》 내용 중

마주한 사연에 대한 지혜로운 해석은 질병으로부터 지켜주며 또한 닥친 상황을 끝까지 버텨내는 인내력을 갖추게 해준다. 상기 그림은 책 《연금술사》[2]에 나오는 내용이다. 꿈을 이루는 과정에 마주하는 역경은, 가르침을 공고히 하고 꿈을 가시화하기 위한 일종의 의식이다. 힘들고 불안하고 걱정스럽다고 해석하면, 그 상황을 견뎌내지 못하고 아쉽게도 성공을 목전에 앞두고 포기한다. 덧붙여 몸과 마음도 질병으로부터 자유롭기 어렵다.

---

2 파울로 코엘료, 문학동네, 2018년

D. 인생은 고해苦海다

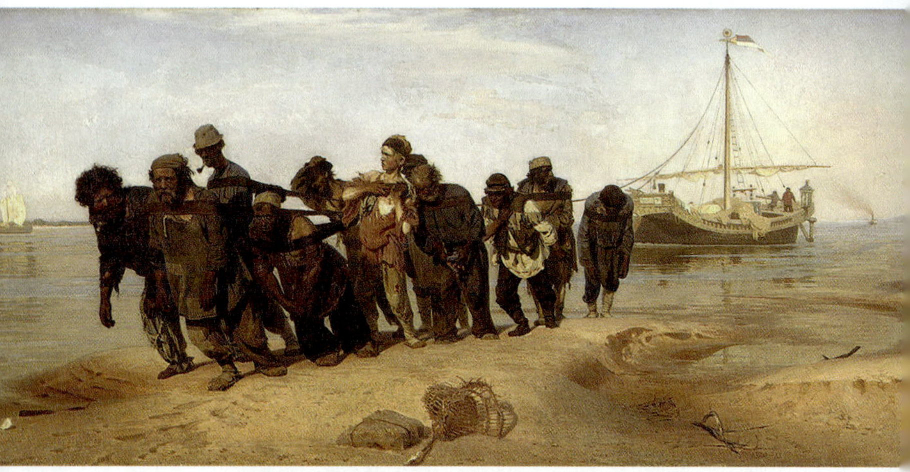

『볼가강의 배 끄는 인부들』 일리야 레핀 (1870-1873년)

그림 『볼가강의 배 끄는 인부들』에서 여러 사람이 육지 가까이 떠 있는 범선을 끌고 있다. 범선과 연결된 넓은 밧줄을 양어깨를 포함한 몸통 최상단에 밀착시켜 역학적 효율성을 극대화하였다. 또한 마찰력이 약한 강가 모래에 미끄러지지 않게 상체를 최대한 앞으로 기울인다. 인부들의 옷은 묵은 때와 땀에 시커멓게 찌들고 낡을 대로 낡았으며, 어떤 인부의 옷은 어깨마저 드러날 정도로 남루하고 일부 사람은 신발마저도 없이 맨발이다.

인부들의 차림새에는 지난 세월 산전수전 그리고 공중전까지 겪으면서 살아온 흔적이 고스란히 배어난다. 순탄치 않은 세파에 휘둘려 심신이 무척 지쳐 있건만, 일행 중 중간의 청년 인부를 제외한 다른 인부들은 온 힘을 기울여 묵묵히 한 발짝 한 발짝 앞으로 나간다.

부처는 말했다: "인생은 고해苦海다." 그리고 살육분쟁의 전투가 끊이지 않았던 전국 시대의 일본을 하나로 통일시킨 도쿠가와 이에야스는 말했다: "사람의 일생은 무거운 짐을 지고 먼 길을 가는 것과 같다."

그림 『볼가강의 배 끄는 인부들』에서 인부들의 모습이 부처와 도쿠가와 이에야스가 이야기한 인간의 일생을 닮았다. 인부들의 남루하고 찢긴 옷차림새는 고통이 난무하는 인생살이의 흔적이고, 단단한 밧줄로 인부들과 연결된 묵직한 배는 결코 벗어날 수 없는 인생의 무거운 짐이다. 인생은 무거운 짐을 짊어지고 먼 길을 가는 고해이다.

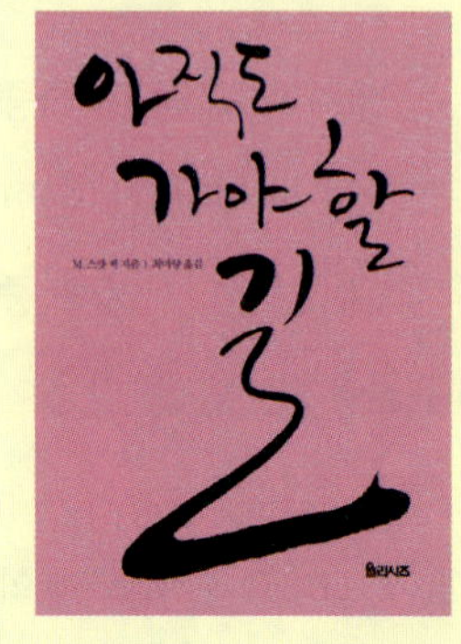

"삶은 문제와 고통의 연속이다.
진정으로 그 사실을 이해하고
받아들이게 되면,
삶은 더 이상 힘들지 않게 된다."

책 《아직도 가야할 길》[3] 내용 중

삶 중 마주하는 고해와 같은 사연을 어떻게 받아들이느냐에 따라서 질병발생과정(일명, 질병발생쳇바퀴)의 활성화 여부와 정도는 전혀 달라진다. 미국의 정신과 의사인 M. 스콧 펙은 "삶이 고통스럽다는 것을 알게 되고 그래서 이를 이해하고 수용하게 될 때, 삶은 더 이상 고통스럽지 않다"라고 말하였다. 또한 "삶이란 대수롭지 않으며 쉬운 것이라고 생각한 나머지 살아가면서 부딪치게 되는 문제와 어려움이 가혹하다고 불평하게 된다"라고 덧붙였다.

---

3 M. 스캇 펙, 율리시즈, 2023년

만약 삶이 잔잔한 바다와 같이 순탄하고 꿀맛처럼 달콤할 것이라고 생각하면, 마주하는 고해와 같은 사연은 전혀 예상하지 못한 스트레스 상황으로 인식 및 해석된다. 곧바로 불안, 두려움, 분노 등 부정적 감정의 발생 후 4단계 습관고리가 작동하면서 질병발생과정(일명, 질병발생쳇바퀴)으로 진입하게 된다.

하지만 만약 마주하는 고통스러운 사연을 부처와 도쿠가와 이에야스가 소개한 대로 인간 삶은 원래 그렇다고 당연한 상황으로 받아들이면, 현재 마주한 고통스러운 사연을 스트레스 상황으로 인식 및 해석하지 않는다. 결과적으로 부정적 감정의 발생은 물론 4단계 습관고리가 가동되지 않으면서, 질병발생과정(일명, 질병발생쳇바퀴)으로의 진입이 차단된다.

더 나아가 일상생활 중 언뜻언뜻 마주하는 평온, 원만, 건강, 웃음(미소), 도움, 기회의 순간과 사연은, 삶 중 전혀 예상하지 못하였던 선물gift과 축복blessing 그리고 감사thanks로 거듭나게 된다.

E. 그래도 웃자! (일명, 웃음력力)

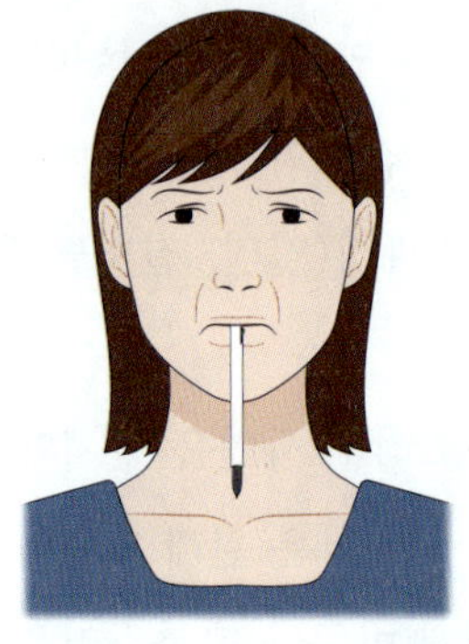
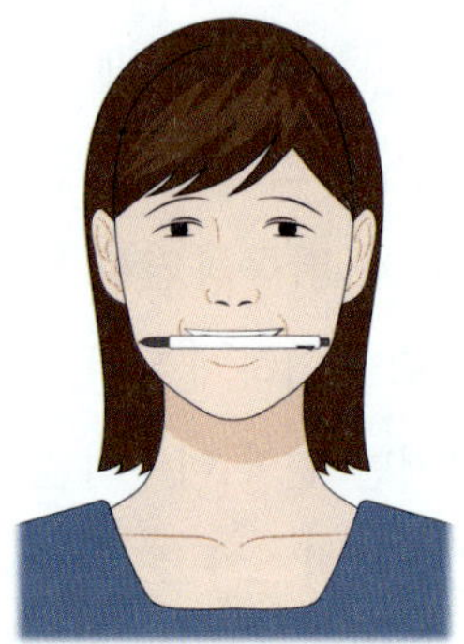

안면피드백 실험

미소와 웃음은 질병을 예방하고 건강을 유지하는 귀한 방편이다. 독일의 사회심리학자 프리츠 스트랙의 '안면 피드백 이론facial feedback theory'에 의하면, 인간의 두뇌는 얼굴 표정에 근거하여 마주한 상황에 대하여 해석한다. 실험 참가자를 두 그룹으로 나누어 A 그룹은 볼펜을 입술로 물고 만화책을 보게 하였고, B 그룹은 볼펜을 앞니로 문 상태로 만화책을 보게 하였다.

두 그룹이 볼펜의 위치를 서로 다르게 물게 한 이유는, 실험 참가자들이 눈치채지 못하게 A 그룹은 인위적으로 불만의 표정을 만든 것이었다. 그리고 B 그룹은 인위적으로 입꼬리가 올라가게 하여 미소 짓는 표정을 만들기 위한 의도였다. 실험 후 만화책의 재미를 물어본 질문에, 볼펜을 앞니로 물었던 참가자들이 만화책을 더 재미있게 보았다고 긍정적으로 대답하였다.

이 실험에서 알 수 있듯이 얼굴표정을 의도적으로 조정하면, 생존과 자존을 위협하는 상황이 비위협적 상황으로 전환되어 해석된다. 가령 마주하는 상황이 분노, 우울, 두려움, 불안 등의 사연이더라도, 얼굴 표정을 인위적으로 미소 짓거나 웃으면 두뇌는 그 상황을 적응반응을 가동시키는 스트레스 상황으로 해석하지 않는다. 실제 사연은 4단계 습관고리를 득달같이 작동시켜 질병발생과정(일명, 질병발생쳇바퀴)을 활성화시킬 사연임에도, 미소와 웃음의 얼굴표정에 의하여 질병발생과정(일명, 질병발생쳇바퀴)이 활성화되지 않는다.

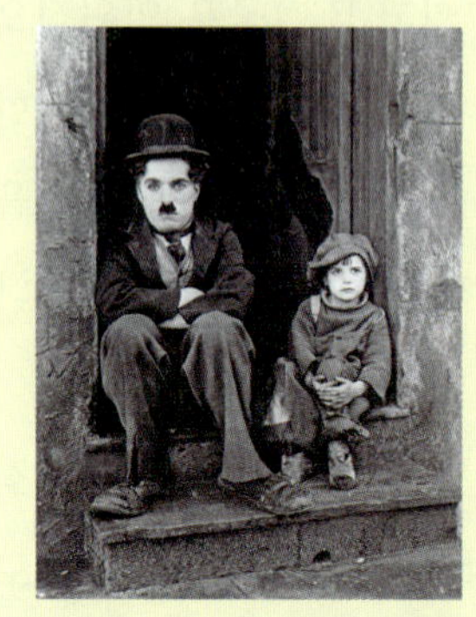

"인생은
가까이서 보면
비극이지만
멀리서 보면
희극이다."

찰리 채플린 및 어록

영국 태생의 배우, 코미디언, 영화 감독이자 음악가로 무성영화 시기에 크게 활약한 찰리 채플린은 다음과 같이 말하였다: "인생은 가까이서 보면 비극[tragedy]이지만 멀리서 보면 희극[comedy]이다."

앞 페이지에서 소개하였듯이 인생은 무거운 짐을 짊어지고 먼 길을 가는 고해이다. 그와 같은 고해의 삶에서 건강을 지켜내고 질병을 예방하기 위해서는, 여러 사람들과 섞여 살면서 마주하는 고난과 역경의 사연을 희극이라고 해석하는 찰리 채플린과 같은 힘[力]이 필요하다: 그 어떠한 사연에서도 의도적으로 쿨하게 미소 짓고 의식적으로 웃음 만들 수 있는 힘[力]!

F. 무지개를 만드는 중이구나!

개인 혹은 가족 및 사회 구성원으로서 살아가면서, 항상 좋기만 하고 또 항상 나쁠 수만도 없는 것이 인생살이이다. 일 년에 봄-여름-가을-겨울의 사계절이 있는 것처럼, 인생에도 순환적으로 고저의 변화를 보여주는 싸인-코싸인 곡선 같은 흐름이 있다. 화무십일홍花無十日紅 권불십년權不十年처럼 좋은 일만 십 년 만년 지속되는 것이 아니고, '겨울의 추위가 혹독할수록 봄은 멀지 않다'처럼 어려움 뒤에는 기쁜 일이 기다리고 있다. 그와 같은 삶의 흐름은 먼 옛날부터 지금까지 지속되었고, 앞으로도 변하지 않을 것이다. 그와 같은 삶의 변화를 이해하지 못하고, 현재 마주한 사연에 편파적 시각과 부정적 감정으로 대응하면, 삶의 에너지는 소진되고 인체는 질병의 구렁텅이에 빠지게 된다.

무지개가 독특하고 아름다운 것은 빨-주-노-초-파-남-보(빨간색, 주황색, 노란색, 초록색, 파란색, 남색, 보라색)의 일곱 가지 색깔이 있기 때문이다. 만약 무지개가 한 가지 빛깔만으로 하늘에 떠 있다면, 과연 독특하고 아름답다고 느낄 수 있을까? 삶 중 마주치는 다양한 사연들로 싸

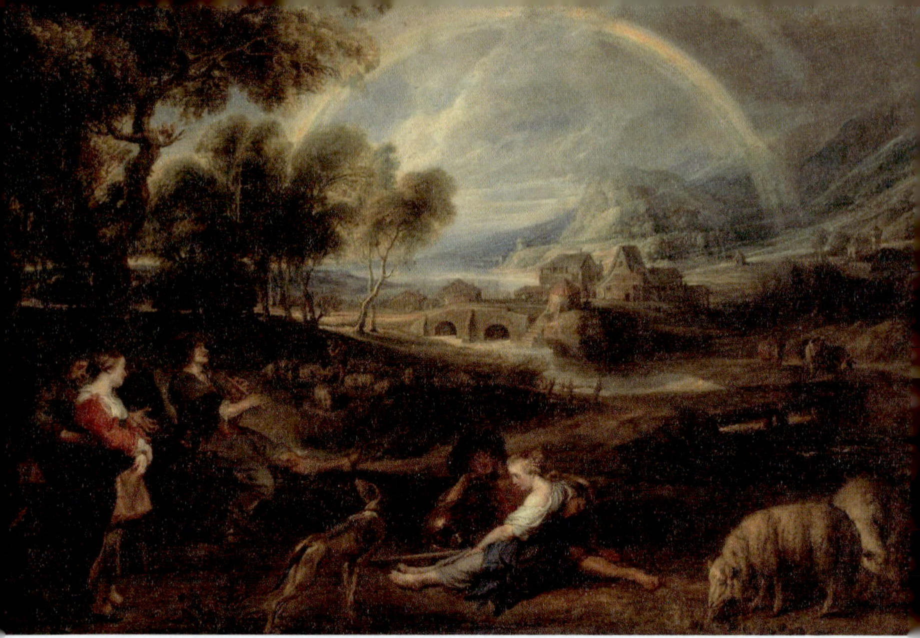

『무지개가 있는 풍경』 피터 폴 루벤스 (1632-1635년)

인-코싸인 곡선처럼 바닥과 정상으로 오르락내리락하는 것이, 본인만의 독특한 무지개를 만드는 과정 중이라고 혹은 인생은 무지개다라고 생각하면 어떨까? 만약 그렇게 해석할 수만 있다면, 삶에서 마주치는 다양한 사연들에 적응반응을 불필요하게 가동시키지 않게 된다. 결과적으로 외부유해물질의 유입과 내부유해물질의 생성에 따른 반복자극으로부터 인체를 보호할 수 있게 된다.

G. 감사합니다! 감사합니다! 감사합니다! (감사력力)

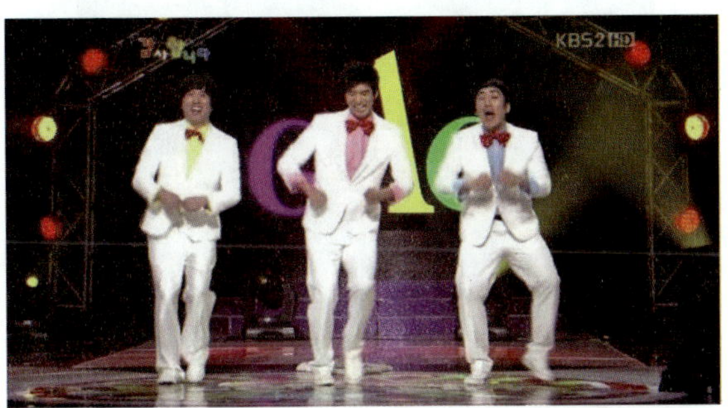

KBS-2TV 개그콘서트 〈감사합니다〉의 한 장면

예전에 KBS-2TV의 일요일 저녁 인기 프로그램 〈개그콘서트〉에 '감사합니다'라는 코너가 있었다. 정태호, 송병철, 이상훈 세 명의 개그맨이 단순하고도 반복적인 박자에 몸을 맡기면서, 마치 가까운 친구에 재미있는 이야기 들려주듯이 대화한다. 대화의 내용은 이런저런 상황으로 입장이 난처한 사연을 마주하였는데, 그 상황을 유머스럽게 해석하여 갑자기 상황이 반전된다.

매회마다 실제 생활에서 마주칠 수 있는 다양한 사연들이 등장하는데, 언제나 청중들에게 웃음을 주는 상황으로 해석하고는 개그적 몸짓과 함께 감사합니다를 반복합창한다. 그 어떤 곤란한 상황에서도 항상 의도적으로 웃음을 주고 감사로 받아들이는 사연으로 탈바꿈시킨다.

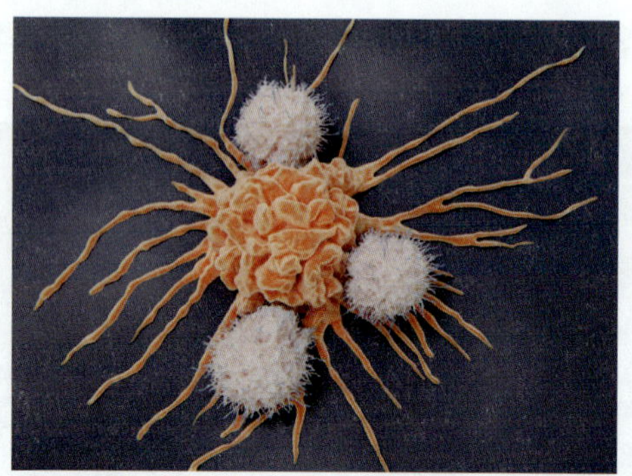

자연살해세포natural killer cell가 암세포를 공격하는 모습

감사합니다와 같은 의도적인 감사에 관한 매우 흥미로운 의학적 현상이 관찰된다. 자연살해세포는 혈액 내 백혈구의 일종으로 사람의 선천면역을 담당하는 중요한 세포이다. 이 세포는 체내에서 바이러스 감염세포나 암세포를 찾아내고 공격하여 괴사시킨다. 마치 인체 내 경찰관 같은 세포이며, 한마디로 인체 내 자연산 항바이러스제이자 항암제이다.

인체 여러 곳에서는 여러 가지 원인으로 돌연변이 세포가 매일 발생하는데, 이 돌연변이 세포가 제거되지 못하면 결국에는 암으로 진행된다. 아무리 건강한 사람이라도 매일 1,000~5,000개의 암세포가 발생되지만, 모두 체내 면역세포가 제거하기 때문에 암덩어리로 진행하지 못한다. 이와 같은 과정에 대표적인 면역세포가 자연살해세포이며, 이 세포가 풍부하면 암의 예방 및 치료에 지대한 도움이 된다.

그와 같은 자연살해세포가 교회 성가대 찬양대원에게서 일반인보다 1,000배나 많다.[4] 다시 말해서 교회 성가대 찬양대원들처럼 기쁨 속에서 노래하고, 감사 기도하고, 인생을 밝게 사는 사람이 암에 대한 저항력이 높다는 의미이다. 고가의 약을 투약하거나 최신 치료법을 시행한 것도 아닌데, 기쁨과 감사의 감정만으로도 자연살해세포가 1,000배나 많았다.

암에 대한 최신 치료의 효과가 매우 높다고 하여도, 어느 정도의 부작용은 피할 수 없다. 하지만 자연살해세포는 본인의 몸에서 생산되니 부작용의 위험성도 없다. 인생 여정 중 마주한 그러나 난감한 사연에 감사합니다라고 반전시켜 해석하는 힘力이 있다면, 건강 및 질병예방에 든든한 보험을 갖추고 있는 것과 다를 바 없다.

---

4 [조선일보] MD앤더슨 종신교수 김의신 박사의 癌이야기(2011.10.8)

H. 내가 만든 작품이었구나!

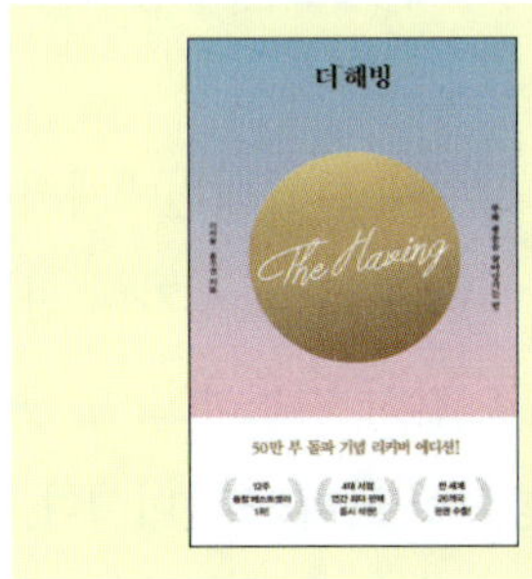

"쿠키를
어떤 모양으로
빚고 구워 낼지는
우리 손에 달려 있다."

책《더 해빙》 내용 중

책《더 해빙》에 다음의 내용이 소개되었다: "우리의 미래는 밀가루 반죽과 같고, 쿠키를 어떤 모양으로 빚고 구워 낼지는 우리 손에 달려 있다." 그리고 추가하여 "우리가 관찰observe하고 인식perceive하고 느끼는feel 에너지가 반죽의 모양을 형성하며, 그 완성된 반죽이 굳으면 우리 앞의 현실reality" 이라고 하였다. 즉, 미래의 모든 상황은 철저하게 본인 몫이라는 것이다.

여러 사람들과 섞여 살면서 마주하는 사연을 어떤 식으로 인식하고 어떻게 해석할지를 결정하는 주체는 당사자인 자신이다. 그리고 그 결정에 따라 미래의 상황이 자신 앞에 펼쳐진다. 미래의 상황이 그러하다면, 자신이 과거에 겪었던 그리고 현재에 겪고 있는 모든 상황도 역시 결국은 자신의 결정에 따른 결과일 뿐이라는 해석이 가능하다.

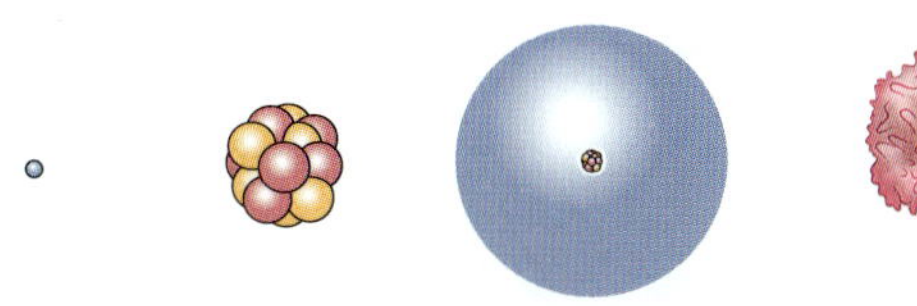
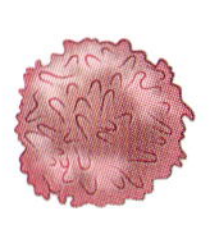
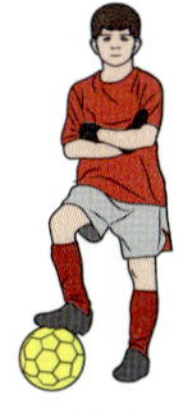

전자 (약 10^{-18} m 이하) | 원자핵 (약 10^{-14} m) | 원자, 분자 (약 10^{-10} m) | 세포 (약 10^{-5} m) | 사람 (약 1 m 정도)

물질의 크기

물질은 크기에 따라 육안으로 확인할 수 있는 거시세계와 순차적 반복 세분 후 특수 기구를 이용하여만 확인이 가능한 원자, 전자, 광자 등 미시세계의 물질로 대분한다. 미시세계의 물질에서는 거시세계의 물질들과는 전혀 다른 매우 독특한 현상들이 관찰된다.

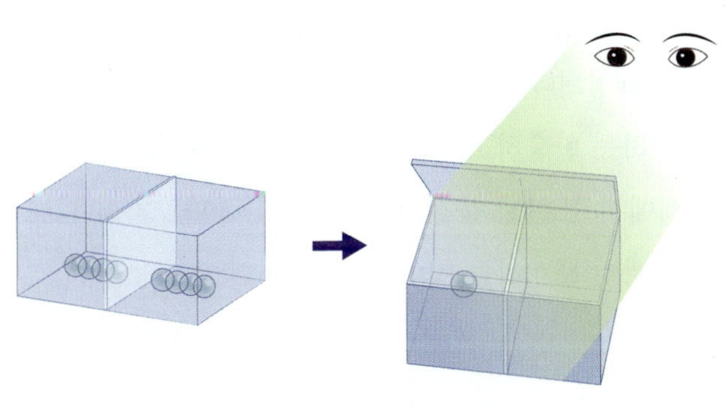

상태의 공존

그러한 현상 중 하나가 상태의 공존quantum coexistence이다. 공간을 지닌 나무상자를 인위적으로 둘로 나누고, 야구공 혹은 전자와 같은 물질이 최종적으로 왼쪽 혹은 오른쪽 중 어느 곳에 위치하는지와 같은 현상이 미시세계에서는 상식적이지 않다. 거시세계에서는 야구공의 위치는 왼쪽이든 오른쪽이든 어느 한 곳에만 존재한다. 즉, 거시세계에서 하나의 물체는 같은 시각에 여러 곳에 존재할 수 없다. 하지만 미시세계의 물질인 전자는 (통상적 지식으로 이해하기 어렵지만) 같은 시각에 여러 곳에 동시에 존재한다. 그리고 어느 쪽에 위치하는지를 최종적으로 결정하는 것은, 뚜껑을 열고 전자가 어디에 있는지 확인하는 관측observation이다.

즉, 관측하기 전에는 오른쪽에 있는 상태와 왼쪽에 있는 상태가 공존하지만, 관측이라는 의도적 행위 때 비로소 그 위치가 확정된다. 미시세계의 물질은 마치 관찰자의 의도를 인지하듯 반응하고, 그에 상응하는 결과를 보여준다. 미시세계에서 표현된 물질의 현상은 결국 관찰자의 의도에 따른 결과일 뿐이라는 것이다.

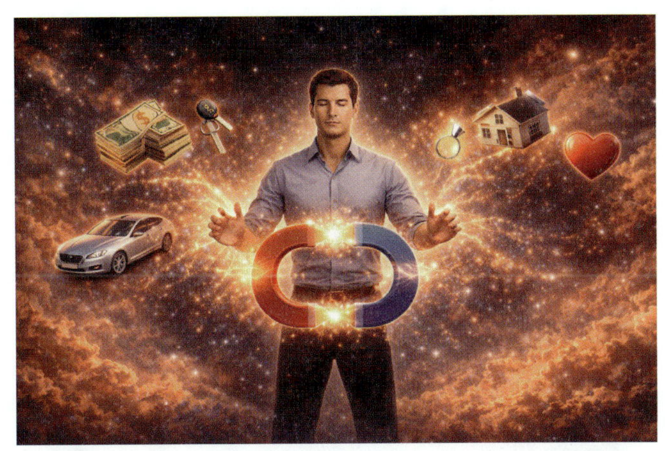

끌어당김의 법칙

본인이 마주하는 여러 현상은 끌어당김의 법칙law of attraction, 즉 본인이 만들어낸 것이라고 소개하는 문헌들이 즐비하다. 《시크릿》에서는 '당신의 인생에서 나타나는 모든 현상은 당신이 끌어당긴 것이다', 《연금술사》에서는 '무언가를 간절히 원할 때 온 우주는 실현되도록 도와준다', 그리고 《화엄경華嚴經》에서 '일체의 사물은 모두, 마음의 의도에 의해 만들어진 것이다(일체유심조一切唯心造)'라 하였다.

여러 문헌과 미시세계의 상태의 공존 실험에서 시사하는 내용은, 자신이 마주한 사연은 단지 당사자의 의도에 상응한 작품이라는 것이다. 현재의 어떠한 상황도 자신의 작품이지, 상대방이나 타인의 의도에 의하여 만들어진 것이 아니라는 것이다. 현재 자신이 처한 상황, 즉 자신에게 분노, 두려움, 기쁨, 슬픔, 까칠의 감정을 일으키게 하는 모든 사연의 책임은 온전히 자신에게서 비롯되었다는 것이다.

● 작은 지혜小智 vs. 큰 지혜大智

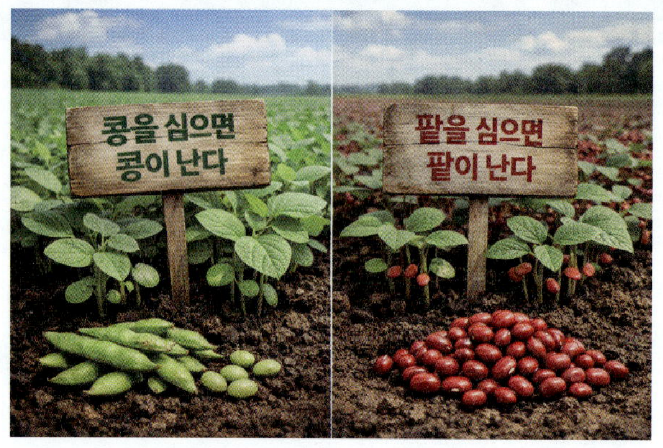

본인에게 깊은 상처를 주고 부정적 감정을 유발한 상대방 혹은 사연에 과연 어떤 이유로 엮였을까? 지구에 사는 약 70억 사람 중 왜 하필 그 사람과 그리고 왜 하필 동시대에 같이 생존하여 그와 같은 사연에 엉키게 되었을까? 이

와 같은 질문에 대하여 여러 현인들은 평범한 공부나 눈·코·귀·입·피부 등의 오감으로 얻은 작은 지혜로는 파악하기 어렵다고 말한다. 현재 자신에게 부정적 감정을 유발하는 사연에 '콩 심은 데 콩 나고 팥 심은 데 팥 난다'라고 해석하는 큰 지혜가 필요하다고 강조한다.

현재 겪고 있는 어려움과 절망에 타인과 연관된 경우에는 타인을 원망하는 것이 일반적이다. 자신을 감당하기 힘든 상황으로 내몰아버린 특정 사람이나 상황을 반복적으로 떠올리면서, 분노, 미움, 우울 등의 감정에 휩싸이거나 또는 말이나 행동으로 본인의 감정을 드러낸다. 정신적 및 경제적으로 심한 타격을 입은 피해자나 그 상황과 전혀 이해관계가 없는 제삼자가 판단하여도, 그와 같은 감정을 품고 또한 그 감정에 걸맞은 언행을 구체적으로 표현하는 것은 자연스러운 현상이다.

그런데 여러 현인들은 모든 일은 내 탓(자업자득自業自得)이라고 전혀 반대로 말하니, 당사자 입장에서는 이해하기가 어렵고 순순히 받아들이기는 더더욱 어렵다. 하지만 그분들은 통상적 교육과정에서 최고 수준의 교육을 받은 해박한 사람도 감히 접근할 수 없는, 전혀 다른 차원의 지혜로운 영역에 도달한 분들이다. 사람과 사연들에 대한 그분들의 식견은 결단코 3차원 이상이며, 100층 이상의 높이에서 지상에서 벌어지는 상황의 과거-현재-미래를 일목요연하게 꿰뚫은 분들이다.

결코 현재 상황만을 감안한 편협하고 근시안적인 의견은 아닐 것이다. 그분들이 제시한 내용은 마주한 사연에 대한 근본적 해결방식일 것이고, 피해를 당한 사람들을 도와주는 실질적 방법일 것이다. 또한 그분들은 자신들의 조언을 믿는 사람에게 확실한 보증수표도 같이 제시한다. 그들이 제시한 방법을 확실한 믿음과 인내심을 가지고 충실하게 따르면, 피해자들이 이해하지 못하는 지나간 시간의 빚덩어리가 풀어지면서 앞날이 평안할 것이라고 말한다.

솔직히 범인의 머리로 아무리 이해하려고 하여도 이해하기 어렵다. 하지만 현인들의 조언이 절대로 헛되지 않을 것이라는 굳은 믿음으로, 인체 손상을 초래할 수 있는 부정적 감정을 유발하는 사연을 '내가 만든 작품이었구나!'라고 해석하는 힘力이 필요하다. 그리하면 적응반응은 과잉으로 활성화되지 않아 질병은 자연스럽게 예방되고 또한 현인들의 말씀에 의하면 미래가 긍정적으로 반전된다고 보장하시니 일석이조의 효과이다.

I. 업業이려니!

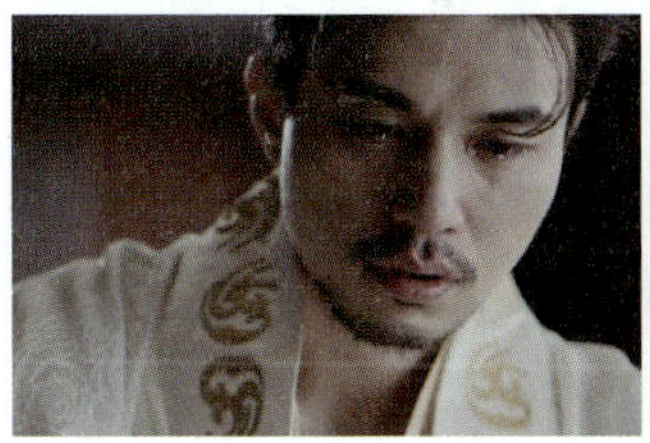
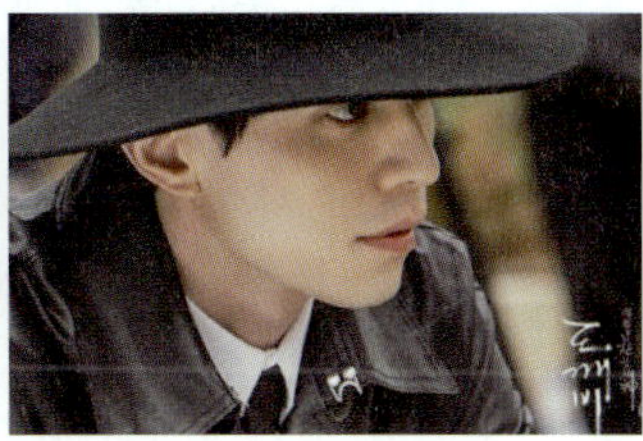

tvN 드라마 〈도깨비〉

수년 전 인기리에 방송되었던 *tvN* 드라마 <도깨비>에는 망자를 저승으로 안내하는 사자(이동욱 분)가 등장한다. 극 중에서 그는 전생에서는 일국을 다스리는 왕(왕여)이었다. 그런데 왕으로 재임 중 죄를 지었고 그러한 전생의 업業으로 현세에는 기억상실증 사자로 태어난다.

업보業報는 불교에서 자주 소개되는 내용인데, 진위를 떠나서 필자에게 마주하였던 사연을 긍정적 방향으로 해석하는데 적지 않은 도움을 주었다. 오만하게 나름 성실히 살았다고 자부하는 상황에서, 갑자기 마주한 하지만 전혀 예상하지 못한 사연들을 도전이 아니라 위협으로 해석하였다. 그리고는 분노, 우울, 두려움 등의 부정적 감정에 휩싸여 오랜 세월 동안 적응반응을 힘차게 작동시켰었다.

하지만 <도깨비>에서 소개되었던 업보와 비슷한 내용들을 여러 현인 및 언론매체를 통해서 알게 되면서, 업에 대하여 점점 익숙해졌다. 《법구경》[5]에는 현재 갈등을 빚고 있는 사람들의 사연이 전생에서부터 시작된 사례들이 즐비하다. 현생의 상황은 전생에는 반대였으며, 전생의 업보를 풀기 위하여 반대의 입장에서 다시 만나게 된다는 설명이었다.

그 후부터는 갑자기 마주한 그러나 전혀 예상하지 못한 사연들을 그냥 '업이려니!'라고 해석하기 시작하였다. 과도하게 작동하던 적응반응이 점차로 주춤하게 되었고, 천만다행히도 필자의 인체가 치명적으로 손상되는 지경으로까지는 전개되지 않았다. 너무나도 감사하였고 현재에도 비슷한 상황을 마주할 때마다 수시로 감사하다.

---

5 거해스님, 샘이깊은물, 2018년

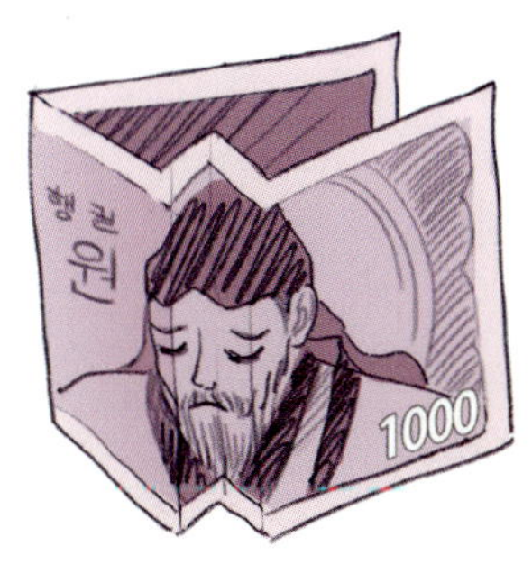

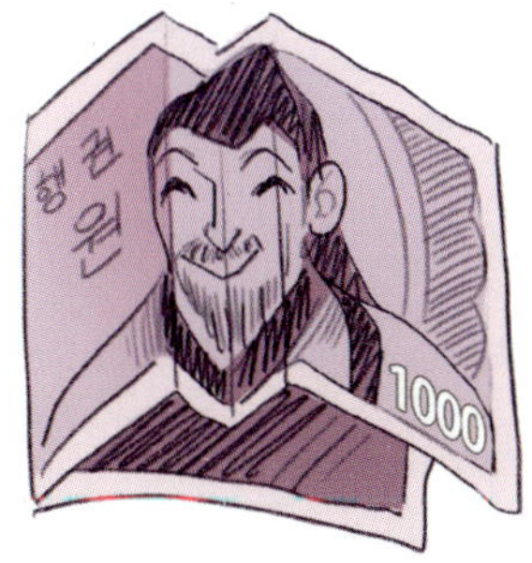

같은 지폐, 다른 모습

1,000원짜리 지폐를 각기 다른 각도로 관찰하면 지폐 속 동일 인물은 전혀 다른 표정을 짓는다. 즉, 위에서 비스듬히 내려다보았을 때는 우울한 모습이지만, 아래쪽에서 올려다보았을 때는 웃는 모습이다. 여기에서 흥미로운 점은 1,000원짜리 지폐는 동일하다는 사실이다.

여러 사람들과 섞여 살다 보면 예상하지 못하게 마주한 사연을 만약 부정적 감정을 유발하는 상황으로 해석하면, 단 한 번뿐인 인생이 소모적 감정으로 점철되고 또한 종국에는 질병의 발생을 피하기 어렵다. 질병을 예방하고 건강한 삶을 위해서는 마치 1,000원짜리 지폐를 의도적으로 아래쪽에서 관찰하는 것처럼, 마주하는 사연을 가능한 긍정 감정으로 이어지도록 바라보고 해석하는 힘[力]의 뒷받침이 요구된다.

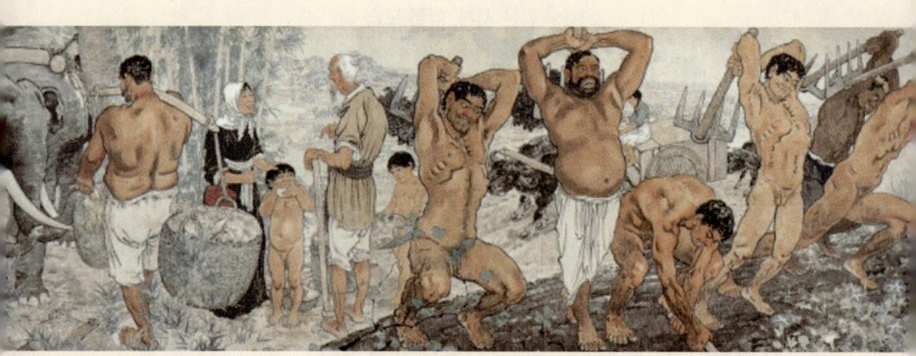

『우공이산愚公移山』 서비홍 (1940년)

마음경영력 7

우직하게 꾸준히 행하자 (실행지속력力)

그림 『우공이산愚公移山』은 《열자列子》의 탕문편에 나오는 우화를 담았다. 90세 노인(우공)이 집 앞의 큰 산(태행산, 왕옥산)을 옮기기로 결심하고, 자손들을 모아 매일 흙과 돌을 퍼 날랐다. 주변 사람들은 어리석은 일이라 비웃었지만, 대대손손 끈기 있게 노력하면 반드시 산을 평평하게 만들 수 있다는 굳은 믿음으로 지속하였다. 결국에는 내용에 감동한 옥황상제가 도와 두 산을 딴 곳으로 옮겨 놓게 되었다.

앞에서 건강력力을 위한 방편으로 인간이해력力과 마음경영력力의 내용을 소개하였다. 오랜 기간의 연구와 실증을 통하여 이루어진 의학 그리고 건강하게 장수한 여러 사람들의 실제적 체험에서 얻어낸 결론은, 건강과 질병예방을 위한 방책은 외부가 아닌 본인 내부에 이미 존재한다는 사실이다. 그와 같은 방책이 건강과 질병예방으로 이어지기 위해서는, 그림 『우공이산愚公移山』의 노인과 같이 우직하게 실행하고 지속하여 습관화시키는 힘力이 요구된다.

A. 직접 실행한다(실행력力)

千思不如一行

옛말에 '천 번 생각만 하는 것은 직접 한번 행하는 것만 못하다(千思不如一行, 천사불여일행)'라고 하였다. 질병예방 및 건강에 아무리 유익한 내용이라도 직접 행하지 않으면 모두 다 거품이고 헛것이다. 건강과 장수의 정보를 단지 지적 쾌락의 유희로만 여기고, 머릿속에 차곡차곡 쌓아 두기만 하고 본인이 직접 행하지 않으면 그냥 허접한 장식품일 뿐이다. 그 지식을 입으로만 떠들고 몸소 행하지 않으면, 아무짝에도 쓸모가 없는 공허한 메아리일 뿐이다.

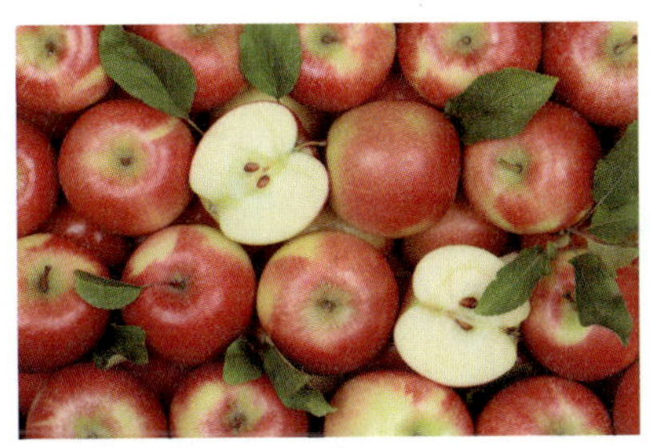

사과

사과의 맛이 어떠하냐고 물어보면, 사과 맛을 직접 경험해 본 사람은 그 맛을 자세하게 설명해 줄 수 있다. 그런데 그러한 설명을 들은 사람은 사과 맛을 본인의 혀로 직접 느끼는 것이 아니라, 그저 머릿속에서 상상하고 짐작만 할 뿐이다. 그 맛을 진정으로 느끼기 위해서는, 본인이 직접 사과를 입에 넣어야 한다. 그리고는 이로 아작아작 씹으면서 사과의 질감과 과육의 맛을 직접 느껴야 하고, 씹는 과정에 흘러나오는 사과즙을 직접 느껴야 한다. 본인이 직접 느껴보려는 실행이 없으면, 사과 맛은 그저 미사여구로 가득한 문자의 나열일 뿐이다.

이 책을 통하여 건강력[力]을 위한 방안을 알게 되었고 또한 각 내용의 중요성을 충분하게 이해하였더라도, 그것을 직접 실행하지 않으면 마치 사과 맛을 미사여구 가득한 문자의 나열만으로 느끼려는 것과 다를 바 없다.

건강과 장수를 위하여 필요한 것은 극오지에서만 구할 수 있는 값비싼 식품이나 희귀약물이 절대 아니다. 오롯이 요구되는 것은 이 책에서 혹은 다른 건강도서에서 소개한 다양한 특성을 지닌 인간에 대하여 이해하고, 마음 경영을 본인이 직접 실행하는 것이다.

지금도 국내의 대형서점 및 인터넷에는 건강과 장수를 위한 수많은 책과 엄청난 양의 정보들이 소개되고 있다. 그곳에는 건강-장수를 위한 다양한 방법들과 함께 효과가 탁월하였던 실제 체험 사례들로 그득하다. 그 이외에도 라디오, TV 채널, 신문, 잡지 등 언론에서도, 건강과 장수에 관련된 프로그램과 기사는 한국인 밥상의 김치처럼 매일 등장하는 단골 아이템이다.

현재까지 소개된 건강과 장수를 위한 자료의 양은 이미 넘치도록 충분하다. 건강과 장수에 관련된 정보는 이미 충만하고 완벽하게 마련되어 있다. 건강과 장수를 위하여 필요한 핵심은 그러한 내용을 본인이 구체적으로 행하는 힘力, 즉 실행력力이다.

B. 반복하고 지속한다(지속력力)

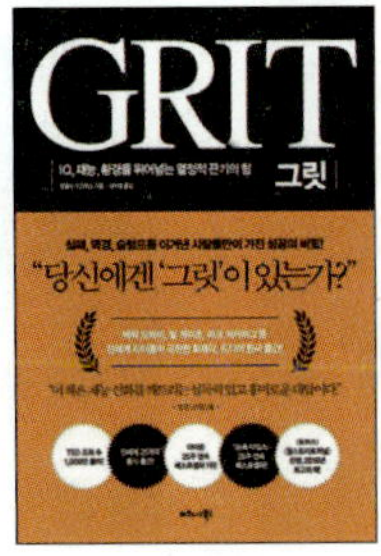

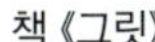
책 《그릿》

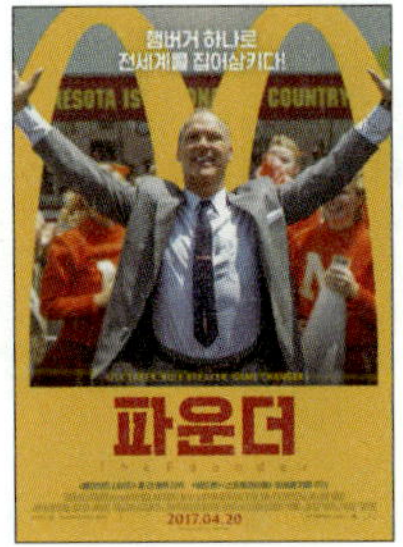

영화 〈파운더〉

타고난 재능보다는 후천적 노력이라는 성공의 패러다임을 전환시킨 책 《그릿》과 맥도널드 햄버거를 세계적 상품과 기업으로 성장시킨 과정과 인물을 다룬 영화 <파운더>에 공통적으로 등장하는 단어는 끈기, 즉 지속력力이다.

영화 <파운더>의 마지막 부문에서 주인공 레이크록(마이클 키튼 분)이 강의 준비 중 읽는 원고의 대사는 건강력力에도 그대로 적용된다: "공부 많이 한 천재들은 이미 세상에 널려 있다", "중요한 것은 집요하게 계속하는 끈기persistence이다".

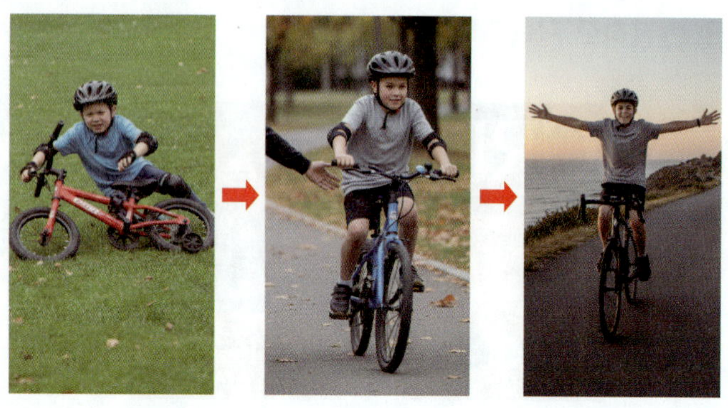

자전거도 처음부터 잘 탈 수는 없다. 하지만 확실한 것은 반복하여 타다 보면 언젠가는 자전거를 반드시 탈 수 있다. 자전거를 잘 타기 위해서는 수십 때로는 수백 번의 반복이 필요하다. 이 책에서 제시한 건강력力의 여러 방법도 처음부터 익숙해질 수는 없다. 시도하고 또 시도하고 간간이 잊었다가 생각나면 또 시도하며, 그저 계속 반복하고 반복하고 또 반복하는 것이다. 확실한 것은 반복하다 보면 언젠가는 자연스럽게 익숙해진다.

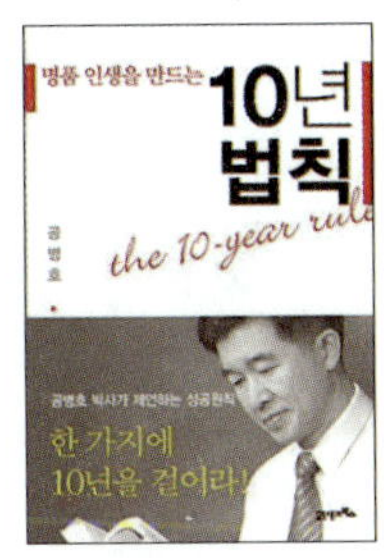

책 《명품인생을 만드는 10년 법칙》[1]

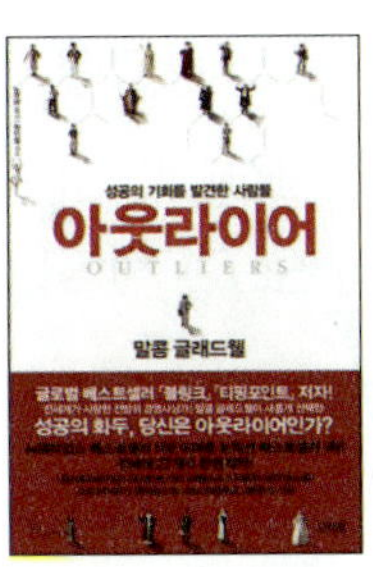

책 《아웃라이어》[2]

한 연구에 의하면 어떤 새로운 행위가 그것을 행하지 않으면 무의식적으로 불편함을 느끼게 되는 시기, 즉 새로운 습관이 형성되는 기간은 평균 66일이다.[3] 또한 한 사람이 해당 분야의 전문가가 되기 위해서는, 최소 10년이 필요하다. 옛말에 시집살이 적응에 필요한 기간이, 귀머거리 3년, 벙어리 3년, 장님 3년으로 도합 9년으로 어림잡아 약 10년이다.

책 《명품인생을 만드는 10년 법칙》에서 '어느 분야든 해당 분야에서 전문가로 인정받기 위해서는 적어도 10년이

---

1 공병호, 21세기북스, 2006년

2 말콤 글래드웰, 김영사, 2009년

3 [KBS-1TV] 습관은 어떻게 형성되는가; 실제생활에서 습관 형성모델(How are habits formed: modeling habit formation in the real world), 신년기획 네트워크 특선 습관 2부작, 2010년 1월 2-3일

필요하다'고 하였다. 책 《아웃라이어》에서도 1만 시간의 법칙을 제시하면서, 무슨 일이든지 1만 시간을 투자하는 것이 마스터가 될 최소의 조건이라고 하였다. 1만 시간은 하루에 3시간씩 약 10년에 해당하는 시간이다.

● 신경가소성neuroplasticity

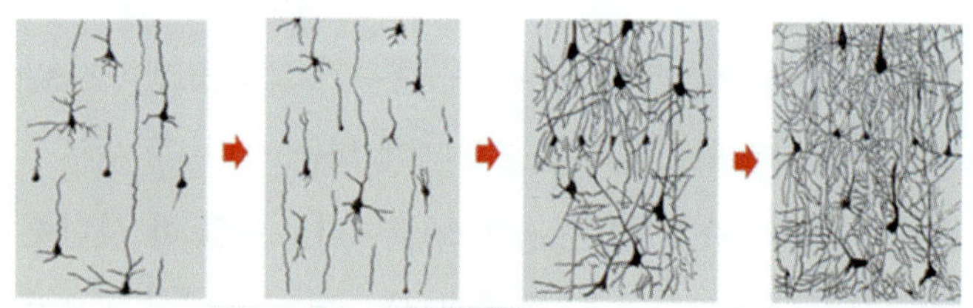

신경가소성

꾸준한 반복으로 새로운 습관의 형성이 가능한 것은 인체의 신비 중 하나인 신경가소성 때문이다. 그 과정은 다음의 두 가지 단계로 진행된다. 첫째는 새로운 행동은 처음에는 낯설지만, 뇌에는 그 행동에 상응하는 신경세포neuron가 활성화된다. 둘째는 새로운 행동을 꾸준히 반복하면 활성화된 신경세포의 가지치기가 넓고 풍부해지면서, 주변 신경세포와의 연결 신경망이 사통팔달하게 된다. 그리되면 그 신경세포는 언제 어떠한 상황에서든지, 신호자극에 대하여 본인이 의식하지 않더라도 자동적으로 그 반응을 행한다. 처음에 새롭고 익숙하지 않았던 행동이, 마치 아주 오랫동안 행동해왔던 것처럼 자신과 일체화되어 무의식적으로 작동된다. 즉, 새로운 습관이 형성된다.

어릴 때 두발자전거를 익숙하게 타게 된 것은 물론 어른이 된 현재 익숙한 모든 행위도 장기간 반복에 따른 결과이다: 두 다리로 걷는 것, 밥 먹는 것, 등교하는 것, 버스 및 지하철 타는 것, 자동차 운전하는 것, 영화관 찾아가는 것, 수학 문제 푸는 것, 영어 단어 외우는 것, 그림 그리는 것, 논문 작성하는 것, 강의하는 것, 사람 사귀는 것 등등.

그 이외에도 수없이 많은 행위들이 현재 본인에게는 숙달되었겠지만, 그러한 행위를 처음 시작할 때는 어리숙하고 미숙하였다. 그러나 수십 수백 번의 반복으로, 현재 그 행위는 마치 자신의 일부인 것처럼 익숙해졌다. 어떤 행동이든 꾸준히 반복하고 반복하면 점점 익숙해지고 결국에는 마치 자동기계처럼 작동되는 습관이 된다. 그러한 원칙은 건강과 장수를 위한 건강력力에서도 그대로 적용된다. 이 책에서 소개하였던 여러 방법들이 처음에는 낯설고 익숙하지 않더라도, 본인과 일체화된 습관이 될 때까지 그저 꾸준히 반복하고 반복하는 지속력力이 요구된다.

C. 자손에 대한 부모의 책임감으로 실행하자

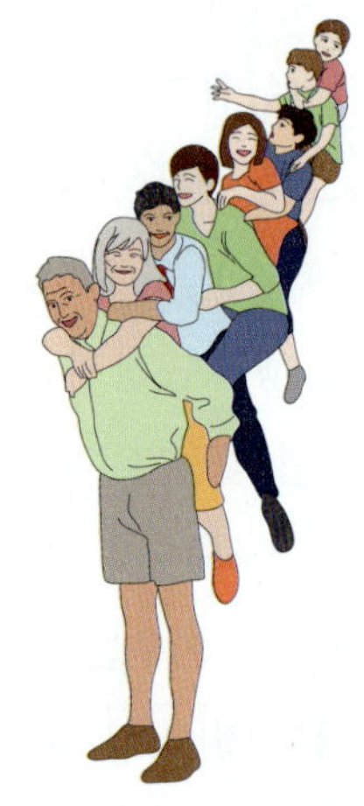

가족내 끝없이 이어지는 세대

현재 자신이 인간을 이해하고 마음을 경영하는 방식을 자세히 관찰해보면, 상당히 많은 부문이 부모님으로부터 자연스럽게 습득된 것이다. 그리고 그러한 방식을 보여주셨던 부모님도, 그러한 방식의 많은 부분을 부모님의 부모님, 즉 현재 나의 할아버지와 할머니에게서 배우신 것이다. 비슷한 현상으로 현재 본인의 인간 이해와 마음 경영의 방식은 상당 부문을 자식들이 그대로 습득하게 될 것이다. 그 자식들 역시 그 방식의 많은 부문이 자신의 자식들에게 그대로 전달된다.

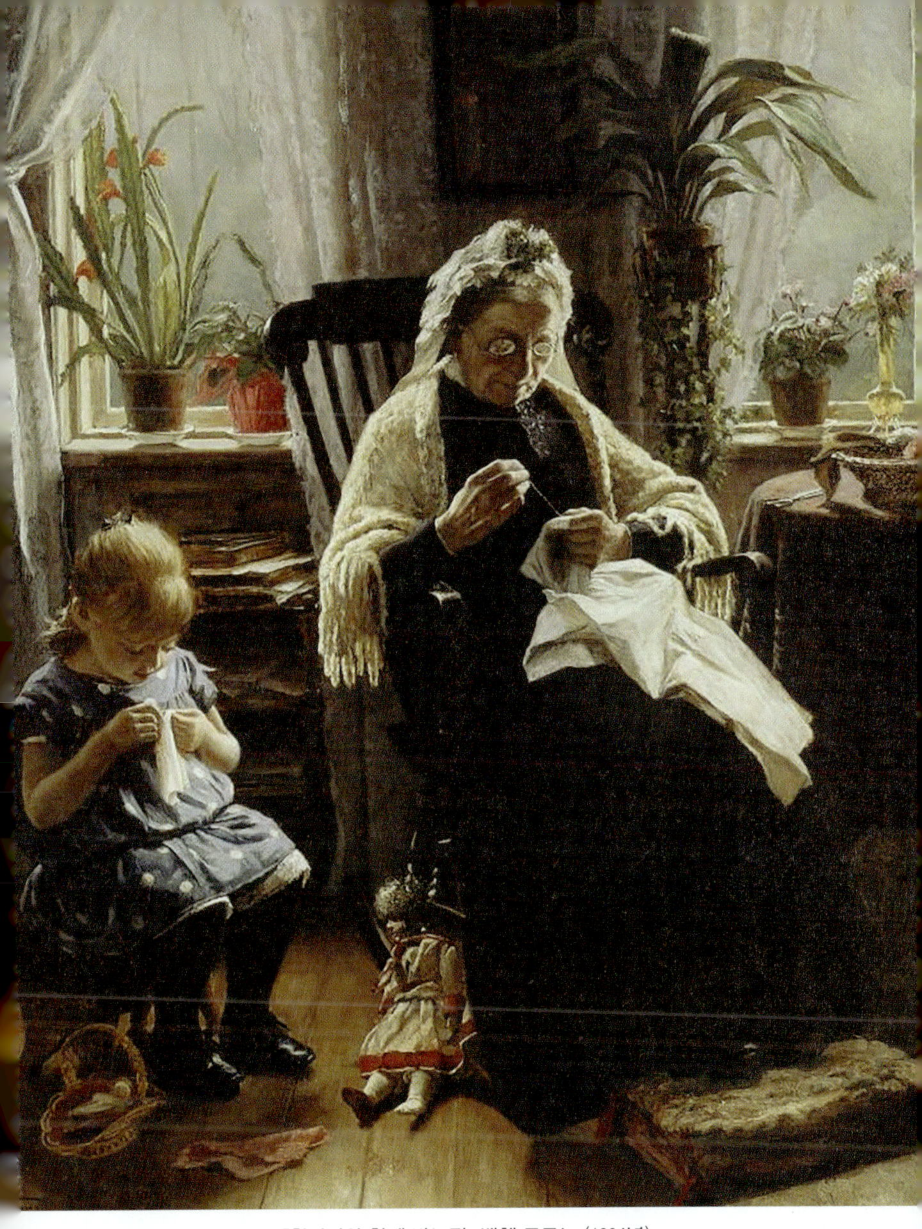

『할머니와 함께 바느질』 벤첼 토르노 (1904년)

그림 『할머니와 함께 바느질』에서 생물학적 나이에 따른 신체 및 체온의 차이가 뚜렷한 할머니와 손녀가 함께 바느질 중이다. 인상적인 것은 나이의 격차가 무색하게 바느질의 자세 및 동작이 마치 판에 박은 듯 똑같다. 의자에 앉은 자세가 똑같고, 무릎을 구부린 것도 똑같고, 고개를 숙인 각도도 똑같고, 시선의 방향도 똑같고, 두 손의 위치가 똑같다. 근엄하게 닫힌 입 모양새마저 똑같다.

일생 동안 바느질한 할머니에게는 바느질은 일상적 일이며 의무와 책임이지만, 바느질을 갓 시작한 손녀에게는 바느질이 놀이이고 호기심이고 또한 즐거움이다. 손녀는 할머니의 바느질 의미와 자세를 존중하듯, 본인의 즐거움을 최대한 자제하고자 그 좋아하던 인형마저 할머니에게 맡겨놓고는 진지 모드로 바느질 중이다.

그림 『할머니와 함께 바느질』에서 보여주는 할머니와 손녀의 정다운 바느질 모습에서, 인간에게 내재된 모방을 통한 학습 능력을 보여준다. 할머니가 바느질을 어떻게 하는지 세세하게 알려주지 않아도, 손녀는 그냥 할머니의 행위를 관찰하고 모방하여 자연스레 따라 한다. 이처럼 인간이 다른 사람의 행동을 모방하여 똑같이 행동하는 것은, 태어날 때부터 뇌에 이미 탑재된 거울신경세포 때문이다.

● 거울신경세포mirror neuron

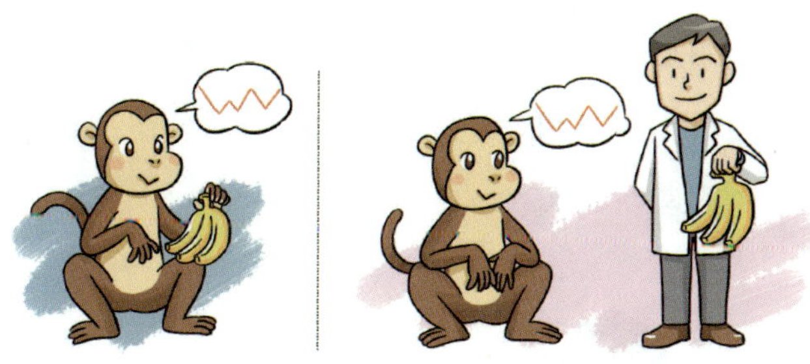

원숭이를 이용한 거울신경세포 실험

'거울 신경'의 존재는 1996년 이탈리아 파르마대 '지아코모 리졸라티Giacomo Rizzolatti' 연구팀이 다른 주제로 원숭이 실험 중 우연히 발견됐다. 거울신경세포는 감각 기관을 통해 들어온 정보를 마치 거울처럼 비추어, 타인의 행동과 감정을 모방하고 똑같이 따르게 만든다. 특히 감정의 모방은 본인이 직접 경험하지 않고 타인의 감정 표현을 관찰만 해도 동일한 감정 경험을 느끼게 만든다. 이러한 모방은 상대방이 가족 등 친밀도가 높은 사람인 경우에는 더욱 강하게 재현된다.

인간은 사냥 실력이 인간보다 월등하였던 동물들과 같은 시대에 살았지만 살아남았고, 척박한 자연 환경도 극복하여 결국 생존하였다. 더 나아가 지구상 가장 뛰어난 생명체로 거듭났다. 이러한 과정에 여러 가지 가성비 높은 능력들이 개발되었으며, 이를 프로그램화하여 후손에 전달하였다. 또한 거기에다 후손의 경험이 더해지면서 프로그램이 점점 진화되었다.

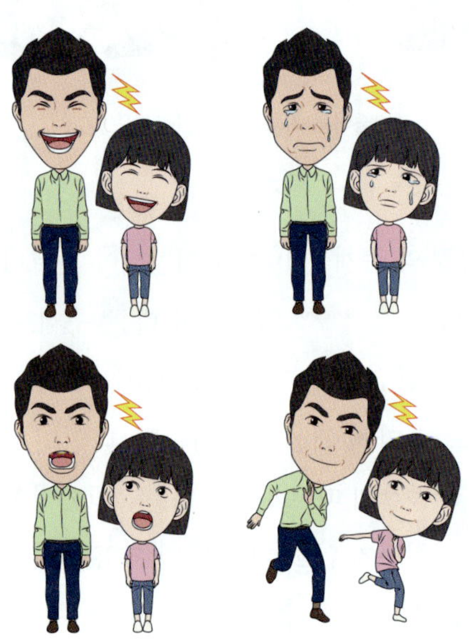

거울신경세포의 학습효과

거울신경세포는 그러한 프로그램 중 하나이다. 거울 신경은 어린아이의 학습에서 매우 중요하다. 아이에게 밥을 떠먹일 때 엄마가 '아' 하고 입을 벌리면 아이가 '아' 하고 따라서 입을 벌린다. 이와 같은 아이의 흉내 내기는 거울신경세포 때문에 가능하다. 또한 상대방의 행동을 똑같이 따라하며 언어, 음악, 춤 등을 배우는 과정에도 거울신경세포가 관여한다.

거울신경세포는 어른의 일상 습관을 보고 자란 아이들이 어른의 습관을 그대로 답습하게 만든다. 부모가 긍정적이면 그러한 부모를 보고 자란 아이들도 긍정적으로, 부모가 부정적이면 아이들도 부정적으로 될 가능성이 높다. 거울신경세포는 자식의 교육에 부모의 지시형 말보다 솔선수범형 행동이 더 중요하다는 것을 암시한다.

가령 현재 본인의 인간 이해와 마음 경영의 방식이 자신을 질병으로 이끌었다고 가정해보자. 그리고 그러한 방식이 자신도 모르게 부모님에게서 배운 것이라면, 그 방식은 본인이 그랬던 것처럼 본인의 자식들도 마치 가랑비에 옷이 젖듯 은연중 습득하게 될 것이다. 만약 그렇게 된다면 다른 어느 무엇과도 바꿀 수 없는 귀한 자식들도 언젠가는 질병으로 고통받게 될 확률이 상대적으로 높게 된다. 한발 더 나아가 그러한 현상이 다음 세대까지 이어지고, 결국에는 먼 후대의 자손도 그러한 상황에서 결코 자유롭지 못하게 될 것이다.

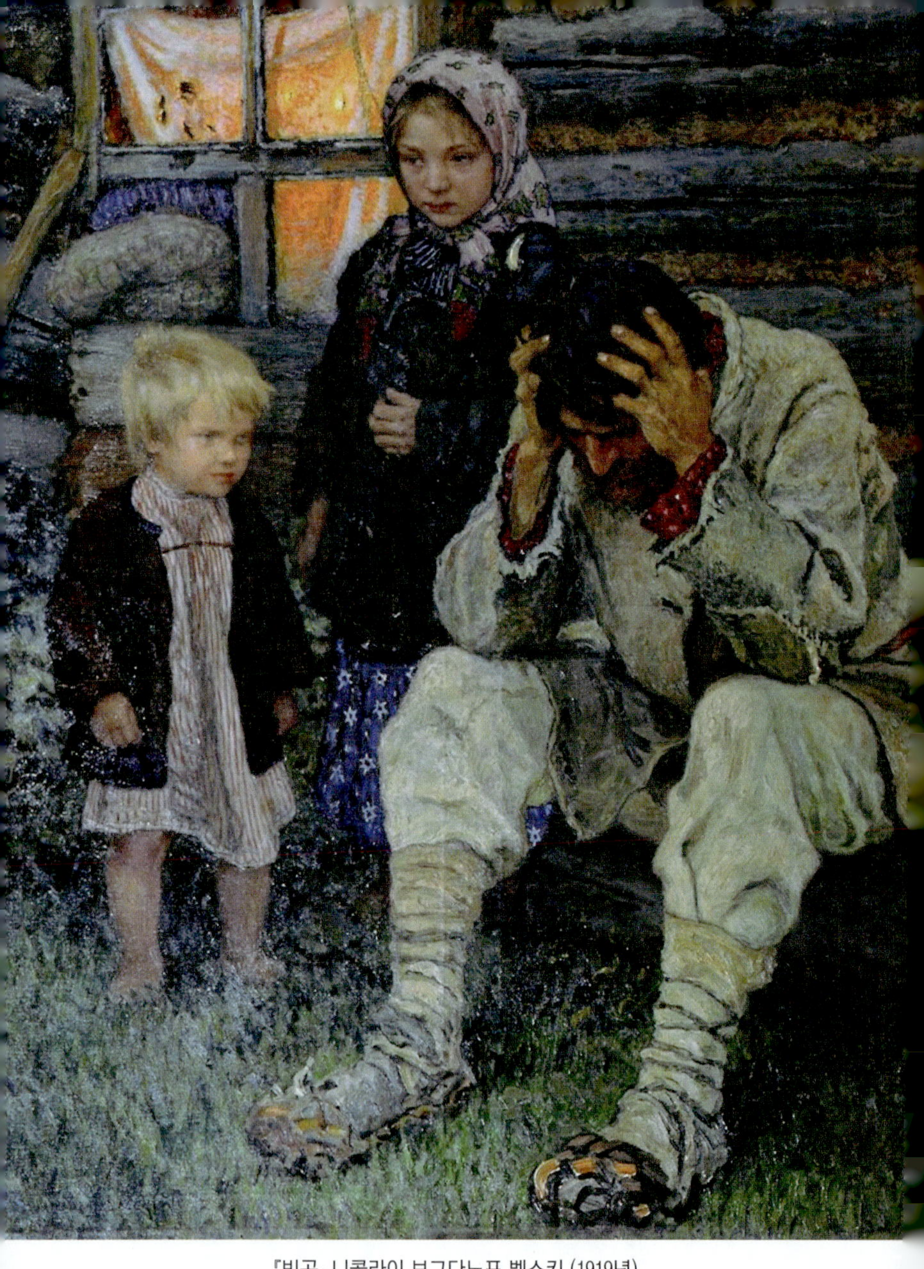

『빈곤』 니콜라이 보그다노프 벨스키 (1919년)

● 악순환의 쳇바퀴에서 벗어나자

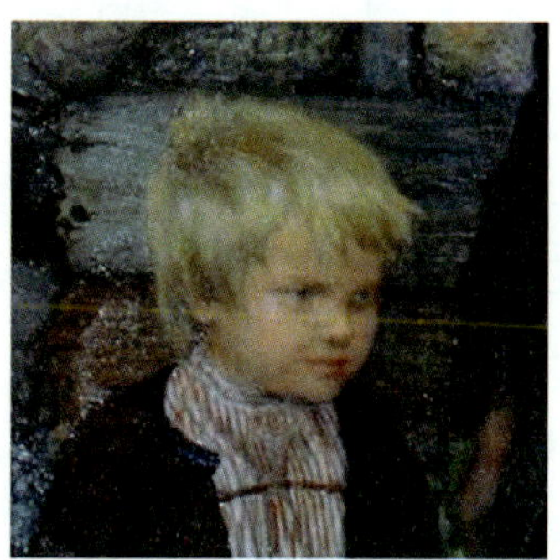

『빈곤』 부분

그림 『빈곤』에서는 재정적 궁핍의 모든 상황을 생생히 보여준다. 이미 오래전 망가진 유리 창문, 담요와 옷을 이용하여 깨진 창문의 임시 막음, 막대기로 겨우 받쳐진 창틀, 삶의 무게가 버거워 머리를 쥐어짜는 남루한 옷차림의 가장, 그 가장에게 호소하듯 이글거리는 자세와 눈빛의 어린 아들, 그러한 남동생에 대한 근심이 한가득인 누나 등등 빈곤에 따른 절망, 우울, 슬픔, 분노, 근심이 절절 묻어난다.

예측하기 어려운 다양한 상황으로 부침이 늘 존재하는 삶에서, 흔들리지 않는 탄탄한 기반을 위한 필수적 요소 중 하나가 재정 안정이다. 질병은 그와 같이 중요한 재정 안정을 위협하는 가장 강력한 변수이다. 질병이 발생되면 병원에서 주기적인 검사와 치료가 요구되며, 그 빈도수에 따라 비례적으로 돈이 소진된다.

대부분 성인이 되면 자영업을 운영하거나 회사에 취직하여 안정적 경제 수단을 확보한다. 오랫동안 진료현장의 경험상 자영업자이든 회사원이든지 진료받기 위하여, 여러 사람들과 연계되어 마치 톱니바퀴처럼 진행되는 업무현장을 벗어나 주기적으로 병원을 방문하는 것은 쉽지 않다.

그러한 상황을 더욱 어렵게 만드는 것은 질병에 의하여 노동력이 저하되면서 부富의 생산력이 감소되고 더 나아가 상실되는 것이다. 경제적 자립이 점점 힘들게 되고, 결국에는 빈곤의 늪에 빠지게 된다. 질병의 상황이 진행하고 악화되면, 그 늪에서 벗어나기는 더더욱 어려워진다.

만약 현재 인간 이해 및 마음 경영의 방식이 언젠가는 질병 그리고 빈곤으로 귀결되는 방식이라면, 본인은 물론 자신의 사랑스러운 자손들에게까지 영향을 미칠 수 있다. 본인은 나름 열심히 살고 있다고 자부하지만, 건강하지 못한 인간 이해와 마음경영 방식으로 인하여 발생되는 상황이 마치 다람쥐 쳇바퀴처럼 다음 세대로 이어진다.

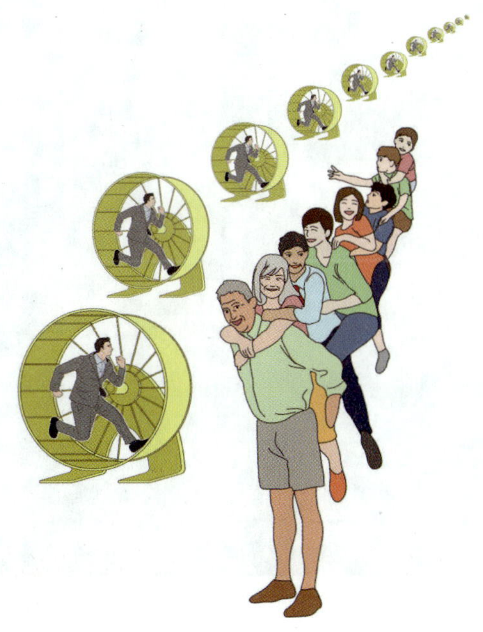

대대손손 답습되는 쳇바퀴

그와 같은 상황이 반복되지 않게 하려면, 장차 예상되는 상황의 중요성을 깨닫고 그러한 쳇바퀴에서 벗어나야 한다. 질병과 빈곤으로 이어지는 쳇바퀴의 폐해를 인식하고, 그러한 악순환의 고리를 끊어내는 힘力을 길러야 한다. 본인은 물론이고 자손의 건강과 부富를 위하여!

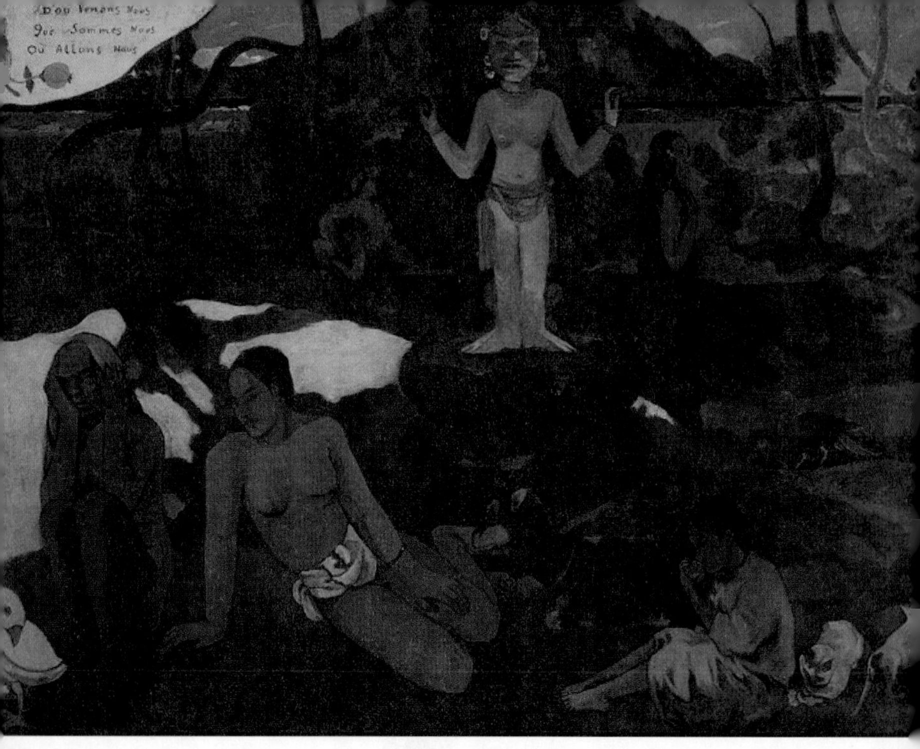

● 건강과 질병예방을 위한 건강력力의 습관화

그림 『우리는 어디에서 왔는가? 우리는 무엇인가? 우리는 어디로 가고 있는가?』는 그림의 우측에서 좌측으로 진행하면서 인간의 탄생, 늙음, 질병, 죽음을 보여준다. 이 세상에 태어난 인간이라면 누구든 겪어야 하며 누구든 피할 수 없는 과정이다.

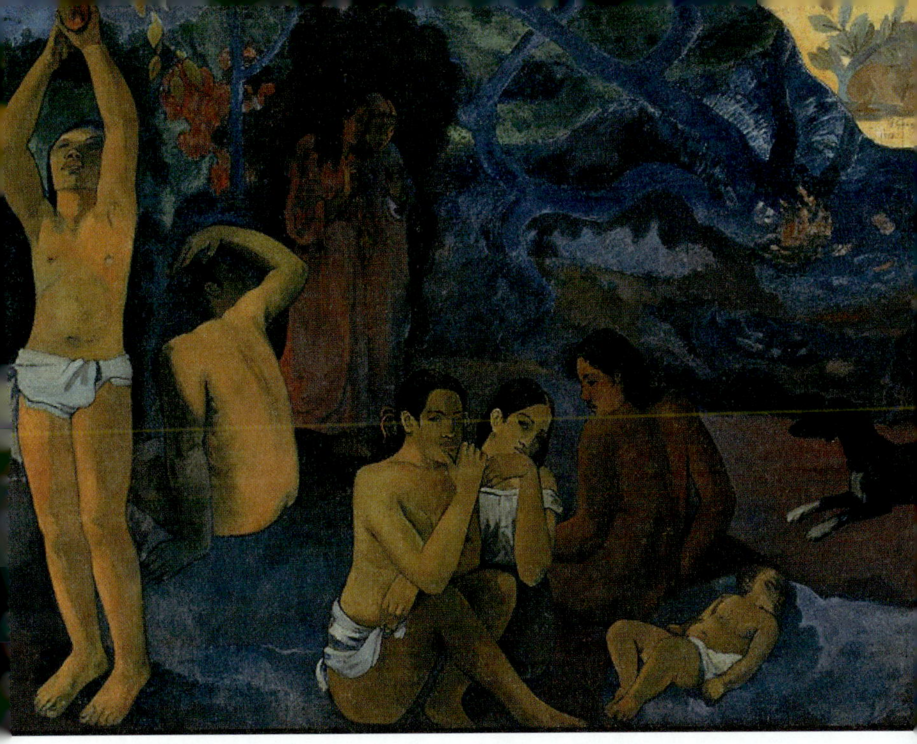

『우리는 어디에서 왔는가? 우리는 무엇인가? 우리는 어디로 가고 있는가?』 고갱 (1897-1898년)

이와 같은 삶 중 유아기에는 부모의 보호를 받고 자라고, 학동기 및 청소년기를 거치면서 자립할 능력을 얻게 되고, 배우자와 가정을 이루면 새로운 식구가 늘어나게 된다. 또한 세월이 흘러갈수록 강바닥에 부토가 쌓이듯이 늘어나는 나이와 함께 가정과 사회에서 전개되는 다양한 사연에 직접 또는 간접적으로 관여하게 된다.

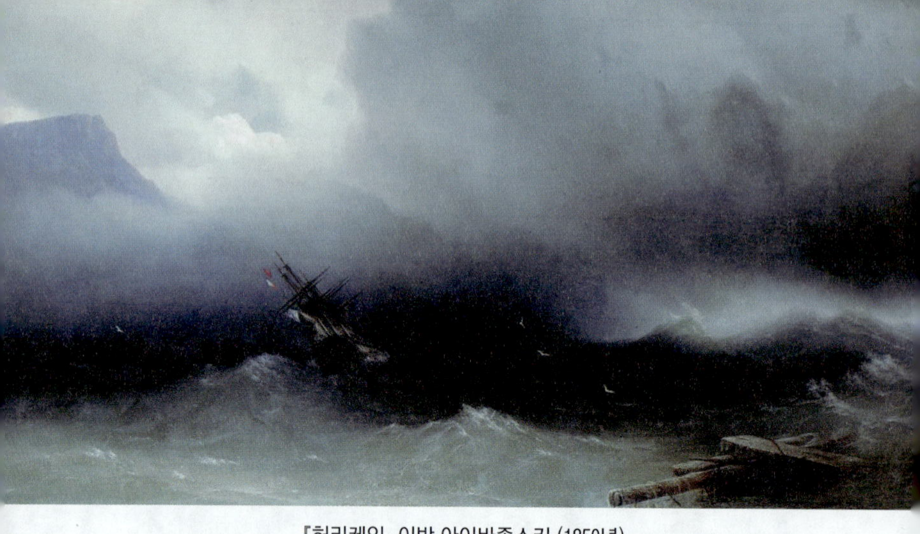

『허리케인』 이반 아이바좁스키 (1850년)

특히 나이가 들수록 인간 삶은 고해[苦海]라는 뜻을 절절히 느끼게 하는 마치 그림 『허리케인』 같은 사연들을 마주하게 된다: 육체의 물질적 한계로 피해갈 수 없는 늙음과 죽음, 한 몸이나 다름없는 가족의 대소사[大小事] 및 질병, 인생 여정의 대부분을 쏟아부었던 직장을 떠나야 하는 정년퇴임, (범인은 이해하기 어려운) 인과응보에 따른 고난, 성취 능력에 비하여 상대적으로 부족한 시간, 경제적 궁핍에 따른 행동 제한, 기회만 되면 날카로운 이빨을 드러내는 동물화된 사람들, 지난 역사에서 수많은 시행착오를 겪었고 그에 따른 엄청난 희생을 이미 충분하게 치렀는데도 (마치 무대 장치, 시간 그리고 출연 배우만 바뀐 듯이) 그대로 반복되는 상황 등등.

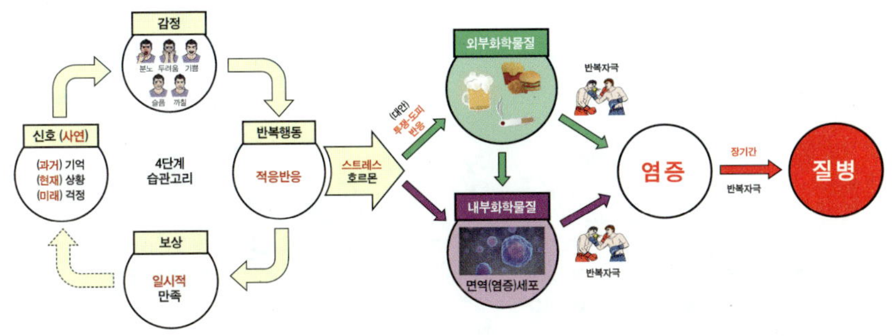

질병발생과정(일명, 질병발생쳇바퀴)

마치 게릴라성 폭우처럼 예상하지 못하게 갑자기 들이치는 삶의 여러 사연에 인간의 특성에 대한 이해와 그러한 상황에 대응할 수 있는 마음경영의 힘力이 미리 구축되어 있지 않으면, 인체의 선천적 및 내부구조적 특성상 질병발생과정(일명, 질병발생쳇바퀴)에서 벗어나기 어렵다.

하지만 만약 삶과 인간의 특성을 파악하고 그에 대응하는 힘力, 즉 건강력力이 미리 갖춰져 있으면, 질병발생으로 진행되는 쳇바퀴의 작동을 의식적으로 중지시킬 수 있다. 이 책에서 소개한 인간이해력力과 마음경영력力을 반복하여 실행하고 또한 꾸준히 지속하여, 단 한 번뿐인 인생살이 중 부지불식간에 맞이한 그 어떠한 사연에서도 언제든 건강력力이 반사적으로 발휘될 수 있도록 습관habit이 되기를 바랍니다.

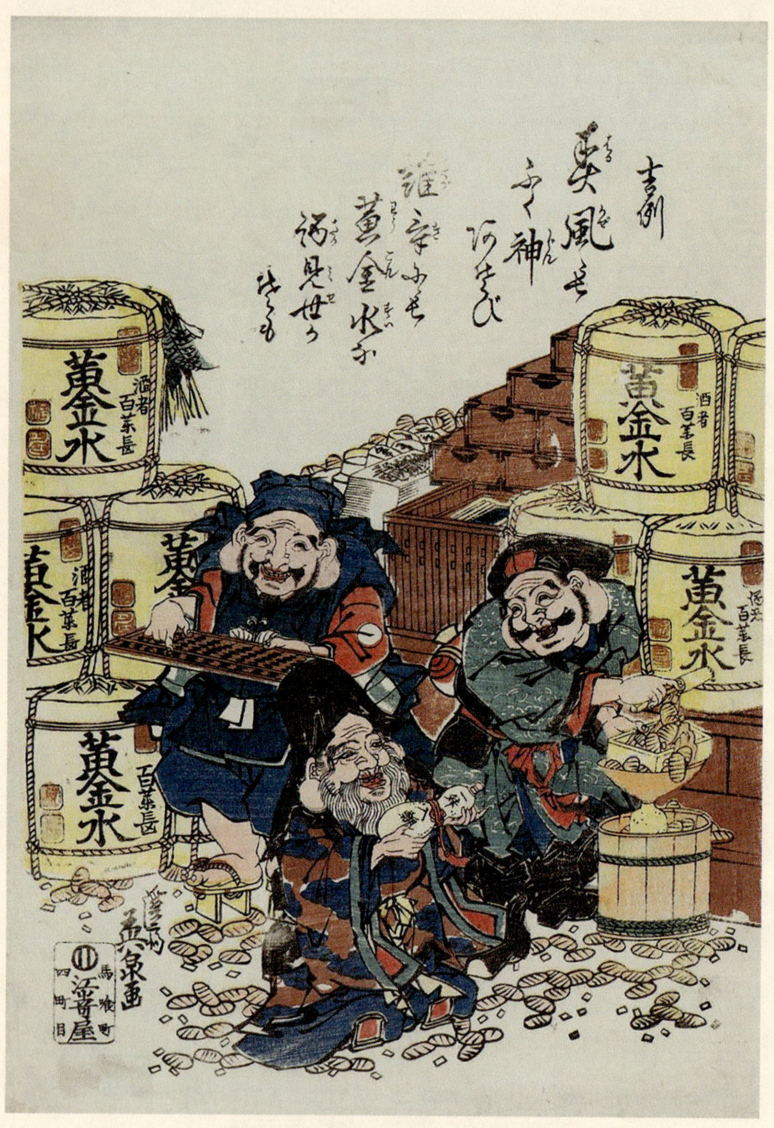

『돈 세기』 케이사이 아이센 (제작년도 미상)

질병발생과정(일명, 질병발생쳇바퀴)을 완성 후 내린 결론은 '질병을 근본적으로 예방하고 건강하기 위해서는 인간이해와 마음경영이 필요하다'는 것이었다. 그 후 의사로서 그리고 의과대학교수로서의 미션mission은 그 내용을 가능하면 널리 널리 알리는 것이었다. 특히 언제나 변함없는 격려와 지지를 보내주는 친가-처가-외가의 가족들과 먼 미래의 자손들 그리고 친형제처럼 늘 응원해주는 고향친구, 동창, 지인들에게 꼭 알려주고 싶었다.

그러던 중 당시 세계한인무역협회(World-OKTA) 부설 국제통상전략연구원 신현태 원장님께서 대한민국의 부wealth를 창출하기 위하여 국내는 물론 세계 각국에서 불철주야 노력하는 OKTA 회원님들께, 질병 치료 및 예방에 도움이 되는 의학지식을 소개하는 기획에 대하여 소개해 주셨다. 당시 미션 수행을 위하여 책 발간을 구상하고 대략적인 목차도 이미 정해진 때라서 신 원장님의 제안이 강한 이끌림으로 다가왔다.

《건강력力을 기르자》의 제목으로 2021년 9월에 시작하여 1~2주마다 2022년 3월까지 총 27차례의 걸쳐 전반부 인간이해력力과 후반부 마음경영력力으로 나누어서 연재를 진행하였다. 연재를 마친 후 연재에서 미처 소개하지 못하였던 내용을 보완하여 연재 제목《건강력力을 기르자》그대로 발간하였다.

이 책을 발간하게 된 동기 중 다른 하나는 그동안 발간되었던《웰빙마음(2007년)》,《친절의학(2011년)》,《건강을 위한 마음경영 4단계-지知관觀공空통通(2013년)》,《암극복전략(2017년)》,《의사가 들려주는 그림 속 인간이야기(2019년)》중 의과대학 때부터 품고 있었던 질문 '질병의 원인은 과연 무엇일까?'에 오롯이 집중할 수 있는 내용만을 따로 선별하여 정리할 필요성을 절실히 느꼈기 때문이었다.

앞에서 소개한 저서들에서도 발병원인에 대한 내용이 포함되어 있었지만, 여러 내용을 최대한 많이 담고자 하는 욕심이 앞서면서 전체적으로 다소 산만해졌다.《건강력力을 기르자》에서는 이전에 발간하였던 저서의 여러 내용을 참고하였고 또한 일부 내용은 토씨 하나까지 똑같이 그대로 인용하였다. 특히 의과대학 시절부터 품었던 궁금증에 대한 나름의 해답을 얻은 후 발간된《의사가 들려주는 그림 속 인간 이야기》의 내용이 가장 많이 인용되었다.

의사로서 그리고 의과대학교수로서의 미션을 원만히 수행할 수 있도록 도움을 주신 여러분들께 깊은 감사를 드린다. 《건강력力을 기르자》의 연재를 제안하셨던 당시 세계한인무역협회 부설 국제통상전략연구원 신현태 원장님과 신현태 원장님을 소개해주시고 매일 세상 돌아가는 소식을 전해주시는 김성수 부원장님 덕분에 오랫동안 미루어 두었던 숙제를 마침내 끝낼 수 있었다.

귀한 자료를 제공해주시고 의견을 보태주신 순천향대학 천안병원의 권세원 교수님, 김정은 교수님, 조영신 교수님, 박삼엘 교수님, 이화영 교수님, 김진영 교수님 그리고 이현아 교수님께 감사를 드린다. 교수님들의 날카로운 의견에 자칫 독단적일 수 있었던 질병관을 의학적으로 보다 원만하게 다듬을 수 있었다.

원고를 꼼꼼히 살펴보고 단어와 문장을 하나하나 세밀히 다듬어 준 대학동기인 유인철 유소아청소년과 원장님께 감사를 전한다. 덕분에 책의 내용이 보다 간결하고 명료하게 정리되었다. 충남 아산시의사협회장이신 아산중앙연합의원 김완진 원장님께도 감사를 드린다. 조언을 구하기 위하여 다소 조마조마한 마음으로 건네드린 초고에 격려의 말씀을 건네 주셨다.

필자를 의사로 키워 주신 순천향의과대학 교수님들, 선배-동료-후배 의사들, 지혜를 가르쳐주신 현인들, 참고문헌의 여러 작가님들과 TV 다큐멘터리 기획자분들은, 진리眞理에 대한 그리움의 여정 중 한 발짝도 더 이상 내밀 공간도 없이 꽉 막히는 곳마다 결정적 도움을 주셨다.

홍림학원 삽교고등학교 설립자 고 임병학 이사장님과 동은학원 순천향대학 및 병원의 설립자 고 서석조 이사장님께 깊은 감사를 드린다. 무학無學이셨던 고 임병학 이사장님께서는 '장차 빈곤을 타파하고 영재를 교육하여 국가발전에 기여한다'의 목표로 학교를 세우시고 필자에게는 3년 내내 장학금을 주셨으며, 고 서석조 이사장님께서는 '인간사랑', '질병은 하늘이 고치고 의사는 그 과정을 도울 뿐이다', '국민들을 질병으로부터 지켜주는 것이 국가발전에 초석이 되리라'라는 의사로서의 크고 넓은 길을 가르쳐 주셨다.

《의사가 들려주는 그림 속 인간 이야기》에 이어 또다시 선뜻 발간을 허락해 주신 도서출판 대한의학 최재령 사장님과 신규철 부장님 그리고 멋진 책을 탄생시켜준 편집팀 신은주 실장님과 서선영 과장님께 깊은 감사를 드린다.

언제나 쌍수 높이 들고 격려해주는 친가-처가-외가의 가족들에게 감사드리며, 특히 필자가 대학교수의 길을 꿋꿋이 걸어갈 수 있도록 철석같이 믿고 변함없이 응원해주는 아내 만재, 진수, 민수에게 크나큰 고마움을 전한다. 끝으로 왜why라는 궁금증을 절대로 놓지 말라고 끊임없이 일깨워 주는 내 안의 '뭔가(?)'에게 각별히 감사하다.

2022년 12월

박상흠 올림

참고문헌

《건강을 위한 마음경영 4단계: 지 · 관 · 공 · 통》 박상흠, 군자출판사, 2013년

《괴벨스, 대중 선동의 심리학》 랄프 게오르크 로이드, 교양인, 2006년

《그림 속의 의학》 한성구, 일조각, 2007년

《그림의 힘》 김선현, 에이트 포인트, 2015년

《그릿》 앤절라 더크워스, 비즈니스 북스, 2022년

《기억을 찾아서》 에릭 캔델, 알에이치코리아, 2009년

《끌리는 사람은 1%가 다르다》 이민규, 더난출판사, 2005년

《너의 내면을 검색하라》 차드 멩 탄, 알키, 2012년

《누구나 이해할 수 있는 양자론》 일본 뉴턴프레스, 아이뉴턴(뉴턴코리아), 2010년

《늙지 않는 비밀》 엘리자베스 블랙번 · 엘리사 에펠, 알에이치코리아, 2018년

《다정함의 과학》 캘리 하딩, 더퀘스트, 2022년

《더 해빙》 이서연 · 홍주연, 수오서재, 2020년

《땀의 과학》 사라 에버츠, 한국경제신문, 2022년

《마음의 법칙》 폴커 키츠 · 마누엘 투쉬, 포레스트북스, 2022년

《마음의술》 칼 사이먼튼, 살림LIFE, 2009년

《마음이 몸을 치료한다》 데이비드 해밀턴, 불광출판사, 2012년

《마음챙김 명상과 자기치유(상,하)》 존 카밧진, 학지사, 2017년

《마음챙김이 만드는 뇌혁명》 제임스 킹스랜드, 조계종출판사, 2017년

《메두사호의 조난》 H. 사비니 · A. 코레아르, 리에종, 2016년

《명상건강》 오쇼 라즈니쉬, 정신세계사, 1996년

《명상과 의학》 이화영 · 곽영숙 · 구본훈 등, 학지사, 2022년

《명상맛집》 강민지, 불광출판사, 2024년

《명품인생을 만드는 10년 법칙》 공병호, 21세기북스, 2006년

《명화와 의학의 만남》 문국진, 예담, 2004년

《무의식은 답을 알고 있다》 석정훈, 알키, 2015년

《미술관에 간 인문학자》 안현배, 어바웃어북, 2016년

《법구경》 거해스님, 샘이깊은물, 2018년
《법의학자가 풀어본 그림 속 표정의 심리와 해부》 문국진, 미진사, 2007년
《부의 미술관》 니시오카 후미히코, 사람과나무사이, 2022년
《불자의 행복과 수행》 월하스님, 성보문화재연구원, 1998년
《불행은 어떻게 질병으로 이어지는가》 네이딘 버크 해리스, 심심, 2019년
《사람은 들키지만 않으면 악마도 된다》 하야시 히데오미, 전략시티, 2015년
《사랑+의술=기적》 버니 시걸, 이레, 2002년
《사이버네틱스 Psycho-cybernetics》 맥스웰 말츠, 현암사, 1987년
《30년만의 휴식》 이무석, 비전과리더십, 2006년
《상처받은 내면아이 치료》 존 브래드쇼, 학지사, 2024년
《새로운 과학과 문명의 전환》 프리초프 카프라, 범양사, 2007년
《습관의 힘》 찰스 두히그, 갤리온, 2012년
《승자의 뇌》 이안 로버트슨, 알에이치코리아, 2013년
《시대를 훔친 미술》 이진숙, 민음사, 2015년
《시크릿》 론다 번, 살림Biz, 2007년
《신비한 물 치료 건강법》 F.뱃맨겔리지, 중앙생활사, 2014년
《아웃라이어》 말콤 글래드웰, 김영사, 2009년
《아주 작은 반복의 힘》 로버트 마우어, 스몰빅미디어, 2016년
《아직도 가야할 길》 M. 스캇 펙, 율리시즈, 2023년
《암 극복전략: 암의 인문학적 이해》 박상흠 · 송후림 · 이상미 · 김지선, 이현B&C, 2017년
《암, 생과 사의 수수께끼에 도전하다》 다치바나 다카시, 청어람미디어, 2012년
《암에 지는 사람, 암을 이기는 사람》 김의신, 쌤앤파커스, 2013년
《연금술사》 파울로 코엘료, 문학동네, 2018년
《영혼을 비추는 빛의 화가 렘브란트》 크리스토퍼 화이트, 시공아트, 2011년
《예루살렘의 아이히만》 한나 아렌트, 한길사, 2006년
《오랜된 비밀》 이서연, 이다미디어, 2021년
《용서》 달라이 라마·빅터 챈, 오래된미래, 2004년
《우먼 인 골드》 앤 마리 오코너, 영림카디널, 2015년

《웰빙마음》 박상흠, 군자출판사, 2007년

《유엔미래보고서 2025》 박영숙 · 제롬 글렌 · 테드 고든 · 엘리자베스 플로레스큐, 교보문고, 2011년

《윤운중의 유럽미술관 순례》 윤운중, 모요사, 2013년

《의사가 들려주는 그림 속 인간이야기》 박상흠 · 송후림, 북앤에듀, 2019년

《21세기를 위한 21가지 제언》 유발 하라리, 김영사, 2018년

《인간 본성의 법칙》 로버트 그린, 위즈덤하우스, 2019년

《인간은 왜 병에 걸리는가》 랜덜프 네스 · 조지 윌리엄즈, ㈜사이언스북스, 1999년

《잃어버린 기도의 비밀》 그렉 브레이든, 김영사, 2021년

《잃어버린 치유의 본질에 대하여》 버나드 라운, 책과함께, 2018년

《있는 그대로의 나를 사랑하라 - 치유》 루이스 L. 헤이, 나들목, 2012년

《종의 기원》 찰스 다윈, 사이언스북스, 2019년

《지금 마흔이라면 군주론》 김경준, 위즈덤하우스, 2012년

《진화의 배신》 리 골드먼, 부키, 2019년

《천년의 그림여행》 스테파노 추피, 예경, 2005년

《청년의사 장기려》 손홍규, 다산책방, 2008년

《초신성의 후예》 이석영, 사이언스북스, 2014년

《치유하는 글쓰기》 박미리, 한겨레출판, 2008년

《친절의학》 박상흠, 군자출판사, 2011년

《태아에서 백세까지, 당신의 건강한 물 이야기》 정찬호, 한국경제신문, 2022년

《통찰의 시대》 에릭 캔델, 알에이치코리아, 2014년

《파인만의 물리학 강의》 리처드 파인만, 승산, 2006년

《파피용》 베르나르 베르베르, 열린책들, 2007년

《표정의 심리와 해부》 문국진, 미진사, 2007년

《행복의 기원》 서은국, 21세기북스, 2014년

《화성에서 온 남자, 금성에서 온 여자》 존 그레이, 친구미디어, 2006년

《희망, 웃음과 치료》 노먼 커즌즈, 범양사출판부, 1992년

《E=MC^{2}과 아인슈타인》 제레미 번스타인, 바다출판사, 2002년

❖

김도훈. 정신신경면역학 개관 (An Overview of Psychoneuroimmunology). 대한생물정신의학지 2008;15:147-151.

박상흠, 박삼엘, 김진영 등. 의사에게 요구되는 인간이해를 통합한 질병발생모델의 제안 (Human Understanding is Expected of the Physician: Proposing a Model of Disease Development). 대한내과학회지 2024;99:84-95.

박상흠, 송후림, 이성원, 이태훈. 췌장 및 담도 질환을 보다 효과적으로 치료하기 위해서는 인간 이해가 필요하지 않을까? (Wouldn't Human Understanding be Necessary to Treat Patients with Pancreaticobiliary Disease More Effectively?). 대한췌장담도학회지 2018;23:89-100.

차창용. 정신신경면역학의 개요 (Concepts in Psychoneuroimmunology). 제43차 대한내과학회 추계학술대회 발표논문집 1991:67-79.

Cannon WB. The emergency function of the adrenal medulla in pain and the major emotions. Am J Physiol 1914;33:356-372.

Chrousos GP. The hypothalamic-pituitary-adrenal axis and immune-mediated inflammation. N Engl J Med 1995;332:1351-1362.

Danesh J, Whincup P, Walker M, et al. Low-grade inflammation and coronary heart disease: prospective study and updated meta-analyses. BMJ 2000;321:199-204.

Duncan BB, Schmidt MI, Pankow JS, et al. Low-grade systemic inflammation and the development of type 2 diabetes: the atherosclerosis risk in communities study. Diabetes 2003;52:1799-1805

Felitti VJ, Anda RF, Nordenberg D, et al. Relationship of childhood abuse and household dysfunction to many of the leading causes of death in adults. The adverse childhood experiences (ACE) study. Am J Prev Med 1998;14:245-258.

Fujiki H. Gist of Dr. Katsusaburo Yamagiwa's papers entitled "Experimental study on the pathogenesis of epithelial tumors" (I to VI reports). Cancer Sci 2014;105:143-149.

Gantt WH. Principles of nervous breakdown-schizokinesis and autokinesis. Ann N Y Acad Sci 1953;56:143-163.

Lacey J, Corbett J, Forni L, et al. A multidisciplinary consensus on dehydration: definitions, diagnostic methods and clinical implications. Ann Med 2019;51:232-251.

Ludwig DC, Longnecker CO. The Bathsheba Syndrome: the Ethical Failure of Successful Leaders. Journal of Business Ethics 1993;12:265-273.

McEwen BS. Protective and damaging effects of stress mediators. N Engl J Med 1998;338:171-179.

Medzhitov R. Inflammation 2010: new adventures of an old flame. Cell 2010;140:771-776.

Miwa H, Oshima T, Tomita T, et al. Recent understanding of the pathophysiology of functional dyspepsia: role of the duodenum as the pathogenic center. J Gastroenterol 2019;54:305-311.

Reiche EM, Nunes SO, Morimoto HK. Stress, depression, the immune system, and cancer. Lancet Oncol 2004;5:617-625.

Szabo S, Tache Y, Somogyi A. The legacy of Hans Selye and the origins of stress research: a retrospective 75 years after his landmark brief "letter" to the editor# of Nature. Stress 2012;15:472-478.

Szalay J. What is inflammation?. http://www.livescience.com/52344-inflammation.html

Tian R, Hou G, Li D, Yuan TF. A possible change process of inflammatory cytokines in the prolonged chronic stress and its ultimate implications for health. ScientificWorldJournal 2014;2014:780616.

Tracey KJ. The inflammatory reflex. Nature 2002;420:853-859.

Varki A. Nothing in medicine makes sense, except in the light of evolution. J Mol Med 2012;90:481-94.

Yamagiwa, K., and Ichikawa, K.. Experimental study of the pathogenesis of carcinoma. J. Cancer Res. 1918;3:1-29.

❖

〈김홍경이 말하는 동양의학〉 EBS교육방송, 2000-2001년

〈다큐멘터리 마음〉 KBS1-TV, 2006년

〈시간과 공간을 초월한 빅 히스토리, 코스모스(COSMOS; A SPACETIME ODYSSEY)〉 내셔널 지오그래픽, 2014년

<신년기획 네트워크특선 습관 2부작> KBS1-TV, 2010년

<WBA 주니어페더급 타이틀전> KBS, 1977년

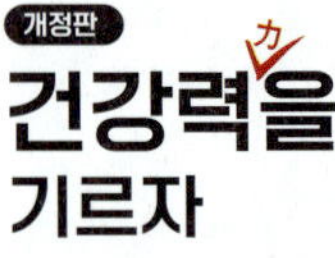

2026년 2월 6일 인쇄
2026년 2월 25일 발행

지은이 **박 상 흠**

임프린트 북앤에듀
발행인 신은주
책임편집 서선영, 송윤석
출판등록 2003년 9월 27일 제 25100-2014-000011호
발행처 ㈜에스앤씨퍼블리싱
주소 서울특별시 구로구 디지털로 288 대륭포스트타워1차 1209호
전화 (02)921-0653
e-mail medbook2000@daum.net
홈페이지 www.medbook.co.kr
www.dhmbook.co.kr

정가 22,000원
ISBN 979-11-5590-325-4 03600

'북앤에듀'는 ㈜**에스앤씨퍼블리싱**의 **교양실용서** imprint입니다.